Monographien aus dem Gesamtgebiete der Psychiatrie

Band 112

STEINKOPFF
DARMSTADT

Monographien aus dem Gesamtgebiete der Psychiatrie

Herausgegeben von
H. Saß, Aachen · H. Sauer, Jena · F. Müller-Spahn, Basel

Band 92: **Soziokulturelle Faktoren und die Psychopathologie der Depression**
Empirische Untersuchungen zum pathoplastischen Einfluß soziokultureller Lebensformen bei der Melancholie
Von D. Ebert (ISBN 3-7985-1185-3)

Band 93: **Selbstbild und Objektbeziehungen bei Depressionen**
Untersuchungen mit der Repertory Grid-Technik und dem Gießen-Test an 139 PatientInnen mit depressiven Erkrankungen
Von H. Böker (ISBN 3-7985-1202-7)

Band 94: **Elektrokrampftherapie**
Untersuchungen zum Monitoring, zur Effektivität und zum pathischen Aspekt
Von H.W. Folkerts (ISBN 3-7985-1204-3)

Band 95: **Der Nerve Growth Factor bei neuropsychiatrischen Erkrankungen**
Ein pleiotroper Modulator mit peripherer und zentralnervöser Wirkung
Von R. Hellweg (ISBN 3-7985-1205-1)

Band 96: **Aufklärung und Einwilligung in der Psychiatrie**
Ein Beitrag zur Ethik in der Medizin
Von J. Vollmann (ISBN 3-7985-1206-X)

Band 97: **Tabakabhängigkeit**
Biologische und psychosoziale Entstehungsbedingungen und Therapiemöglichkeiten
Von A. Batra (ISBN 3-7985-1212-4)

Band 98: **Die psychosozialen Folgen schwerer Unfälle**
Von U. Schnyder (ISBN 3-7985-1213-2)

Band 99: **Körperliche Aktivität und psychische Gesundheit**
Psychische und neurobiologische Effekte von Ausdauertraining bei Patienten mit Panikstörung und Agoraphobie
Von A. Brooks (ISBN 3-7985-1240-X)

Band 100: **Das dopaminerge Verstärkungssystem**
Funktion, Interaktion mit anderen Neurotransmittersystemen und psychopathologische Korrelate
Von A. Heinz (ISBN 3-7985-1248-5)

Band 101: **Versorgungsbedarf und subjektive Sichtweisen schizophrener Patienten in gemeindepsychiatrischer Betreuung**
Evaluationsstudie im Jahr nach Klinikentlassung in der Region Dresden
Von Th. Kallert (ISBN 3-7985-1263-9)

Band 102: **Psychopathologie von Leib und Raum**
Phänomenologisch-empirische Untersuchungen zu depressiven und paranoiden Erkrankungen
Von Th. Fuchs (ISBN 3-7985-1281-7)

Band 103: **Wahrnehmung der frühen Psychose**
Untersuchungen zur Eigen- und Fremdanamnese der beginnenden Schizophrenie
Von M. Hambrecht (ISBN 3-7985-1292-2)

Band 104: **Schizophrenien prälingual Gehörloser**
Eine Untersuchung im lautlosen Kompartiment des „menschengemeinsamen Raums"
Von K. Schonauer (ISBN 3-7985-1348-1)

Band 105: **Zur Emotions/Kognitions-Kopplung bei Störungen des Affekts**
Neurophysiologische Untersuchungen unter Verwendung ereigniskorrelierter Potentiale
Von D.E. Dietrich (ISBN 3-7985-1347-3)

Band 106: **Neuronale Korrelate psychopathologischer Symptome**
Denk- und Sprachprozesse bei Gesunden und Patienten mit Schizophrenie
Von T. Kircher (ISBN 3-7985-1377-5)

Band 107: **Familienbefunde bei zykloiden Psychosen und manisch-depressiver Erkrankung**
Ein Beitrag zur Nosologie bipolarer phasischer Psychosen
Von B. Pfuhlmann (ISBN 3-7985-1420-8)

Band 108: **Geschlechtsspezifische Unterschiede der schlafendokrinen Regulation und deren Bedeutung für die Pathophysiologie der Major Depression**
Von I.A. Antonijevic (ISBN 3-7985-1487-9)

Band 109: **Serotonin und akustisch evozierte Potentiale**
Auf der Suche nach einem verläßlichen Indikator für das zentrale 5-HT-System
Von G. Juckel (ISBN 3-7985-1513-1)

Band 110: **Psychiatrie der Brandstiftung**
Eine psychopathologische Studie anhand von Gutachten
Von W. Barnett (ISBN 3-7985-1519-0)

Band 111: **Zerebrale Korrelate klinischer und neuropsychologischer Veränderungen in den Verlaufsstadien der Alzheimer-Demenz**
Untersuchungen mit der quantitativen Magnetresonanztomographie
Von J. Pantel und J. Schröder (ISBN 3-7985-1603-0)

Band 112: **Effektivität der Ergotherapie im psychiatrischen Krankenhaus**
Mit einer Synopse zu Geschichte, Stand und aktueller Entwicklung der psychiatrischen Ergotherapie
Von T. Reuster (ISBN 3-7985-1641-3)

T. Reuster

Effektivität der Ergotherapie im psychiatrischen Krankenhaus

Mit einer Synopse zu Geschichte, Stand und aktueller Entwicklung der psychiatrischen Ergotherapie

STEINKOPFF
DARMSTADT

Priv.-Doz. Dr. med. habil. Thomas Reuster
Klinik für Psychiatrie und Psychotherapie der TU Dresden
Fetscherstraße 74
01307 Dresden
e-mail: Thomas.Reuster@uniklinikum-dresden.de

ISBN 3-7985-1641-3 Steinkopff Verlag Darmstadt

Bibliografische Information der Deutschen Bibliothek
Die Deutsche Bibliothek verzeichnet diese Publikation in der Deutschen Nationalbibliografie; detaillierte bibliografische Daten sind im Internet über http://dnb.ddb.de abrufbar.

Steinkopff Verlag Darmstadt
ein Unternehmen der Springer Science+Business Media GmbH

www.steinkopff.springer.de

Printed in Germany

Verlagsredaktion: Dr. Maria Magdalene Nabbe
Umschlaggestaltung: Erich Kirchner, Heidelberg

SPIN 11544463 80/7231 – 5 4 3 2 1 0 – Gedruckt auf säurefreiem Papier

Geleitwort

Der Zugang zum Menschen und damit auch der Zugang zum psychisch Kranken kann auf verschiedenen Ebenen geschehen, die sich in diagnostischen Kategorien darstellen lassen: der Syndromatologie, der somatischen Korrelate, der psychodynamischen (Konflikt-) Verarbeitung, dem soziodynamischen Stand in der Welt und ggf. gar in transzendenten Sichtweisen. Ein komplextherapeutischer Ansatz bei psychiatrischen Erkrankungen hat Strategien zu wählen, die all diesen diagnostischen Ebenen gerecht werden: z. B. Somatotherapie, Psychotherapie, Soziotherapie. Je nach Krankheitsbild, seinen Verursachungen (im Sinne einer multifaktoriellen Genese) und dem Verlaufsstadium des Geschehens können unterschiedliche Vorgehensweisen in den Mittelpunkt rücken. Zu Zeiten, als die modernen somatischen Therapieverfahren – vorzüglich die Psychopharmakotherapie – noch nicht vorhanden waren bzw. sich die somatischen Interventionen in einem sehr einfachen Raster bewegten, spielten Therapieverfahren, die wir heute mit Soziotherapie umschreiben würden, eine besondere Rolle und die Psychiatriegeschichte des 19. und 20. Jahrhunderts weist aus, dass Milieu, Beschäftigung, Arbeit, Kunst und Alltagstraining zu dieser Zeit besonders geschätzt wurden.

Späterhin ließ das Interesse an diesen Behandlungsformen nach und erst nach dem 2. Weltkrieg, insbesondere als die Psychiatrie gesundheitspolitisch aufgewertet wurde (Psychiatrie-Enquete, Rodewischer Thesen), erhöhte sich das Interesse an Psycho- und Soziotherapie zunehmend. Während die Psychotherapie ihre Legitimierung durch vielfältige Studien erfuhr, schien der soziotherapeutische Ansatz kaum wissenschaftliches Interesse zu finden. Getragen von einem allgemeinen Plausibilitätsgedanken wurde adjuvant behandelt.

Der Autor der vorliegenden Schrift hat nun den Versuch unternommen, sich dem Thema vom Deskriptiven des Vorgehens her über theoretische Grundlegungen und anthropologische Sichtweisen hin zu empirischen Untersuchungen zur Effektivität zu nähern.

Wissenschaftsmethodisch waren die Untersuchungsansätze aber schwer zu realisieren, weil ethische Erwägungen keine ganz strenge Trennung von Verum- und Kontrollgruppen zuließen. Es kommen jedoch trotz dieser den Untersuchungsansatz erschwerenden Bedingungen Aussagen zustande, die das soziotherapeutische Vorgehen – hier zentriert auf eine stationäre Ergotherapie im Gruppensetting – als effektiv erweist, wobei offenbar besonders manische und depressive Patienten profitieren. Wichtig erscheint in diesem Zusammenhang aber auch, dass die Patienten, die mit professioneller Ergotherapie betreut wurden, eine signifikant höhere Behandlungszufriedenheit auswiesen.

Die Ergebnisse – besonders auf die Gruppe der schizophrenen Patienten bezogen – lassen aber auch den Schluss zu, wirtschaftliche Erwägungen zum Einsatz der Ergotherapie im stationären Bereich – wegen der eher kurzen Verweildauer in Akutkliniken – zu überdenken. Hervorzuheben ist das ausgeprägte methodische und methodologische Bewusstsein des Autors. Die von Reuster hier vorgelegte Schrift ist ein wichtiger, weil ernsthaft-bemühter und methodische Möglichkeiten ausschöpfender Versuch, ein Partialfeld psychiatrischer Therapie auf Sinnhaftigkeit hin abzuklopfen. Sie dürfte den interessierten Leser auch wegen der terminologischen Klärungen, der historischen Betrachtungen zum Thema und der Stellung der Soziotherapie im internationalen Verständnis sorgfältig in ein Gebiet einführen, das, in der Regel nebenhin betätigt, mehr Aufmerksamkeit durch die in der Psychiatrie Tätigen erfahren sollte.

Dresden, im Juni 2006
Prof. Dr. med. Otto Bach

Vorwort

Psychiatrische Ergotherapie ist in deutschsprachigen Kliniken ubiquitär verbreitet und wird auf der Grundlage der Psychiatrie-Personalverordnung extensiv eingesetzt. Ob sie einen effektiven Beitrag zur meist multimodalen Therapie psychisch Kranker leistet, ist hingegen mit wissenschaftlichen Mitteln empirisch bisher nicht angemessen untersucht worden.

Vor diesem Hintergrund versucht die vorliegende Arbeit erstmals mit einem randomisierten Kontrollgruppen-Design zur Frage der therapeutischen Effektivität einen verallgemeinerbaren Beitrag zu leisten. Gleichzeitig reagiert sie mit einem theoretischen Teil auf das aus psychiatrischer Sicht erkennbare Defizit an allgemeiner Theorie und Konzeptualisierung. So ist ihr Ansatz dichotom und verbindet die empirische Untersuchung mit einer hermeneutischen Vorklärung des Gegenstandes, die sch um die Gewinnung aktueller und psychiatrisch relevanter Perspektiven auf die inhaltliche, historische und wissenschaftliche Binnenstruktur der Ergotherapie bemüht. Im Einzelnen beinhaltet dies Untersuchungen zur Terminologie und zum systematischen Ort der Ergotherapie innerhalb moderner psychiatrischer Therapeutik. Es folgt eine historische Rekonstruktion der Ergotherapie unter Einbeziehung neuer Quellen und einer differenzierten Bewertung der Simon'schen Praxis und Lehre. Ein weiteres Kapitel ist der aktuellen Bedeutung der Ergotherapie im psychiatrischen Krankenhaus gewidmet, deren quantitativen und strukturellen Merkmalen sowie ihrer Bedeutung aus Sicht der Patienten. Ein Überblick über die internationale Forschung der Occupational Therapy (Ergotherapie) beschließt den theoretischen Teil. Die Forschung fokussierte in den letzten 15 Jahren vor allem auf die Entwicklung von Konzepten und ihre praktische Implementierung und Evaluation. Allerdings profitierte die psychiatrische Ergotherapie davon am wenigsten, was sich auch am Mangel tauglicher Studien zeigt. Die vorliegende Untersuchung versucht hier Abhilfe zu schaffen. Sie wäre freilich nicht ohne vielfältige Unterstützung zustande gekommen. Ich habe ich zu danken:

Professor Otto Bach vor allen andern. Die Untersuchung wurde von ihm angeregt und vor allem in der Anfangsphase unersetzbar unterstützt. Immerhin mussten erhebliche Eingriffe in die Versorgungs-Routine vorgenommen und suffizient umgesetzt werden, eine Aufgabe, an der ärztlicher Dienst, Pflege und Ergotherapie gemeinsam beteiligt waren. Auch nach seiner Berufung zum Vorstandssprecher des Dresdner Universitätsklinikums hat er den Fortgang der Arbeit ebenso interessiert wie geduldig begleitet. Sein kommissarischer Nachfolger im Amt des

psychiatrischen Klinikdirektors, Professor Werner Felber, hat das Projekt konstruktiv-kritisch weiter gefördert. Auch ihm schulde ich besonderen Dank.
Für die mathematische Beratung hinsichtlich komplexer statistischer Verfahren danke ich herzlich Herrn PD Dr. P. Winiecki und Prof. Dr. R. Koch. Methodischen Rat gewährten Prof. Dr. H. Petermann und Dr. phil. M. Leiße. Tatkräftige Helfer und engagierte Gesprächspartner waren die vormaligen Doktoranden Frau Dr. med. Petra Wadehn† und Herr Dr. med. Ulrich Buntrock. Den ErgotherapeutInnen Frau C. Geißler, Frau B. Berger, Frau B. Wulsten, Frau K. Stelzner und Herrn F. Marks sei spezieller Dank abgestattet. Ohne ihre disziplinierte und uneigennützige Mitarbeit und Bereitschaft zur Zusammenarbeit bei der Studiendurchführung hätte die Untersuchung nicht erfolgreich realisiert werden können. Gleiches gilt für Schwestern und Pfleger aller Stationen, die ebenfalls im Sinne von Zusatzaufgaben das Management der „Selbstbeschäftigung" übernahmen. Schließlich war Frau Anneliese Butter bei Anfertigung und Gestaltung der Graphiken eine wertvolle Hilfe.
Ganz besonders aber danke ich meiner Familie - insbesondere meiner Frau Ulrike - für ihre Solidarität, die mit viel Verständnis und Nachsicht verbunden war.
Schließlich danke ich den Herausgebern der *Monographien aus dem Gesamtgebiete der Psychiatrie*, namentlich Herrn Prof. Dr. H. Saß, und dem Steinkopff-Verlag, namentlich Frau Dr. M. Nabbe, für die Realisierung der Publikation in dieser Form.

Dresden, im Juni 2006
Thomas Reuster

Inhaltsverzeichnis

TEIL II (EMPIRISCHER TEIL)

1 Einleitung

Vor dem Hintergrund internationaler Bemühungen um psychiatrische Ursachen- und Therapieforschung ist das Defizit sowohl an wissenschaftlicher Theorie als auch an einer Nutzen-Forschung soziotherapeutischer Maßnahmen sehr erstaunlich. Namentlich gilt diese Feststellung für psychiatrische Ergotherapie. Sie hat zwar faktisch nach wie vor erhebliche Bedeutung in der *Behandlung* psychisch Kranker (Kunze und Kaltenbach,1986, Bach et al 2000, Spitzer 2002), doch ist sie in der psychiatrischen *Forschung* weitgehend skotomisiert. Große psychiatrische Kongresse beschäftigen sich allenfalls marginal mit soziotherapeutischen Themen, zu denen auch Ergotherapie gehört (Eikelmann 2002), und psychiatrische Publikationen und Dissertationen zu diesem Thema sind vergleichsweise rar (Die deutsche Bibliothek, o. J.). Soziotherapie ist den Ärzten aus der Hand geglitten (Kisker 1999). Auch hat die aktuelle neurobiologische Diskussion, z. B. zur Neuroplastizität, die Soziotherapie noch nicht erreicht.

Dabei stellen sich für die Ergotherapie in der Psychiatrie neue und wichtige Fragen. Ihre Aufgaben haben sich gewandelt: Sie liegen nicht mehr in der Verhütung von Hospitalisierungsschäden und nicht im Ersatz von Psychopharmaka, wie Hermann Simon dies zu Zeiten der Anstaltspsychiatrie gezeigt und propagiert hat (Simon 1986, Merguet 1961, Felber und Reuster 2002). Die pharmakologischen und psychotherapeutischen Behandlungsmöglichkeiten haben sich seitdem revolutionär verändert und die aktuelle Verweildauer im psychiatrischen Krankenhaus liegt nahe an jener anderer Fächer (Fritze 2001). Therapiemaßnahmen sind komprimiert und sollen effizient sein. Rolle und therapeutische Funktion der Ergotherapie in der modernen Klinik sind unter diesen Bedingungen nicht mehr eindeutig. Leistet sie einen effektiven Therapiebeitrag im Rahmen multimodaler Behandlung oder unterhält sie die Patienten mit Tätigkeiten von Hobbycharakter (Häfner 2000)?

Vor dem Anspruch einer evidenzbasierten und rationalen Therapie sowie damit verknüpft unter steigendem gesundheitsökonomischen Druck scheint es unverzichtbar, die Leistung Ergotherapie unter empirischen Aspekten zu evaluieren. Dies bedeutet, Fragen nach ihrem realen klinischen Nutzen zu stellen und zu beantworten.

1.1 Zielstellung

In diesem Sinne möchte die vorliegende Arbeit einen Beitrag zur Klärung der Effektivitätsfrage leisten und fokussiert auf die Untersuchung des Einflusses von Ergotherapie auf bestimmte klinische Zustände und psychopathologische Variablen während stationärer psychiatrischer Behandlung. Methodisch wird erstmals ein randomisiertes Kontrollgruppen-Design mit einer verhältnismäßig großen Gesamtstichprobe gewählt. Der empirische (zweite) Teil ist diesem Thema gewidmet.

Es hat sich allerdings bei der wissenschaftlichen Beschäftigung mit Ergotherapie ein erhebliches Problem gezeigt und gleichzeitig ein Desiderat, das eine psychiatrische Habilitationsschrift, die sich mit Ergotherapie befasst, nicht ignorieren oder ausklammern kann: Deutlich wurde ein frappierendes Theorie- und Konzeptdefizit im Hinblick auf psychiatrische Ergotherapie. Es würde als leichtfertige positivistische Verkürzung erscheinen, Probleme des ergotherapeutischen Selbstverständnisses nur deshalb abzublenden, weil das Fach in der deutschen Psychiatrie über die Orientierung an Tradition und Erfahrung nicht weit hinausgekommen und gerade erst dabei ist, in Konzept- und Modellbildung Anschluss an die internationale Entwicklung zu finden (Jerosch-Herold et al 1999). Ein wissenschaftlicher Zugriff verlangt auch Klarheit über den Begriff „Ergotherapie", mit dem man ansonsten faktizistisch oder begrifflich blind operierte und obendrein den Vorwurf provozierte, alltagsweltliche Banalitäten zu untersuchen. Auch der methodische Fehlschluss einer Petitio principii, der als Wirkung erkennt, was er von vornherein angenommen hat, muss gerade dann bedacht werden, wenn etwas "fraglos Sinnvolles" oder "gesellschaftlich Wertvolles", wie es Betätigung ist, als Gegenstand einer Untersuchung gewählt wird. Er macht sich heimlich insbesondere dann geltend, wenn man sich hinreichender (Vor)-Klärung der Sache, um die es geht, enthält und, tradierten Vorstellungen verhaftet, zum Prüfstein erklärt, was einem dunklen Vorverständnis entgegen kommt. Begriffe ohne Anschauung sind leer, sagt Kant, und Anschauung ohne Begriffe ist blind (Kant 1974); Kant meint dabei eine Anschauung, die durch empirisches Verständnis zum Allgemeinen getrieben wird und in diesem Prozess operationalisierte Begriffe generiert.

Überdies ginge mit der Beschränkung auf eine mit empirischem Material bloß kalkulierende Vernunft zu leicht Sinn und Verständnis für die Sache selbst verloren und damit auch die Anbindung an den Zusammenhang der psychiatrischen Praxis. Wissenschaftlich relevante Erfahrung und ihr Material lassen sich *unreflektiert* nicht auf *eine*, z. B. an Effizienzkriterien interessierte, Perspektive reduzieren; der Preis dafür wäre der Verlust einer als sinnvoll verstandenen Praxis (vgl. Gadamer 1975, Marotta 1998).

Die folgende Vergegenwärtigung ergotherapeutischer Praxis und Theorie dient also dazu, die wichtigsten Strukturen des Faches und vor allem seinen systematischen und historischen Ort innerhalb der psychiatrischen Therapeutik in eine zeitgemäße Perspektive zu rücken und Stärken und Schwächen des Verfahrens, dessen Vertreter(innen) durchaus mit selbstbewusstem professionellen Anspruch auftreten, in den *psychiatrischen* Blick zu nehmen.

Andererseits bleibt ein positivistisch-evaluatives, durch Messung und Zählung vergleichendes und prüfendes Verfahren unbedingter Prüfstein und methodisches Rückgrat medizinischer und auch sozialwissenschaftlicher Forschung, die zu Falsifikation oder Verifikation tradierter Annahmen oder differenzierter Hypothesen führt. Diesem methodischen Imperativ trägt die anschließende empirische Evaluation einer klinisch-ergotherapeutischen Standardmaßnahme Rechnung.

Der Ansatz, der in der vorliegenden Arbeit gewählt wird, ist somit dichotom und verbindet die *empirische* Untersuchung mit einer *hermeneutischen* Vorklärung, die sich um die Gewinnung aktueller und psychiatrisch relevanter Perspektiven auf die inhaltliche und historische Struktur der Ergotherapie bemüht.

TEIL I

2 Ergotherapie

2.1 Terminologie

Terminologisch bezeichnet der Begriff Ergotherapie im Deutschen seit 1999 eindeutig und berufsrechtlich sanktioniert sowohl Beschäftigungstherapie als auch Arbeitstherapie (Scheepers et al 1999). *Beschäftigungstherapie*, die nach wie vor im psychiatrischen Krankenhaus, aber auch in ambulanten Praxen und Tagesstätten stattfindet, zentriert auf Beschäftigung und Betätigung als Bestandteil von Behandlung. *Arbeitstherapie* orientiert sich am Ziel einer Erwerbsfähigkeit und trainiert zielgerichtet Arbeitsfähigkeit in diesem, dem Selbsterhalt dienenden Sinne von Arbeit (Reker 1998, 2002, Reker und Eikelmann 1993). Arbeitstherapie ist eine Domäne der extramuralen, rehabilitativ ausgerichteten psychiatrischen Behandlung. Im Englischen wird Ergotherapie gewöhnlich mit *Occupational Therapy* übersetzt, meint dabei aber eher Beschäftigungs- als Arbeitstherapie. Die älteren Begriffe *work-therapy* und *vocational therapy* als Bezeichnungen für Arbeitstherapie findet man immer seltener. Ergotherapie bzw. Occupational Therapy haben sich als Leitbegriffe zur Beschreibung handlungszentrierter Therapien etabliert. In dieser Arbeit wird im empirischen Teil auf *Beschäftigungstherapie* fokussiert und Ergotherapie insoweit synonym verwendet. Im theoretischen Teil meint Ergotherapie entsprechend der deutschen berufsrechtlichen Bezeichnung Beschäftigungs-, aber auch Arbeitstherapie.

Ergotherapie muss zur Gruppe *soziotherapeutischer* Heilmaßnahmen gezählt werden (Eikelmann 1998, Peters 1999, DGPPN 2005), was im Folgenden zu erläutern ist.

2.2 Der systematische Ort der Ergotherapie innerhalb einer modernen psychiatrischen Therapeutik

2.2.1 Soziotherapie – Definition und Beschreibung

Moderne psychiatrische Therapie ist entsprechend dem in der Psychiatrie vorherrschenden biopsychosozialen Krankheitsmodell (Engel 1977, 1997) grundsätzlich mehrdimensional konzipiert und verbindet die drei Dimensionen Somatotherapie, Psychotherapie und Soziotherapie (Freyberger et al 1996, Bach et al 2000, Bach 2002). Sie erscheint somit als Konsequenz einer schon vor Mitte des letzten Jahrhunderts erhobenen Forderung Ernst Kretschmers nach mehrdimensionaler Betrachtung psychiatrischer Sachverhalte (Kretschmer 1966).

Es ist freilich zu konstatieren, dass zwar die Praxis der Psychiatrie diesen Grundsatz anerkennt und nach ihm handelt, dass aber Bemühungen um eine zugehörige psychiatrische Anthropologie fast vollständig aus dem Lehr- und Publikationsbetrieb verschwunden sind. Es hat Ausnahmecharakter, wenn Bach immer wieder auf die Mehrdimensionalität des Menschen hinweist und ihn aus psychiatrischer Perspektive in drei „Daseinsebenen“ beschreiben möchte, nämlich als Wesen mit *biologischer, psychologisch-selbstbewusster* und *sozialer* Dimension (Bach et al 2000, Bach 2002).

Diese Dreigliedrigkeit ist seit alters ein philosophischer Topos abendländisch-griechischer Tradition: Alkmaion (Mittelstrass et al 1984) definierte den Menschen als vernunftbegabtes natürliches Lebewesen und Aristoteles fügte mit der Bestimmung des Zoon politicon dem „von Natur aus nach Gemeinschaft strebenden Wesen“ die soziale Dimension hinzu (Aristoteles 1958).

Auch wenn die Frage der Beziehung dieser drei Dimensionen und vor allem der körperlichen zu den beiden anderen hier offen bleiben und nur mit dem Hinweis auf die fortdauernde Brisanz und Aktualität des Leib-Seele-Problems kommentiert werden soll (Übersicht bei Metzinger 1990, 2002), darf vermittels der paradigmatischen Gültigkeit des genannten bio-psycho-sozialen Krankheitsmodells von Engel indirekt die Dreigliedrigkeit des Menschen in der Psychiatrie im beschriebenen Sinne doch als anerkannt betrachtet werden (Groß und Löffler 1998, Reuster 2001). Allerdings geht Engel nicht von einer Anthropologie aus, sondern trägt dem empirischen Befund Rechnung, dass psychiatrische Erkrankungen ätiopathogenetisch „multifaktoriell“, also durch Zusammenwirken von Faktoren aus den drei genannten Dimensionen, bedingt sind.

Dem bio-psycho-sozialen Krankheitsmodell entspricht auf Therapieseite *komplementär* (und in der Psychiatrie gewissermaßen vorbildlich) die Triangulierung der Therapie nach Zielen und Methoden:

Tabelle 2.1 Drei-Ebenen-Modell von Therapie, Störung und Grundlage

Ziel	Grundlagenwissenschaft	Therapiemethode
1. biologischer Leib	Naturwissenschaften	Somatotherapie (pharmakologisch etc.)
2. Psyche	Psychologie, Natur- und Sozialwissenschaft	Psychotherapie nach verschiedenen Verfahren und Methoden
3. Soziale Teilnahme und soziales Handeln	Sozialwissenschaften, u.a. Psychologie, Pädagogik	Soziotherapie (Psychosoziale Therapien)

Somatotherapie umfasst den differenzierten Bereich der Pharmakotherapie und anderer somatischer Therpieverfahren wie Elektrokrampftherapie (EKT), Schlafentzug, Lichttherapie u.a. auf der Grundlage von Forschungsergebnissen aber auch Hypothesen der biologischen Psychiatrie.

Psychotherapie versucht, psychische Leiden durch psychische Mittel zu beeinflussen. Eine unüberschaubare Anzahl von Verfahren und vor allem Methoden ist entwickelt worden und im Einsatz. Sie zielen schwerpunktmäßig – je nach theoretischem Fundament – auf die Lösung intrapsychischer Konflikte, auf persönliche (Nach-)Reifung und Entwicklung oder die Änderung erlernter dysfunktionaler oder pathogenetisch relevanter kognitiver und Verhaltensmuster. Die therapeutischen Groß-Richtungen zielen primär auf den Menschen als biologisch (Körper) und psychisch beschreibbares Wesen (Geist, Seele, Kognition, Emotion), auf das System Psyche und (mehr und mehr) auf das somatopsychische System Gehirn.

Die *soziale* Dimension - mit Körper (Leib) und Psyche (Emotionalität, Kognition, Persönlichkeit) grundsätzlich verknüpft - wird komplementär von all jenen Therapien angesprochen, die neben Somato- und Psychotherapie etabliert sind, in der *psychiatrischen Praxis eine enorme Rolle spielen* und unter den keineswegs klaren oder verbindlichen Begriff *Soziotherapie* rubriziert werden. (Aktuell wird in den *Leitlinien Soziotherapie* der DGPPN entsprechend eines Trends im internationalen Schrifttum die Ablösung des Titels "Soziotherapie“ durch "Psychosoziale Therapie" gefordert. Der Terminus hat sich noch nicht durchgesetzt [DGPPN 2005]). Diese Therapien werden von Psychiatern verordnet, aber meist von speziell ausgebildetem nicht-ärztlichem Fachpersonal durchgeführt.Unabhängig von der theoretisch und konzeptionell unscharfen Begriffsbasis der Soziotherapie, auf die im

Weiteren einzugehen ist, weil sie auch auf die Ergotherapie - eines ihrer Elemente - durchschlägt, bewegen wir uns mit der Feststellung der grundlegend dreidimensionalen psychiatrischen Therapeutik klinisch-empirisch und unter Berücksichtigung aktueller Lehrmeinungen auf sicherem Grund (Huber 1987, Möller 2000, Freyberger et al 1996, Bach et al 2000, DGPPN 2005). Sicher ist zudem, dass Ergotherapie an den meisten psychiatrischen Kliniken in Deutschland, Europa, Australien und Nordamerika zum festen Therapiebestandteil gehört und dass sie konventionell in psychiatrischer Fachliteratur meist unter der Rubrik Soziotherapie erscheint und von Somato- wie Psychotherapie abgegrenzt wird (Scheepers und Müller 1992, Eikelmann 2002).

2.2.2 Soziotherapie: Definition

Der *Begriff* Soziotherapie lässt sich aufgrund undeutlicher und unterschiedlicher Verwendung in der Literatur und aufgrund von Mehrdeutigkeiten in der Sache (leider) nicht in einem Satz definieren (Merguet 1961, Schulte 1962, Deister 2000, Priebe 1996, Dörner und Plog 1996, Bach et al 2000, Edelson 1970, de Marè 1972, Steinböck 1993, Eikelmann 2002 , Reker 2002).

Eine systematische Rekonstruktion des Begriffes muss folgende Strukturdimensionen beachten:

- a) Semantik
- b) Extension (Begriffsumfang, Anwendungsbereich, Objekte)
- c) Intension (Begriffsinhalt, Merkmale, Attribute)
- d) Historisch - sozialpsychiatrische Dimension

a) Semantik: Das Determinativum „Sozio" entspricht dem lateinischen Verb socere (socio) = vereinigen, verbinden, gemeinschaftlich machen. Socius als Adjektiv bedeutet verbunden, Socius/Socia heißt Gefährte/Gefährtin, Teilnehmer/in. Alle Autoren, die mit dem Wort Soziotherapie operieren, haben die (Wieder)-Einbindung psychisch Kranker in *gemeinschaftliche* Zusammenhänge und soziales Leben im Blick. Sie betonen dabei die Nutzung und Wirksamkeit der Gemeinschaft für den und im therapeutischen Prozess, weshalb soziotherapeutische Verfahren in der Regel - aber nicht ausschließlich - Gruppenverfahren sind . Zur Bedeutung des Sozialen sowohl als Mittel wie auch Ziel *der Therapie* (Grundwort im Kompositum Soziotherapie) äußern sich am ausführlichsten Priebe (1996), Bach (1992, 1996, Bach et al 2000) und Eikelmann (1997). Auch in den soziotherapeutischen Leitlinien der DGPPN (2005) wird dazu konzis geschrieben und es besteht an diesem Punkt ausreichende definitorische Klarheit.

b) Extension: Praktisch und in extensionaler Hinsicht fallen im Wesentlichen folgende Therapieverfahren unter den Begriff Soziotherapie (Katschnig 1995, Deister 2000, Reker und Eikelmann 2000, Eikelmann 2002, DGPPN 2005):

- Ergotherapie (Beschäftigungs- und Arbeitstherapie)
- psychiatrische Sport- und Bewegungstherapie
- Kunst-, Musik- und Gestaltungstherapie
- Psychoedukation
- Familieninterventionen
- Case Management
- Therapeutische Wohnformen

Unter *Soziotherapie* versammeln sich also die aufgezählten Therapieformen, die praktisch jede moderne psychiatrische Klinik zwar nicht komplett, aber - pars pro toto - zumindest teilweise und gemäß den Empfehlungen und dem Stellenplan der Psychiatrie-Personalverordnung anbietet (Kunze und Kaltenbach 1996).

Bezüglich der *Ergotherapie* muss allerdings bemerkt werden, daß ihre Einordnung in die psychiatrische Soziotherapie keinem genuinen Interesse der ergotherapeutischen Profession entspricht, die an solcher Rubrizierung nirgends interessiert ist (Scheiber 1995, Scheepers et al 1999), sondern ausschließlich einem *psychiatrischen* Ordnungsinteresse, das neben Somato- und Psychotherapie quasi ex negativo im Wesentlichen nur noch diese dritte Kategorie kennt, in die hineingepackt wird, was mit den beiden anderen Begriffen nicht hinreichend gedeckt und nivellierend allgemein auch als komplementäre, flankierende, Ko- oder Begleittherapie bezeichnet wird (Deister 2000, Eikelmann 1997, Spitzer 2002, Nestmann 2002). Tatsächlich ist es wesentlich leichter, auch die Ergotherapie *ex negativo* jenem dritten Bereich zuzuschlagen, den wir konventionell noch mit „Soziotherapie“ betiteln möchten, als dies *positiv* durch Herausarbeitung von genügend *gemeinsamen* Merkmalen der Ergo- und Soziotherapie zu tun. Das liegt daran, dass zwar für Ergotherapie eine allgemein verbindliche Definition vorliegt, nicht aber für Soziotherapie (DGPPN 2005). Dies wird nicht nur von verschiedenen Autoren konstatiert (Priebe 1996, Reuster et al 1999), sondern es lässt sich durch die Feststellung teilweise erheblicher Unterschiede der expliziten oder impliziten Begriffsdefinition bei verschiedenen Autoren leicht belegen (s.o.).

Der Grund dieser Begriffs-Inkonsistenz dürfte darin zu suchen sein, dass für die psychiatrische Soziotherapie ein wesentlich geringeres kohärentes Forschungs- und Publikationsinteresse besteht als für Psycho- und Somatotherapie (Priebe 1996). Auch liegt bemerkenswerterweise bis dato weder ein deutsch- noch ein englischsprachiges Lehrbuch der Soziotherapie vor.

Es finden sich über die genannten Verfahren hinaus aber in der Literatur auch *spezielle* Verwendungen des Begriffes Soziotherapie, die zu erwähnen sind und die sich in 5 Gruppen gliedern lassen:

I. Immer noch findet man „Soziotherapie“ als Bezeichnung für eine bestimmte voll- oder teilstationäre Behandlungsform in der Übergangsphase frisch remittierter Schizophrener (Steinböck 1993), deren psychosoziale und praktische Fähigkeiten an die Forderungen des Alltags angenähert werden sollen, wobei Alltag vorerst noch (teilweise) im geschützten Milieu und innerhalb der therapeutischen Gemeinschaft geschieht. "Die Soziotherapie" (Steinböck) ist in diesem Sinn lediglich eine spezifische Behandlungsstation innerhalb des psychiatrischen Krankenhauses (vgl. auch www.bezirksklinikum-regensburg.de am 20.01.2002).

II. Im Lehrbuch der Psychiatrie und Psychotherapie von K. Dörner und U. Plog ("irren ist menschlich", Dörner und Plog 1996), das einen dezidiert sozialpsychiatrischen Standpunkt vertritt, wird Soziotherapie ungewöhnlich ausführlich behandelt. Es geht den Autoren dabei nicht um Charakterisierung bestimmter Soziotherapie*methoden* oder die Erklärung des diesen Methoden Gemeinsamen, sondern sie beschreiben Soziotherapie als umfassende und reflektierte *Umgangskultur*, in welche das gesamte psychiatrische Personal die Patienten hineinnimmt, nicht ohne selbst diese Kultur im Umgang der Teammitglieder miteinander und durch Supervision beständig zu pflegen und zu üben. Das Konzept schließt an das Modell der Therapeutic Community an, das unter dem Begriff "sociotherapy" in den 70 er Jahren die Therapie schizophren Erkrankter durch die/in der therapeutische(n) Gemeinschaft beschrieb (Edelson 1970).

III. Sozialpsychiatrische Programme einer therapeutischen Gemeinschaft innerhalb oder (vor allem) außerhalb psychiatrischer Kliniken in betreuten Wohneinrichtungen werden in der angloamerikanischen Tradition als *sociotherapy* bezeichnet. Sociotherapy steht in englischsprachiger Literatur (Edelson 1970, Hogarty et al 1974a-c, Goldberg et al 1977) überwiegend zur Beschreibung dieser speziellen Bemühungen; dies spiegelt sich auch in der Definition des Psychiatric Dictionary von Campbell deutlich wider (Campbell 1989). Der Begriff wird aber im angloamerikanischen und internationalen Schrifttum mittlerweile kaum noch verwendet (vgl. Eikelmann 2002). Edelson (1970) grenzte *sociotherapy* (als Therapeutisches Wohnen) vom Oberbegriff *Social Therapy* ab. Im deutschsprachigen psychiatrischen Verständnis handelt es sich beim Therapeutischen Wohnen gewissermaßen um einen Untertitel oder ein Konstituens der Soziotherapie (DGPPN 2005), und der deutsche umfassendere Begriff Soziotherapie kommt dem angelsächsischen *Social Therapy* nahe. Als *Soziale Therapie* erscheint dieser Begriff gelegentlich auch im deutschsprachigen Schrifttum, namentlich bei soziologischen oder sozialpädagogischen Autoren (z.B. Hildenbrand 1991, Nestmann 2002).

IV. Eine weitere angloamerikanische Verwendungsspur zieht sich von der englischen *group-analysis* Patrick de Marès in eher esoterische Bezirke der humanistischen Psychologie in den USA (de Marè 1972, www.set-institute.org/theory/BIB/html-11k). Dort finden sich spezielle Definitionen mit hohem Ideologiegehalt außerhalb der wissenschaftlichen Sozialpsychiatrie.

Va). Aktuell wird in den Niederlanden Soziotherapie als profilierter Teil der Health Care dargestellt und es besteht die Möglichkeit einer Ausbildung zum Soziotherapeuten (www.soziotherapie.nl am 20.02.2002).
Vb). In Deutschland besteht seit 01.01.2002 ein Soziotherapeutengesetz, das unterschiedliche professionelle nicht-ärztliche und nicht-psychotherapeutische Gesundheitsdienstleistungen für Menschen mit schwerer psychischer Erkrankung in den Leistungskatalog der gesetzlichen Krankenversicherung hineinnimmt (Der Spiegel 2001. Zur gesetzlichen Regelung vgl. §§ 37a und 92 Abs.1 SGB V in Verbindung mit den Soziotherapie-Richtlinien des Bundesausschusses der Ärzte und Krankenkassen 2001). Im Gesetz und in den Richtlinien wird wesentlich auf Motivations- und Koordinationsarbeit in der ambulanten Betreuung psychisch Kranker abgehoben. Exemplarisch werden dabei als Behandlungselemente Heilmittel (von Bedeutung ist insbesondere die Ergotherapie) und die häusliche Krankenpflege genannt. Die Aufzählung beschränkt sich dabei auf die Benennung von Behandlungselementen, die ärztlich verordnet werden können und die in die finanzielle Zuständigkeit der Krankenkassen fallen. Der Anspruch auf Soziotherapie setzt einen vom Vertragsarzt unter Beteiligung des Leistungserbringers der Soziotherapie (vgl. § 132 b SGB V) sowie des Patienten erarbeiteten Behandlungsplan voraus, der verschiedene Behandlungselemente (z.B. Heilmittel, häusliche Krankenpflege etc.) zu einer Komplexleistung zusammenfasst. Der Anspruch auf Soziotherapie umfasst die Koordination der im Rahmen des Behandlungsplans zur Verfügung gestellten Hilfsangebote sowie die Anleitung und Motivation

zur Inanspruchnahme der Leistungen mit dem Ziel, sie *selbständig* in Anspruch zu nehmen. Neben ambulant tätigen ErgotherapeutInnen dürften vor allem Sozialarbeiter, Sozialpädagogen und psychiatrische Pflegekräfte von diesem Gesetz profitieren (vgl. Brill 2003).

Dieser neue Begriff Soziotherapie hat sich aus dem autochthon psychiatrischen Begriffsfundus gelöst und wird zukünftig wahrscheinlich von „den Soziotherapeuten" verwaltet werden, während ihrerseits die Psychiatrie anstrebt, den Begriff in der sozialpsychiatrischen Terminologie durch "Psychosoziale Therapie" zu ersetzen (DGPPN 2005).

c) Intension: Obwohl kaum operationalisiert, beschreibt Soziotherapie eine *höchst relevante Realität* in der psychiatrischen Arbeit, die in der Hinführung nicht vollständig geheilter Patienten auf eine wieder soweit wie möglich reichende Teilnahme und Teilhabe am sozialen Leben und auf Bewältigung der praktischen Anforderungen des Alltags besteht. Die Behandlung namentlich schizophrener aber auch affektiv oder suchtkranker Patienten mit Soziotherapie ist Kern langer Abschnitte therapeutischer und rehabilitativer Bemühungen in Klinik, Ambulanz und Gemeinde (Müller 1972, Brenk-Schulte 1979, Wing 1987, Eikelmann 1998, 2002).

Müller (1972) sieht in Soziotherapie „im Wesentlichen die Beeinflussung einer psychischen Krankheit durch situative Faktoren, die zusammengefasst das soziale Gefüge der Um- und Mitwelt bestimmen. Dies betrifft vor allem das Gemeinschaftsleben in einer natürlichen oder künstlichen Gruppe mit ihren dynamischen Auswirkungen, die Arbeit des Individuums, die Stimulierung der Persönlichkeit durch Erschließung neuer Interessen und Tätigkeiten, die Gestaltung der Freizeit usw." Bach et al (2000) charakterisieren Soziotherapie als Behandlungs*strategie* (Hervorhebung T.R.), die sich unterschiedlicher Medien bedient, um handlungsorientiert zu besseren kommunikativen, metakommunikativen, allgemein sozialen, aber auch körperlichen Kompetenzen zu kommen. Das Grundanliegen ist ein kommunikatives, das möglichst *natürliche* zwischenmenschliche Beziehungen nutzt. Darauf hebt auch Peters (1999) in seiner lexikalischen Definition ab. Damit ist schließlich auch gesagt, dass auf die „Deutungshoheit" von Therapeuten als spezifische Bestimmung eines „therapeutischen Feldes" (Brücher 1986, Oevermann 1983) verzichtet wird. Folglich wird unter diesem Aspekt bezüglich Soziotherapie überhaupt *die Funktion eines solchen therapeutischen Feldes negiert,* wobei unseres Erachtens ein nutzbares Unterscheidungskriterium gegenüber jener von Oevermann gemeinten Psychotherapie entsteht, das bislang nicht beachtet worden ist.

Gerade aber darum geht es: eine *möglichst natürliche* Kommunikation herzustellen und zu fördern. Deshalb finden soziotherapeutische Maßnahmen im Übrigen regelmäßig in der Gruppe und nur ausnahmsweise in der Dyade statt.

Soziotherapeutische Maßnahmen zielen auf das „Hier und Jetzt", betonen das Handeln, die Nutzung der Ressourcen eines Patienten - seine sogenannten „gesunden Anteile", die sie gegenüber dem Krankhaften ansprechen, aktivieren und stärken wollen. (Eikelmann und Reker 2000, DGPPN 2005). Sie relativieren im Gefolge dieser Haltung die objektive und subjektive Psychopathologie des Patienten, ohne sie freilich zu ignorieren. Sie stellen in ihrer Diagnostik Fähigkeitsstörungen in dimensionaler Beschreibung in den Vordergrund, weniger nosologisch (und damit kategorial) beschriebene Krankheiten und Störungen im Sinne der „disorders" der Diagnosemanuale DSM-4 und ICD-10. Entsprechend benutzen sie idealiter Untersuchungs- und Diagnoseinstrumente, die Fähigkeitsstörungen (disabilities) und Behinderungen (handicaps) einschätzen und quantifizieren (Schuntermann 1995, Kallert und Schützwohl 2000, WHO 2001). Sie stehen im Therapieansatz zwischen zwei Grundformen der Veränderung: Veränderung durch (theoretische) Aufklärung oder durch (praktisches) Training - und sie stehen dem Training näher. Wo Anpassung an das soziale Umfeld nicht (mehr) gelingt, suchen sie dieses den Möglichkeiten des Betroffenen anzupassen (z.B. Psychoedukation unter Einbeziehung der Angehörigen). Grundsätzlich gilt für soziotherapeutische Maßnahmen das generelle und grundlegende Aufeinanderverwiesensein von Person und sozialem Kontext. (Darauf basiert auch das mit Soziotherapie verwandte und die sozialen Netzwerke betonende moderne Konzept des Empowerments [Nestmann 2002]). Namentlich von Bach (1996) wird auf ihre Nähe zur Pädagogik hingewiesen, ohne dass freilich moderne pädagogische Konzeptionen für soziotherapeutische Theorie und Praxis ausgeschöpft wären (Buntrock 2003). Dabei ist zu beachten, dass, je größer diese Nähe sein soll, die Verwendung des Grundwortes „Therapie" in bestimmten Komposita fragwürdig wird (Arbeits-*Therapie*, Bewegungs-*Therapie*, Musik-*Therapie*, Beschäftigungs-*Therapie*). Dies ist ein problematischer Punkt, der nur selten angesprochen wird und noch nicht angemessen aufgearbeitet ist. Benett (1972) wendet sich gegen die "Therapeutisierung" soziotherapeutischer Applikationen. Tölle (zit. in Eikelmann 1998) hält an der Verwendung von „Therapie" fest, weil soziotherapeutische Maßnahmen der Behandlung dienten, meint aber, je weniger sie als Therapie angeboten würden, sondern "als etwas Gesundes und Normales", desto nützlicher seien sie für den Patienten. Reker (2002) erklärt, dass Ergotherapie eher als unspezifisches Verfahren gelte, dem keine spezifischen Wirkungen zugesprochen würden. Wing (2001) beklagt, dass in der Folge dieser Haltung kaum über Nebenwirkungen oder Schäden eines irregeleiteten Einsatzes nachgedacht werde und meint, solche Schäden seien immens „und mindestens so groß wie die Verschreibung eines gefährlichen Medikamentes oder einer unnötigen Psychotherapie".

Deutlich wird hier jedenfalls, dass den Gebrauch des Grundwortes „-therapie" nicht immer definitorische Klarheit begleitet. Reker (2002) nennt unter Bezugnahme auf Richter et al (2000) folgende Kriterien, die für die Einschätzung einer Maßnahme als Therapie üblich sind: Definition und Abgrenzung des Verfahrens; Beschreibung von Inhalten und möglichen Wirkfaktoren; Indikationen und Kontraindikationen; Zusammenhang mit therapeutischen Zielen; Dosisfragen (Frequenz und Dauer); empirische Belege für Wirkung und Wirksamkeit. Buchkremer und Klingenberg (2001) identifizieren am Beispiel wissenschaftlich fundierter Psychotherapie zwei Superfaktoren: *Gültigkeit der Therapietheorie* und *erwiesene Wirksamkeit.* Davon ausgehend kommen sie zur Generierung der Begriffe *Wissenschaftliche Fundierung* und *Wissenschaftliche Anerkennung*, die sie in ihrer Arbeit systematisch darstellen und diskutieren. Rekers genannte Kriterienliste ist weitgehend mit derjenigen identisch, welche die *Wissenschaftliche Fundierung* konstituiert. *Wissenschaftliche Anerkennung* hingegen hängt vor allem an der Verfügbarkeit kontrollierter Studien und führt damit zu den Problemen und Desiderata, die weite Bereiche des soziotherapeutischen Forschungsfeldes - namentlich ergotherapeutische - kennzeichnen. Weiterführend wäre eine soziotherapeutische Spezifizierung dieser Diskussion mit dem Ergebnis von Forschungsleitlinien, womit Maßstäbe gesetzt und Orientierung vermittelt würden.

Essenziell ist bei soziotherapeutischen Ansätzen die *Strategie* (vgl. Bach 2002), sind weniger die Methoden und die Medien. Der Kanon soziotherapeutischer Methoden ist demnach auch nicht klar zu definieren, weil prinzipiell offen; er verfügt aber gleichwohl über einen nach Tradition und Verordnungshäufigkeit etablierten Kern: Ergotherapie (= Beschäftigungs- und Arbeitstherapie), Musik- und Gestaltungstherapie; in den Leitlinien der Deutschen Gesellschaft für Psychiatrie, Psychotherapie und Nervenkeilkunde (DGPPN 2005) werden im Weiteren noch Psychoedukation (auch der Angehörigen), Case-Management und therapeutischer Sport hinzugerechnet. Für die ambulante Soziotherapie erklärt Melchinger (1999) in Übereinstimung mit Bach (2002), das Spezifische der Soziotherapie liege nicht in der Besonderheit der Hilfen, sondern darin, dass die Hilfen als integraler Bestandteil einer ärztlich verantworteten Komplexleistung auf ein definiertes Ziel ausgerichtet und in einem Behandlungsplan festgeschrieben seien. Auch Reker (1998) hebt bei der Erklärung des Therapeutischen im Begriff der Arbeitstherapie unter Bezug auf maßgebliche Quellen die *Integration in einen ärztlichen Behandlungsplan* hervor; dies vor allem legitimiert Maßnahmen an Patienten als Therapie. Die Indikationen für Soziotherapie werden in der Klinik weiter gefasst als im ambulanten Sektor: Hier chronifizierte Krankheitsverläufe (überwiegend Schizophrenien), erhebliche Beeinträchtigungen der psychosozialen und beruflichen Leistungsfähigkeit und Vorliegen ausgeprägter psychosozialer Behinderungen (Melchinger 1999); dort akute und chronische schizophrene und affektive Psychosen, aber auch Persönlichkeits- und Anpassungsstörungen, Suchterkrankungen und organische Psychosyndrome inklusive der Demenzen, wobei nach Lage des individuellen Falles bestimmte soziotherapeutische Verfahren zur Anwendung kommen und andere nicht (z.B. Psychoedukation und Angehörigenarbeit, nicht aber Case Management und Arbeitstherapie).

d) Historisch - sozialpsychiatrische Dimension: In die deutschsprachige Psychiatrie wurde der Begriff Soziotherapie als psychiatrischer Terminus technicus von Hans Merguet (1961) eingeführt. Merguet war Schüler des bedeutenden Hermann Simon (auf den unten einzugehen sein wird), der eine systematische Arbeitstherapie in die psychiatrische Anstaltsbehandlung einführte und den Idealstandard festschrieb, welcher bis zum Ende des Anstaltswesens in der zweiten Hälfte des vergangenen Jahrhunderts Geltung behielt. Der Passus (S. 84), worin Merguet seinen Vorschlag „Soziotherapie" begründet, ist von höchster Bedeutung, weil er das Grundmuster von Soziotherapie, wie unter 1. beschrieben, im historischen und systematischen Zusammenhang sehr plausibel beschreibt:

„Simon selbst hatte seine Therapie zunächst nur als ‚Aktivere Behandlung' bezeichnet und in seiner Weise dazugefügt, dass damit nicht die erhöhte Aktivität in den Muskeln der Kranken, sondern die im Gehirn der Ärzte gemeint sei. Das ist eigentlich unmissverständlich. Trotzdem hat sich später - leider - die einseitige Bezeichnung ‚Arbeitstherapie' dafür mehr und mehr eingebürgert und unter diesem Namen hat sie ihren Siegeszug angetreten und ist überall bekannt geworden. Das ist zu bedauern, denn der Name ‚Arbeitstherapie' gibt nur einen begrenzten Teil wieder und lässt nichts von der Vielseitigkeit und dem Umfang der Behandlung und noch nicht einmal das Wesentliche erkennen. Er hat trotz Simons Warnung häufig zu dem Missverständnis geführt, das ‚Arbeiten' der Kranken sei das allein oder doch das hauptsächlich Wichtige. Tatsächlich ist die sinnvolle und geregelte Tätigkeit der Kranken ein wichtiger Faktor, aber nur einer unter mehreren anderen, ebenso wichtig ist die *Milieugestaltung*, der *Umgangston*, die *Gruppenbildung* und noch manches andere, das man nicht ohne weiteres in eine dieser Sparten einreihen kann. Alles zusammen erst in sinnvoller Ergänzung schafft die *Atmosphäre*, das *spezifische therapeutische Klima*, auf das es ankommt, alles zusammen erst ermöglicht - neben aller indizierten individuellen Therapie - eine kollektive seelische Führung, durch die während der Krankheit und Hospitalisierung die Persönlichkeit des Kranken und insbesondere seine sozialen Fähigkeiten erhalten werden sollen, damit später seine Wiedereingliederung in die Gesellschaft möglich ist. Da der Name ‚Arbeitstherapie′ nichts davon wiedergibt, haben wir die Bezeichnung ‚Soziotherapie′ vorgeschlagen. Wir glauben damit das Wesentliche besser auszudrücken."

Diese hier eingenommene soziotherapeutische Perspektive gründet in der Theorie und Sichtweise der Sozialpsychiatrie, die zwar nicht unter diesem Begriff, aber der Sache nach seit dem Beginn von Psychiatrie als Wissenschaft in ihrer Theorie und Praxis mitläuft und an verschiedenen Orten und zu verschiedenen Zeiten ganz unterschiedlich ausgeprägt war (vgl. Heinroth, Reil, Duke, Connolly, Pinel, Esquirol - Übersicht bei Luderer 1998). Für die moderne (medizinische) Psychiatrie lassen sich beispielsweise bei Griesinger Ansätze eines biopsychosozialen Modells finden, insofern er auf den multifaktoriellen Charakter psychischer Leiden und auf die Verschränkung von Anlage, Konstitution, Traumen in der frühen Kindheit, Lebenskrisen, sozialen- und Umweltfaktoren hinweist (Griesinger1867/1964); oder bei E. Bleuler, der sogar der Meinung war, Geisteskrankheit sei kein „medizinisches", sondern ein „soziales" Problem (Bleuler 1921).

Für die sich entwickelnde Anstaltsbehandlung in Deutschland ist eine ausführliche (dreibändige) Beschreibung der *Heil- und Verpflegungsanstalt Sonnenstein* bei Pirna paradigmatisch. Verfasst vom sächsischen Konferenzminister Gottlob Adolph Ernst von Nostitz und Jänckendorf, gibt sie Auskunft über Motive zur Gründung, die inneren Verhältnisse und das Konzept, welches die therapeutischen Vorstellungen der Zeit in damals fortschrittlicher Weise aufnimmt und vor allem strukturierte Beschäftigung, d. h. nützliche, musische und kreative Tätigkeiten als wertvollste Behandlung empfiehlt (von Nostitz und Jänckendorf 1829, Gaupp 1930). (Es ist aus heutiger Sicht erstaunlich, dass ein Konferenzminister, d. h. Mitglied der obersten Geheimen Regierungskonferenz, derartige Interessen und vor allem Kompetenzen entfalten konnte).

Von sozialer Psychiatrie expressis verbis spricht erstmals Ilberg (Klinik Sonnenstein, Sachsen) im Jahre 1904, womit er die „Lehre von den für die geistige Gesundheit der Gesamtheit (d. h. Gesellschaft - T.R.) verderblichen Umstände und den zu deren Abwehr nützlichen Maßregeln" meint (Ilberg 1904, zit. nach Eikelmann 1997; vgl. auch Ilberg 1926). Arbeitstherapie und vor allem die Gestaltung des allgemeinen Milieus in den Anstalten korrespondierten diesen und ähnlichen Anschauungen, deren Kern stets eine ethische und sozialpolitische Überzeugung und ein Programm enthielt, nämlich die gesellschaftliche Gleichbehandlung und Gleichstellung (chronisch) psychisch Kranker mit somatisch Kranken. Diese bis heute in der Bevölkerung noch nicht durchwegs akzeptierte Auffassung (Angermeyer und Matschinger 1996, 1999) reklamiert für psychisch Kranke immer auch das medizinische Paradigma ärztlicher Verantwortung mit der Verpflichtung zu Diagnostik und Behandlung der Krankheit. Vorbildlich lässt sich dieses Paradigma an Wilhelm Griesingers Grundlegung der modernen Psychiatrie zeigen (Griesinger 1867/1964).

Die Geschichte der Sozialpsychiatrie in Europa und den USA ist in ihren großen Linien bekannt (vergleiche Shorter 1999, Ackerknecht 1967, Luderer 1998), doch kommt es hier darauf an, neben dem systematischen einen historischen Kontext für die psychiatrische *Ergotherapie* zu gewinnen, um ihre Bedeutung im Zusammenhang des etablierten therapeutischen Instrumentariums besser zu verstehen.

Ergänzend zu Shorters (1999) Abriss ist zunächst zu bemerken, dass in der Entwicklung der Soziotherapie und ihrer Verfahren in Deutschland durch den Nationalsozialismus und den Zweiten Weltkrieg sowie dessen Nachwirkung eine erhebliche Entwicklungslücke entstanden ist. Die am Anfang des 20. Jahrhunderts relativ starke soziale Orientierung der deutschen Psychiatrie (vergleiche Bach 2002) geriet in der Zeit des Nationalsozialismus in eine desaströse Sackgasse, indem der soziale Gedanke mit dem Imperativ des Nützlichen gewaltsam verschmolzen wurde und kalt-logisch zur Beseitigung, d. h. Tötung von über 100.000 psychisch Kranken, die sich nicht nützlich machen konnten, führte (Schmuhl 1992, Payk 2000). Für die deutsche Psychiatrie war dieses Ereignis eine moralische Selbstdestruktion, aber auch ein Reputationsschaden, der sich in der weitgehenden und langdauernden Isolierung von der internationalen Forschung manifestierte, welche nach dem Zweiten Weltkrieg anglo-amerikanisch dominiert wurde. Davon war auch die deutsche Sozialpsychiatrie betroffen, die sich erst in den 60-er und 70-er Jahren - im Westen bisweilen in schrillen Tönen und mit erheblichem Ideologieballast, im Osten moderater (Rodewischer Thesen [Renker 1965, Lange 1966; vgl. auch Bach 1992a, Waldmann 1998, Schmiedebach et al 2000]) wieder zu Wort meldete und in beiden Teilen des Landes - allerdings in sehr unterschiedlicher Ausprägung - die Entwicklung von der überkommenen Anstaltspsychiatrie zur gemeindenahen und überwiegend außerklinischen Versorgung anstieß und beförderte. Sie ist dabei nicht nur eine innerpsychiatrische, sondern eine gesundheitspolitische Bewegung gewesen, die über staatliche Initiativen und Gesetze zu erheblichen Veränderungen der psychiatrischen Versorgungslandschaft in allen westlichen Ländern geführt hat. In der BRD sind die Psychiatrie-Enquete von 1974 oder die Landespsychiatriepläne der Neuen Bundesländer Zeugnisse politischer Intentionen auf dem Boden sowohl (sozial)-psychiatrischen als auch explizit politischen Reformwillens.

Sozialpsychiatrie verfügt über einen methodischen und einen organisatorischen Arm. Diese Dichotomie charakterisiert sie grundlegend. (Ciompi et al 1977, 1978, 1979, Ciompi 1994 Brenner et al 1994, Eikelmann 2002). Vorrangig ist für sozialpsychiatrisches Denken und Handeln immer die Frage, wie und wo ein psychisch kranker Mensch lebt, also wie und wo er seine sozialen Beziehungen entfaltet und erhält, seine Rollen übernimmt und spielt. Dem entsprechend muss also psychiatrische Betreuung differenziert organisiert werden (psychiatrische Versorgung in der Gemeinde: Betreutes Wohnen, Unterstützung durch Sozialarbeiter, Psychologen, ambulante Psychiater, berufliche Förderung, ambulante Beschäftigungs- und Arbeitstherapie). Zum anderen entwickelt, pflegt und fördert sie unabhängig vom Behandlungssetting *Methoden*, u.a. Ergotherapie, die die sozialen Rollen und Kompetenzen stärken. Sie richtet sich damit gegen die destruktive psychosoziale Dynamik vor allem schizophrener und schizoaffektiver Krankheitsentwicklungen; sie kann darüber hinaus Krankheitsverläufe selber positiv beeinflussen. Belege liegen vor allem für Therapieverläufe schizophrener tagesklinisch-soziotherapeutisch behandelter Patienten (Pieschl 1986), für extramurale Arbeitstherapie (Reker 1998) und Formen von Case-Management (DGPPN 2005) vor. Die Evaluation soziotherapeutischer Maßnahmen im Zusammenhang mit der Langzeitbetreuung psychisch Kranker hat in den letzten Jahren unter ökonomischen Aspekten zu einer Reihe von Kosten-Nutzen-Untersuchungen (extramuraler) Maßnahmen geführt, die von Evers et al (1997) gesichtet und akribisch bewertet worden sind. Ergotherapeutische Behandlungen kommen dabei aber nicht vor.

Dass sozialpsychiatrische Theorien und Perspektiven *Ergänzungen* (Komplemente) der biologischen und psychologischen Konzepte darstellen, freilich in der Praxis die wichtigsten (neben anthropologischen, politischen, ethischen, kulturellen), ist evident und bestätigt sich z. B. beim Blick in die aktuelle Psychiatrie-Personalverordnung (Kunze und Kaltenbach 1996); es sei aber eigens herausgestellt. Denn durch die Stärken der biologischen Psychiatrie, die mit moderner pharmakologischer und somatischer Behandlung viele dramatische Krankheitszustände und -verläufe entscheidend mitigieren und abkürzen kann, sind der Sozialpsychiatrie enorme Freiräume und Handlungsmöglichkeiten erst geschaffen worden (Felber und Reuster 2002). Dieser Zusammenhang wird bisweilen abgeblendet zugunsten des Hinweises auf die Leistungen sozialpsychiatrischer Programme, deren Protagonisten wie Christian Müller, Ciompi, Bennett, Mosher Zeugnisse "ärztlicher Höchstleistung" (Viktor von Weizäcker) ablegten; doch konnten sich solche aus verschiedenen praktischen Gründen nicht als Standardverfahren durchsetzen (vergleiche Ciompi et al 2001).

2.2.3 Sozialpsychiatrische Forschung

Die Forschungslage hinsichtlich psychiatrischer Ergotherapie wird unten ausführlicher darzustellen sein. Doch muss dabei die allgemeine Forschungssituation der Sozialpsychiatrie im Kontext beachtet werden.

Sozialpsychiatrie ist eine forschungsaktive Richtung innerhalb der Psychiatrie, aber ihre Mittel, Möglichkeiten und Resultate sowie vor allem ihre Beachtung sind im Vergleich mit Psycho- und Pharmakotherapie bescheiden (Ciompi 1994; Brenner et al 1994; Shepard 1994, Eikelmann 1997). Etwa 75 internationalen Journalen mit Impactpunkten aus dem Bereich der biologischen und psychotherapeutischen Psychiatrie stehen 3 sozialpsychiatrische gegenüber (Science Citation Index 2000). Ein ähnliches Verhältnis lassen die Themata großer Kongresse erkennen. Finzen (1999) beklagt das schwache Interesse an sozialpsychiatrischer Forschung und Angermeyer (2001) kann in einer empirischen Untersuchung diese Einschätzung im Wesentlichen unterlegen. Eikelmann (1998) bekennt, „letzter Grund“ für das Verfassen seines deutschsprachigen Standardbandes „Sozialpsychiatrisches Basiswissen“ sei der Wunsch und die Hoffnung, dass das Interesse an sozialpsychiatrischen Fragestellungen „wieder belebt“ werde.

Andererseits hat sozialpsychiatrische Forschung Tradition und hat vor allem zu praktischen Konsequenzen geführt, welche die Versorgungslandschaft heute entscheidend prägen. Eine Übersicht über die wichtigsten und folgenreichsten internationalen Studien gibt Eikelmann (1997). Als aktuelle Forschungsschwerpunkte benennt er die Versorgungsforschung, die Evaluations- und Ergebnisforschung therapeutischer und rehabilitativer Programme und Methoden, Lebensqualitätsforschung und epidemiologische Forschung. Im deutschen Sprachraum liegt das überwiegende Interesse derzeit auf epidemiologischer und Versorgungsforschung (Holzinger und Angermeyer 2002). Zur Versorgungsforschung verdienen zwei Studien aus qualitativen und quantitativen Gründen besondere Beachtung: EDEN- und EPSILON-Studie (Kallert et al 2004, Kallert und Becker 2003, Becker et al 2002). Dennoch bleibt das Ausmaß sozialpsychiatrischer Forschung hinter biologischer Forschung weit zurück. Dafür gibt es auch sachliche Gründe: Die Probleme und Limitationen empirischer sozialpsychiatrischer Forschung, namentlich bei der Planung und Durchführung von Studien, sollen in allgemeiner Form kurz genannt werden:

- Randomisierungsproblem: Oft verbietet sich eine Randomisierung, da die Patienten oder ihre Familie gewisse Vorlieben und Prioritäten (Werte) haben und sich unterschiedliche Maßnahmen (z.B. Behandlung zu Hause oder in einer Tagesklinik) nicht neutral randomisieren und natürlich auch nicht verblinden lassen.
- Kontrollgruppenproblem: Aus ethischen Gründen können bei Untersuchungen von Maßnahmen, die weit in die Lebensgestaltung der Individuen eingreifen (z.B. Arbeitsrehabilitation), keine Kontrollgruppen gebildet werden (vgl. Wing 1981/2001).
- Mehrdimensionale Behandlung macht es schwer, konfluierende Einflüsse pharmakologischer, psychotherapeutischer und soziotherapeutischer Maßnahmen von einander zu trennen (Eikelmann 2002, Reker 1998, Bustillo et al 2001, Bond und Boyer 1988).
- Widerstände von Mitarbeitern therapeutischer Teams gegen empirische Forschungen, welche die Routine stören oder gewissen Überzeugungen entgegenlaufen.
- Untersuchungen sind langwierig, messen oft nur geringe Effekte, sollten (bei verschiedenen Versorgungssettings) über Monate und Jahre katamnestische Nachuntersuchungen enthalten.

In der sozialpsychiatrischen Versorgungspraxis stellen Studien oft Kompromisse zwischen methodischen Forderungen und Zumutbarem für die Patienten dar (vergleiche Reker 1998, Eikelmann 1997). Die Überprüfung von Hypothesen gelingt deshalb oft nicht „auf Anhieb“, sondern durch Kumulation repetitiver Studien, die Ergebnisse replizieren oder auch falsifizieren. (Zum Problem der niederen Falsifikationsrate vergleiche Gmür 1986).

Zusammenfassend lässt sich sagen:
Sozialpsychiatrie ist

a) eine überkommene, gelegentlich ideologielastig gewesene, noch bedeutende psychiatrische Reformbewegung;
b) eine aktuelle Forschungsrichtung der Psychiatrie;
c) eine pragmatische psychiatrische Sichtweise, die psychische Krankheit und psychisch Kranke konsequent *auch* verwoben sieht in das feine Wechselspiel zwischen Individuum und Umwelt und die dessen wissenschaftlich erforschte Einflüsse auf Entstehung, Verlauf und Bewältigung psychischer Krankheiten mit besonderer Aufmerksamkeit beachtet;
d) eine gesundheitspolitische Intention.

2.3 Ergotherapie in geschichtlicher Perspektive

2.3.1 Allgemeine historische Aspekte

Auf die historische Entwicklung der psychiatrischen Ergotherapie ist einzugehen, um die These zu untermauern, Ergotherapie profitiere von ihrem Status als seit alters lebensweltlicher Disziplin, die dem forschenden Zugriff der wissenschaftlichen Psychiatrie bis heute mit großer Beharrlichkeit trotzen konnte.

Eine zusammengefaßte, historiographischem Anspruch genügende *Geschichte der Ergotherapie* liegt nicht vor; dagegen finden sich verstreut Rudimente: Harlfinger (1968) widmet ihr ein Kapitel in seiner Monographie *Arbeit als Mittel psychiatrischer Therapie*, ebenso Carl Schneider in seinem ideologisch problematischen Lehrbuch (1939). Neuere Hinweise und Aspekte finden sich bei Schulte (1962), Jentschura und Janz (1979), Schaal (1986), Lamb (1994), Ambrosi und Schwartz (1995), Luderer (1998), Eikelmann (1997), Wadehn (1999), Felber und Reuster (2002).

Es wird allgemein davon ausgegangen, dass Ergotherapie (im Sinne von Beschäftigungs- und Arbeitstherapie) neben Musiktherapie zu den ältesten Therapiemethoden in der Behandlung psychisch Kranker überhaupt gehört (Eikelmann 1997). Man darf annehmen, dass es wohl zu allen Kulturzeiten „sozialtherapeutische" Bemühungen, auch Formen von Arbeits- und Beschäftigungstherapie gegeben hat. Immer wieder haben sich in der Tradition maßgebliche Ärzte zum Wert von Arbeit und Beschäftigung in der Behandlung von Geistesgestörten und Depressiven geäußert. Berühmte Namen von der Antike bis zur Gegenwart werden angeführt, so Asklepiades, Soranus aus Ephesus, Galen; in der Neuzeit dann Pinel, Esquirol, Reil, Griesinger, Laehr, Ast und andere (Schulte 1962, Ackerknecht 1967, Sydath 1971, Schaal 1986, Felber und Reuster 2002). Letztere Autoren betonen, dass man nicht von einem gleichmäßigen Strom arbeitstherapeutischer Tradition und Praxis sprechen könne; es handle sich vielmehr immer wieder um zeitlich und lokal begrenzte Bemühungen und Projekte Einzelner oder einzelner Institutionen (Klöster, Stadtasyle) auf dem Hintergrund oder im Rahmen eines politischen und kulturellen Klimas, das solche auf soziale Integration und Mitmenschlichkeit zielenden Aktivitäten erwünscht oder angemessen erscheinen ließ. Schlaglichtartig seien erwähnt:

> ein Brauch im Ägypten des 16. vorchristlichen Jahrhunderts, wonach melancholische Patienten in den Tempel des Gottes Serapsis pilgerten, um dort durch Spiele und Sport, durch Singen und den Besuch

kultureller Veranstaltungen Ablenkung von ihren melancholischen Gedanken zu finden. (Schaal 1986).

- Asklepiades soll (gegen die Tradition seiner Zeit) seinen geisteskranken Patienten u.a. zur Beschäftigung mit Tätigkeiten aller Art (Musizieren, Sport, Arbeit) geraten haben.
- Aulus Cornelius Celsus (1. Jh. n. Chr.) beschreibt in seinem Werk "Artes" (1938) Bewegungsübungen bis zur Ermüdungsgrenze als Behandlungsmethode zur Beruhigung erregter Patienten. Soranus aus Ephesus (100 n. Chr.) schlug Schachspielen und die Aufführung geeigneter Theaterstücke zur Behandlung Geistesgestörter vor (Schaal 1986) - übrigens eine Empfehlung, die Goethe in seinem Singspiel "Lila", die Heilung einer Wahnsinnigen zeigend, dramatisch umgesetzt hat (Diener 1971).
- Von Galenus (2. Jahrhundert n. Chr.) stammt der Satz: „Arbeit ist die beste Medizin, die uns die Natur gegeben hat“ (Schaal 1986).
- In Nordafrika empfahlen im 5. Jahrhundert n. Chr. C. Auretianus und im 9. Jahrhundert der Arzt Rhazes Beschäftigung durch Lesen, Unterhaltung, Schach spielen.
- In Fes (Marokko) und Bagdad bestanden Krankenhäuser während des islamischen Mittelalters, in denen beschäftigungs- und arbeitstherapeutische Maßnahmen durchgeführt wurden.
- Aus dem spätmittelalterlichen Saragossa ist eine systematische Arbeitstherapie in der berühmten Anstalt „Urbis et Orbis“ belegt (Schulte 1962).
- Aus der Hospitalsordnung des Klosters Haina/Hessen von 1533 ist ein für unser Interesse aufschlussreicher Passus bekannt (Demandt, zit. nach Schaal 1986): „Danach geb' man einem jeden Vermöglichen, dem Alter nicht beschwerlichen, eine Arbeit, zu vermeiden den Müßiggang, nicht um Nutzens willen, sondern, dass man dem Teufel durch den Müßiggang nicht Raum beweise“.
- Einzigartig ist die im Zusammenhang mit der Verehrung der heiligen Dymphna (Patronin der Geisteskranken) stehende und an deren Sterbeort Gheel/Belgien seit dem 13. Jahrhundert etablierte psychiatrische Familienpflege, die sich, anders als die meisten historischen „sozialpsychiatrischen“ Projekte, über die Jahrhunderte gehalten hat und dort in moderner Form heute noch gepflegt wird. Als erster Psychiater und im Bewußtsein der Bedeutung des Gesehenen berichtet Esquirol (1838) über diese von der Einwohnerschaft seit Generationen betriebene Gemeinschaft mit psychisch Kranken, die in Gastfamilien lebten und durch ihre Arbeit sowie Zahlungen der Angehörigen eine Einkommensquelle darstellten. Überrascht bemerkt Esquirol (a.a.O.): „Obgleich die Kranken frei sind, so thun sie doch schwangeren Frau-

> en und den eingebornen Kindern nichts, und die Einwohner von Gheel leben mitten unter ihnen in der größten Sicherheit."

Ergotherapie im Sinne von Beschäftigung und Arbeit als Möglichkeiten der Behandlung von psychisch Kranken ist demnach in der abendländischen und arabischen Kulturgeschichte bereits seit dem Altertum bekannt, und so waren auch in der Neuzeit, namentlich der Aufklärung, die ergotherapeutischen Programme im Rahmen humaner Irrenpflege nicht ohne geschichtliche Vorläufer. Man hat also Ergotherapie nicht irgendwann entdeckt, sondern allenfalls wiederentdeckt und konnte immer auf mehr oder weniger bekannte Traditionsreste zurückgreifen. So liest sich denn auch mancher „goldene Ausspruch" einer literarischen oder medizinischen Autorität der späten Neuzeit wie eine *anamnesis,* ein Wiedererinnern an früher Gedachtes.

Doch waren die legendäre Befreiung der Irren aus ihren Ketten in Paris, die Pinel zugesprochen wird, oder die Non-Restraint-Bewegung in England (William und Samuel Tuke, John Conolly) ein qualitativer Sprung, der die europäische und amerikanische Psychiatrie nachhaltig und - sieht man von dem politisch-psychiatrischen Verbrechen im nationalsozialistischen Deutschland ab - unumkehrbar prägte und fortentwickelte. Die erwähnten Ergotherapie-Funde waren noch Ausnahmen gewesen neben somatischen Behandlungsverfahren und gewaltsamer Inaktivierung. Bis Ende des 18. Jahrhunderts arbeitete man überwiegend mit Aderlässen, Brechkuren, Klistieren, Untertauchen in kaltes Wasser, Prügel, eisernen Ketten, Tollriemen, Zwangsjacken, Isolations- und Hungerkuren, Zufügen von Brandwunden, Drehstuhl nach Darwin, Einreiben des Kopfes mit Brechweinsteinsalbe etc. (Ackerknecht 1967, Luderer 1998).

Da Befreiung hiervon allein noch keine therapeutische Alternative war, mussten Mittel und Möglichkeiten gesucht werden, Unruhe und Chaos zu deeskalieren. Deshalb wurde versucht, die Kranken mit nützlichen Tätigkeiten zu beschäftigen, dabei anzuleiten und sie in soziale Bezüge und letztlich in die Organisation von Anstalten einzubinden. So ist es - bedenkt man die genannten historischen Behandlungsmethoden - einleuchtend, wenn Harlfinger schreibt: „Wo in früheren Jahrhunderten die Krankenarbeit eingeführt wurde, war sie fast stets mit einer humaneren Behandlung psychisch Kranker verbunden" (Harlfinger 1968, 143 f). Und vice versa, darf man ergänzen.

Neuere medizingeschichtliche Arbeiten zeigen übrigens für das deutsche Mittelalter, dass die tradierten Stereotypen der barbarischen Behandlung und Verfolgung psychisch Kranker: Unterbringung in Narrenkäfigen vor der Stadt, in Tollkisten und Gefängnissen; Exorzismus; Hexenverbrennung - zwar

Momente der Behandlungsgeschichte darstellen, aber nicht grundsätzlich die Behandlung Geisteskranker im Mittelalter beschreiben, welches *auch* vergleichsweise humane, ärztlich und nichtärztlich bemühte Zugänge zu diesen schwierigen Kranken kannte (Seidler und Leven 2003, Schipperges 1990, Esquirol 1838).

2.3.2 Ergotherapie in der deutschen Psychiatriegeschichte

Die (deutsche) wissenschaftliche Psychiatrie beginnt Anfang des 19. Jahrhunderts. Reil (1759-1813) prägte den Begriff „Psychiater" und Heinroth wurde 1811 in Leipzig erster Inhaber eines Lehrstuhls für psychische Therapie. Bis Mitte des zurückliegenden 20. Jahrhunderts war sie, wie andere Disziplinen der Medizin auch, eine patriarchische Wissenschaft, die von überragenden Einzelnen jeweils aktuell auf den Begriff gebracht und fortentwickelt wurde: Koryphäenwissenschaft. Nicht alle, aber einige der bekanntesten Köpfe der älteren wissenschaftlichen Psychiatrie - Schultz (1963) erwähnt z.B. A.Cramer, Möbius, Forel, Laehr, Oppenheim, Kraepelin und O.Binswanger - haben auf Geltung beanspruchende Weise über Beschäftigungs- und Arbeitstherapie geurteilt, sie nach ihrer Erfahrung bewertet und jeweils als psychiatrische Behandlungsmethode ausgezeichnet. Im Sinne moderner Cochrane-Kriterien handelt es sich um Expertenurteile, verbunden mit erfahrungsweltlicher, vorwissenschaftlicher Evidenz. Zur Illustration seien einige, nach paradigmatischem Wert und Präzision ausgesuchte Beispiele angeführt.

Eine herausragende und ursprüngliche Quelle sind J.C. Reils „Rhapsodien über die Anwendung der psychischen Curmethode auf Geisteszerrüttungen" (1803/1968); sie sind eine reiche Fundgrube sozio- und speziell ergotherapeutischer Beschreibungen, Empfehlungen und auch schon diagnosespezifischer Differenzierungen:

> „In allen Irrenhäusern müssen die Kranken zur Arbeit angehalten werden.... Dadurch wird die körperliche Gesundheit, mit derselben frohe Laune und in dem Tollhause Regel und Ordnung erhalten. Allein ist die Arbeit noch ein treffliches Mittel, den Irrsinn selbst zu heilen. Sie muss gesund, wo möglich in freier Luft und mit Bewegung und Abwechslung verbunden sein.
>
> ....
>
> Endlich müssen die Arbeiten noch in dem Verhältnis abgeändert werden, als der Kranke in der Cur fortschreitet. Am Anfang beschäfftigt man bloß den Körper, nachher auch die Seele; man schreitet von den Handarbeiten zu den Kunstarbeiten, und von da zu Geistesarbeiten fort.

> ....
>
> Ich erwähne die Aufmerksamkeit.... Zur Übung dieses Seelenvermögens wähle man anfangs einfache Gegenstände, diese von einfacher Art.... Beschäftigungen durch Baukasten, Zusammensetzungen zerschnittener Landschaften, Übungen der Sinne durch Vorhaltung einer Folge von Objekten sind schon bemerkt... Man unterrichtet den Kranken im Malen, Zeichnen, Singen, in der Musik und in anderen Kunstfertigkeiten, zu welchen er Anlage hat. Besonders würde ein Concert die Aufmerksamkeit auf einem Punkt zusammenhalten.
>
> ....
>
> „Man suche den Reconvalescenten zu zerstreuen, ihn mit Gärtnerey, Feldarbeit, Professionen und solchen Künsten zu beschäftigen, die seine Neigungen anziehen.
>
> ....
>
> Die höheren Grade des Blödsinns sind schwerlich radikal zu heilen. Doch ist es fehlerhaft, diese Kranken in der Untätigkeit ganz zu ersticken, zu welcher sie vermöge ihrer Trägheit so sehr geneigt sind. Die meisten derselben können unter der Leitung eines geschickten Führers zu Handarbeiten und zur Kultur des Ackers angehalten werden ... Natürlich muss man dabey auf das Kraftmaass der Kranken sehn, sie nicht ermatten und ihnen Zwischenräume zur Ruhe verstatten.
>
> ....
>
> In der Irrenanstalt muss jeder, seinem Vermögen und seiner Krankheit angemessen, beschäfftiget werden. Müßiggang und Faulheit stört alle Ordnung. Arbeit macht gesund, erhält den Appetit, ladet zum Schlaf ein, und mindert die Kongestionen nach dem Kopf.
>
> ....
>
> Anfangs genügt eine bloß mechanische, Land- und Gartenarbeit, in der Folge muss sie mit Anstrengung der Seele, wie gymnastischen Übungen, verknüpft seyn. Auf Erwerb darf sie in den Irrenhäusern nicht berechnet seyn. Doch lohnt man die Fleissigen, als wenn sie wirklich etwas verdient hätten, um sie aufzumuntern.“ (Reil 1803/1968)

Wenige Jahre zuvor schrieben Pinel bzw. Griesinger:

> „Es ist eine unanfechtbare Tatsache, dass in allen öffentlichen Anstalten das sicherste Mittel zur Erhaltung der Gesundheit, der Ordnung und der guten Sitten, die streng durchgeführte mechanische Arbeit ist.“ (Pinel, zit. nach Harlfinger 1964)

> „Veränderung der Umgebung des Kranken vorwiegend durch kurze Isolation von der Familie, und Arbeit haben wesentlichen Einfluss auf den Heilungsprozess.“ (Griesinger, zit. nach Ackerknecht 1967)

Auch bedeutende Nicht-Ärzte haben sich zum Thema geäußert und damit einen Beitrag zur Liste „goldener Worte“ bezüglich der Ergotherapie geleistet.

> „Wie kann man sich selbst kennenlernen? Durch Betrachten niemals, wohl aber durch Handeln. Versuche, deine Pflicht zu tun, und du weißt gleich, was an dir ist“ (J. W. von Goethe 1968).

> Und noch einmal Goethe im 16. Kapitel des 5. Buches von *Wilhelm Meisters Lehrjahren:*

> „Außer dem Physischen, sagte der Geistliche, das uns oft unüberwindliche Schwierigkeiten in den Weg legt und worüber ich einen denkenden Arzte zu Rate ziehe, finde ich die Mittel, vom Wahnsinn zu heilen, sehr einfach. Es sind eben dieselben, wodurch man gesunde Menschen hindert, wahnsinnig zu werden. Man errege ihre Selbsttätigkeit, man gewöhne sie an Ordnung, man gebe ihnen einen Begriff, dass sie ihr Sein und Schicksal mit so vielen gemein haben, dass das außerordentliche Talent, das größte Glück und das höchste Unglück nur kleine Abweichungen von dem Gewöhnlichen sind - so wird sich kein Wahnsinn einschleichen und, wenn er da ist, nach und nach wieder verschwinden“ (J. W. von Goethe 1986).

> „Nichts bewahrt gewiss so sicher vor Unsinn - als Tätigkeit - technische Wirksamkeit.“
> (Novalis [Friedrich von Hardenberg] 1981)

> „Mit den Leiden ist's aus. Er hat zu tun bekommen, er ist der Kranke nicht mehr.“ (F. Hölderlin, *Hyperion*, o.J.)

> „Arbeit hält Gemüt und Seele im Gleichgewicht“ (Wilhelm von Humboldt, zit. nach Buchner 1937).

Die Liste „goldener Worte“ ließe sich verlängern. Doch liegt eine Gefahr solcher Preisungen der Tätigkeit in ihrer Einseitigkeit und der Ausklammerung von Art, Dosis und Freiwilligkeit. Die Grenze zur Zwangsarbeit im Sinne von Instrumentalisierung oder expliziter Bestrafung bleibt offen. Ein wahrhaft aufgeklärtes und individuelle Freiheit bedenkendes Urteil über Betätigung formulierte Friedrich II. von Preußen (1740-1786) in einem Brief an Voltaire: "Dass ich lebe, ist nicht notwendig, wohl aber, dass ich thätig bin. Dabei habe ich mich immer wohlbefunden, indess schreibe ich diese Methode niemandem vor, und begnüge mich damit, sie für mich zu befolgen." (Voltaire 1995).

Im 20. Jahrhundert beginnt Ergotherapie organisiert aufzutreten: 1908 in Nordamerika mit Gründung der ersten Schule für Ergotherapie in Chicago (Linke-Vieten 1997), in England und Skandinavien wenig später (Jerosch-Herold et al 1999). In diesen Ländern ist sie als eigenständige, medizinunabhängige Profession etabliert, in Deutschland bleibt sie bis nach Ende des 2. Weltkrieges eine genuin psychiatrische Behandlungsmethode, die im Rahmen der Anstalts- und Klinikbehandlung von Pflegekräften oder Angelernten durchgeführt und von Psychiatern verantwortet und auch proklamiert wurde.

2.3.2.1 Hermann Simon und die psychiatrische Ergotherapie der ersten Hälfte des 20. Jahrhunderts

Hermann Simon muss hier ein eigenes Kapitel gewidmet werden, weil er - „Vater der Ergotherapie" - ihren Sinn ebenso wie ihre Erfolge als herausragende psychiatrische Behandlungsmethode zu seiner Zeit definiert und die deutsche psychiatrische Ergotherapie im 20. Jahrhundert entscheidend geprägt hat (Wadehn 2001, Felber und Reuster 2002). Seine Bedeutung gründet nicht nur in seinen wenigen aber prägnanten Veröffentlichungen, sondern wahrscheinlich mehr in seinem praktischen Wirken und dem seiner Schüler (vergleiche Merguet 1961, Harlfinger 1964, p.23). Seine Schrift von 1929 ist die erste kohärente Ausarbeitung und Zusammenfassung der psychiatrischen Beschäftigungs- und Arbeitstherapie. Sie ist durch die suggestive Kraft ihrer Entschiedenheit, Konsequenz und den eindringlichen Verweis auf ihre (= seine) Erfolge zu einer Art Manifest der psychiatrischen Ergotherapie des 20. Jahrhunderts geworden. 1986 wurde sie von Teller erneut herausgegeben (Simon 1986). Die dort von Teller an seiner autoritären Persönlichkeit und seinem kustodialen Ansatz sicher zu Recht geübte Kritik wurde jüngst um eine differenzierte Kritik seiner Haltung zur Eugenik und zum nationalsozialistischen Staat ergänzt (Walter 2002).

Mit seiner Gütersloher Arbeitstherapie fasste Simon Traditionen der moralischen Behandlung (moral treatment), des No-Restraint und Strategien des Common Sense, die mittels Beschäftigung verschiedenster Art den desintegrativen psychischen Zentrifugalkräften seelisch Kranker entgegenzuwirken versuchten, zusammen. Es hatte bis dahin an Erfahrung mit Arbeit und Beschäftigung für hospitalisierte Patienten zwar keineswegs gefehlt und namentlich Duke, Pinel, Esquirol (Übersicht bei Griesinger 1867/1964) hatten milieu- und arbeitstherapeutische Erfahrungen gesammelt und mitgeteilt. Simons Verdienst war aber, dass er in einer Zeit der Medizinalisierung der Irrenbehandlung diese nicht im engeren Sinn medizinischen Methoden wieder sammelte und nachdrücklich in das Arsenal psychiatrischer Behandlung einfügte. Griesingers Einsatz für die Gleichstellung psychisch Kranker mit körperlich Kranken oder die Einführung der Bettenbehandlung durch C. Neisser hatten Methoden der wissenschaftlichen Medizin Vorschub geleistet - also Untersuchung, Beobachtung, Diagnostik und somatischen Behandlungsverfahren (Merguet 1961). „Para"-medizinische Methoden, die im Wesentlichen im Common sense gründeten (Arbeit, Beschäftigung, Spiel, künstlerische Aktivitäten), verloren dabei an Interesse. Es ist Simons spezifische Leistung, (zunächst) gegen den Trend der Zeit praktisch bewährtes Wissen wieder organisiert und in große psychiatrische Heilanstalten implementiert zu haben.

Simon selbst stand auf dem Boden einer Griesinger'schen Psychopatholgie, hielt geistige- und Gemütskrankheiten für Hirnkrankheiten. Andererseits sah er aber auch den Eintritt von Sekundärschäden durch die lange Anstaltshospitalisierung und den Status des „versorgten Kranken" befördert (Simon 1931, Simon 1986). Es ging ihm also

- um die Verhinderung solcher Sekundärschäden und -symptome sowie
- um die pointierte Förderung dessen, was neben dem Krankhaften in der Psyche des Patienten gesund geblieben war - ein das moderne Konzept der Salutogenese antizipierender Gedanke (Antonovsky 1997).

Einige Kernsätze seiner Hauptschrift (1929) seien zitiert, weil sie ebenso seine Grundannahmen zeigen und ihn gleichzeitig persönlich charakterisieren; und sie werfen ein Licht auf die Denkart seiner Zeit:

> „Die Wurzel allen Übels, was ich Ihnen mit Absicht so eindringlich geschildert habe, liegt in Untätigkeit. Müßiggang ist nicht nur aller Laster - bei unseren Kranken nennen wir es „unsoziale Eigenschaften" - sondern auch der Verblödung Anfang. Leben ist Tätigkeit!
>
> ....
>
> Erfolgreiche Betätigung schafft Befriedigung, innere und äußere Ruhe, untätiges Umherlungern schafft üble Laune, Verdrießlichkeit, Gereiztheit.
>
> ....

Da ich mich bei dem kleinen Krankenstand wieder auch persönlich mehr um die Krankenversorgung kümmern konnte, gelang es von vornherein, die Männer fast ohne jede Ausnahme, die Frauen mit recht wenigen Ausnahmen dauernd zu beschäftigen; wieder mit dem gleichen günstigen Ergebnis auf Ruhe, Ordnung, Munterkeit und Frische der Kranken.

....

Das Vorgehen muss individuell verschieden sein und verlangt oft die ganze ärztliche und pflegliche Kunst nebst sehr viel Ausdauer und Unverdrossenheit.

....

Und schließlich ist ja auch eine Psychotherapie nichts anderes, als eine Erziehung des Kranken mit dem Ziele, ihm den Willen und die Kraft zu einer geordneten und günstigen Selbstführung wieder zu verschaffen.

....

Unsere Kranken aber für das Leben außerhalb der Anstalt wieder fähig und reif zu machen, ist der Sinn und das Ziel der ganzen Anstaltstherapie.

....

Nicht der schroffe, unteroffiziersmäßige Kommandoton führt hier zum Ziele, sondern freundschaftliche Führung und Beratung und vor allem das werktätige Beispiel des Pflegers.

....

Im Vordergrund der Krankenbeschäftigung muss ... die Beschäftigung im Freien, mit Garten- und Feldarbeit, stehen. Dazu tritt, als zweitwichtigste Betätigung, die weitestgehende Verwendung von Kranken in der eigenen Hauswirtschaft, in Küche, Waschhaus, Gutshof, Geflügelzucht, im Bureau- und Verwaltungsbetrieb: was in der Anstalt von einem Kranken selbständig besorgt werden kann, soll kein Gesunder machen ... Es gibt kaum ein Handwerk, das in der Anstalt nicht betrieben werden kann.

....

Im Vordergrund der Krankenbeschäftigung muss das therapeutische Moment stehen; und dem Arzte kommt es zunächst nicht auf den wirtschaftlichen Wert an.

....

Fehler ist es m. E. geradezu, einem Kranken eine Beschäftigung in der Richtung seiner krankhaften, abwegigen Gedankengänge oder Verirrungen zuzuweisen ... Hierher gehört auch die Produktion schizophrener und paranoider 'Kunstwerke', für die man weder Material noch Gelegenheit und Zeit freigeben sollte.

....

Die dem Kranken zugemutete Arbeit muss innerhalb der Leistungsfähigkeit des einzelnen Kranken liegen ... Andererseits muss die Beschäftigung der Kranken, soll sie diese vorwärts bringen, immer an der oberen Grenze der Leistungsfähigkeit gehalten werden.

....

Vielmehr wird er (der Arzt -T.R.) darauf Bedacht nehmen müssen, auch alle psychischen Fähigkeiten, die noch im Kranken stecken, auszunutzen und weiterzuentwickeln, den Kranken vom rein mechanischen Arbeiten wieder zu selbständigerem Denken und Handeln, zu Aufmerksamkeit, zur Konzentration und schließlich wieder zu einer gewissen Verantwortung zu erziehen, und zwar durch zielbewusste Schulung und Übung aller dieser Seiten des Geisteslebens ... Dass wir den einzelnen Kranken... zur Arbeit gebracht haben, darf für uns nicht das Ende, sondern erst den Anfang der psychischen Therapie bedeuten.

....

Beim einzelnen Kranken bedeutet die Aufnahme einer geordneten Betätigung das klarste und greifbarste Symptom der sozialen Besserung.

....

Das Ideal wäre, wenn es mit der Zeit erreichbar wäre, das gesamte Personal der Betriebe, einschließlich der Vorsteher, aus einem hochstehenden Pflegepersonal zu entnehmen, bzw. zu der notwendigen Fachausbildung auch noch eine gute Pflegeausbildung treten zu lassen.

....

Nichts ist aber bessere Arznei für darniederliegendes Selbstgefühl als vollbrachte Leistung!

....

Eine wirksame Unterstützung erfahren diese Bestrebungen, auf die Kranken belebend und anregend zu wirken, durch die Einrichtung wirklicher Schulklassen unter Leitung einer für diese Aufgabe besonders ausgewählten Lehrkraft. Unterrichtsgegenstände sind... Nachhilfe in Elementarfächern, Heimatkunde, besonders aber die Vermittlung von allerlei Kenntnissen des praktischen Lebens, des Hauswesens usw. Dazu treten Gesangsunterricht, Bewegungsspiele, Turnübungen.

....

Nach Beendigung der ‚Arbeit' müssen auch die Beschäftigungen, die mehr der Erholung und Unterhaltung und der geistigen Anregung dienen, gefördert werden ... die Kranken zur Unterhaltung, zum Lesen, Bilderbetrachten, Spielen, Singen angeregt werden. Besonders an Sonn- und Feiertagen ist dieser Teil der ‚Aktivität' bedeutungsvoll."

Sehr häufig wurde Simon in der Literatur jener Zeit zitiert (Buchner 1937, C. Schneider 1939, Beringer 1936, Neisser, zit. in Harlfinger 1964).

Simon war Anstaltspsychiater, doch wurden bis zum 2. Weltkrieg Fragen der Ergotherapie im psychiatrischen Krankenhaus in größeren Abhandlungen auch von den Lehrstuhlinhabern Kurt Beringer in Freiburg und Carl Schneider in Heidelberg behandelt (s.u.).

2.3.2.2 Otto Buchner

Neben der breiten und anhaltenden Spur, die Simon in Bezug auf die psychiatrische Ergotherapie hinterlassen hat, ist eine von Otto Buchner in Wien verfasste Monographie „Systematische Arbeitstherapie und Beschäftigungstherapie" (Buchner 1937) praktisch in Vergessenheit geraten. Buchner sollte, so Otto Plötzl in seinem Geleitwort, „für Österreich ein Seitenstück schaffen zu den mustergültigen Einrichtungen Simons in der Anstalt Gütersloh".

Buchner - Psychiater, Anstaltsleiter und Professor der Heilpädagogik - äußert sich eingangs zu Simon wie folgt: „Direktor Dr. Simon hat den Begriff der *Arbeitstherapie* in der Psychiatrie zu höchstem Ansehen gebracht, nur eines ist ihm nicht vergönnt gewesen: dass er seine vieljährige praktische Erfahrung auf dem Gebiet der Arbeitstherapie uns hinterlassen konnte. Sein Büchlein „Aktivere Krankenbehandlung in der Irrenanstalt" enthält eine Reihe von nützlichen Vorschlägen zur Durchführung der Arbeitstherapie, aber es ist wohl nur ein kleines bisschen von dem, was Direktor Dr. Simon in den 22 Jahren seiner Tätigkeit als Leiter der Irrenanstalt in Gütersloh geleistet hat. Wenn also seine Arbeit doch so immenses Aufsehen erregt hat, so ist dies hauptsächlich deshalb geschehen, weil Simon sich endlich einmal getraute, in der Behandlung Geisteskranker neue Wege zu gehen" (Buchner 1937, p. 10).

Buchners Arbeit ist in der BRD praktisch unbekannt. Im Vergleich zu dem Simon'schen Pendant ist sie hinsichtlich Beschreibung und detaillierter Hinweise zur Arbeits- und Beschäftigungstherapie systematisch aufgebaut und enthält insbesondere ein 17-seitiges Kapitel „Wissenschaftliche Begründung und Verwendung der Beschäftigungstherapie"; freilich wirkt der Inhalt dieses Kapitels laienhaft - vor allem die Kernbehauptung, Psychosen seien Ausdruck eines cerebralen Durchblutungsmangels, der sich durch Betätigung des gesamten Organismus' mindern lasse. Andererseits will er Arbeits- und Beschäftigungstherapie in einem synergistischen Verständnis ausdrücklich als Kotherapie somatischer Verfahren, insbesondere der damals gerade aufgekommenen Cardiazol-Schockkur, verstanden wissen. In medizinischen Fachkreisen hat er offensichtlich wenig Resonanz gefunden. Im auf Vollständigkeit und Aktualität bedachten umfangreichen Literaturverzeichnis Carl Schneiders (1939) fällt sein Fehlen auf.

2.3.2.3 Kurt Beringer

Beringer (1936) schreibt über Erfahrungen nach zwei Jahren praktizierter Arbeitstherapie in der Psychiatrischen Universitätsklinik Freiburg, der er als Ordinarius vorstand. Gegenüber Simon differenziert er aufgrund klinischer Beobachtung die Wirkungen der Arbeitstherapie bei den verschiedenen großen Krankheitsbildern der Psychiatrie genauer, hält sie aber, wie Simon, für fast alle Kranken geeignet, ausdrücklich auch für Depressive, für Alkoholiker und Psychopathen. Er stellt fest: „Die Psychose selbst können wir natürlich nicht heilen. Dass die Beschäftigungstherapie alleine keine neue Heilsbotschaft darstellt, ist klar. Schließlich erkrankt ja ein großer Teil unserer Patienten mitten in der Arbeit. Aber unsere Erfahrungen in der Klinik lehren uns, gerade bei frischen Fällen, dass man dem Versacken in die Psychose, dem Hineingleiten in den Stupor, dem Auftreten von Bizarrerien, Manieren usw. dadurch erfolgreich entgegentreten kann, dass man die Kranken nicht sich selbst überlässt, nicht sich einspinnen lässt“ (Beringer 1936, p. 170). Wichtig ist auch, dass Beringer den von Simon herausgestellten drastischen Rückgang im Verbrauch von Beruhigungs- und Schlafmitteln durch seine Statistik bestätigen kann (a.a.O. p. 169).

2.3.2.4 Carl Schneider

Carl Schneider (1891-1945) leitete die Heidelberger Universitäts-Nervenklinik von 1933 bis 1945. Schneider war herausragender und tatkräftiger Förderer des nationalsozialistischen Euthanasieprogramms T4 gegen psychisch Kranke. Einer Anklage im Rahmen der Nürnberger Prozesse entging er im Dezember 1945 durch Suizid (Mitscherlich und Mielke 1987, Roelcke 2002). Er wurde in der modernen Psychiatrie nach dem 2. Weltkrieg kaum rezipiert (Teller 1990). In einer historiographischen Perspektive auf klinische Beschäftigungstherapie muss er jedoch erwähnt werden, weil kein anderer psychiatrischer Ordinarius ausführlicher und systematischer dieses therapeutische Feld bearbeitet hat. Bemerkenswert ist der kritisch zu verstehende Hinweis Dörners (1994), C. Schneider sei der „wichtigste Schüler Hermann Simons“ gewesen. In seinem „Lehrbuch der Therapie psychiatrischer Krankheiten“ von 1939 (C. Schneider 1939) postuliert er eine Wirkung von Beschäftigungs- und Arbeitstherapie auf hirnphysiologische Vorgänge. Diese Wirkung war freilich nicht direkt darstellbar oder messbar, sondern wurde allein durch das *Postulat* eines allgemeinen biologischen Prinzips hinter psychischen Vorgängen getragen. In seinem ausführlichen, zirka 100 Seiten langen Abschnitt über Beschäftigungs- und Arbeitstherapie setzt sich C. Schneider zunächst in einem historischen Teil mit der Geschichte der Arbeitstherapie vom Altertum bis zur Gegenwart auseinander und geht dann ausführlich auf ihre Protagonisten Simon, Beringer, Nitsche, aber auch Cullen, Connolly und van Drift ein. Allen bisherigen arbeitstherapeutischen Bemühungen hält er sein Postulat entgegen, die Wirkungen von Tätigsein und Betätigung seien auf biologische Effekte im Gehirn zu beziehen. Dass sein Programm einer biologischen Psychiatrie damals nicht auf ausreichenden empirischen Befunden basierte, sondern auf biologistischer Spekulation, war ihm offenbar selber klar; er räumte ein, dass theoretische Resultate seines Programms „nur all zu bescheiden" seien. Mit einer modernen biologischen Psychologie (z. B. Birbaumer und Schmidt 1998) und auch deren wissenschaftlichen Vorläufern hat sein ideologischer Biologismus nichts zu tun. Sein habituell gebrauchtes Adjektivattribut „biologisch" im Zusammenhang mit psychiatrischen Störungen und Therapien ist diffus und irreleitend - ein Ideologem, kein wissenschaftlicher Begriff. Vor allem bei Arbeitstherapie, aber auch bei Psychotherapie oder somatischen Verfahren geht es seiner Meinung nach um die „Herstellung der biologisch wirksamen Gesamtsituation und ihrer geeigneten Fortführung oder Umformung bis zur Beseitigung der Krankheitserscheinungen" (C. Schneider 1939). Was dies präzise bedeutet, bleibt offen. Freilich muss bedacht werden, dass biologische Prinzipien (eben als Prinzipien) damals sehr hoch gehandelt wurden und zum Beispiel auch in J. H. Schultz' Arbeit "Übung und Schulung als biologische Grundprinzipien der Psychotherapie" von 1937 eine besondere Rolle spielten (Schultz 1937).

Harlfinger, der unseres Wissens als einziger psychiatrischer Nachkriegsautor mit ergotherapeutischem Arbeitsgebiet Carl Schneider erwähnt, nimmt vom überbordenden und völlig diffusen Biologismus in Carl Schneiders Konzeption keine Notiz. Er hält ihm dagegen zugute, dass für die praktische Arbeitstherapie (die C. Schneider nicht eigens von einer Beschäftigungstherapie abgrenzt, sondern in kontinuierlichem Übergang sieht), die „vielfältigen, psychologisch sehr sorgfältig durchgearbeiteten Beobachtungen und Hinweise in den kasuistischen Beiträgen seines Buches .... von großem Wert" seien (Harlfinger 1964).

Auch wenn Harlfinger aus der Perspektive der Nachkriegs-Psychiatrie urteilt, die sich in ihrer kustodialen Ausrichtung noch in ungebrochener Tradition befand, ist seine Blindheit gegen den von C. Schneider vertretenen kruden Biologismus umso erstaunlicher, als dessen (auch damals bekannte) aktive Unterstützung der staatlichen Euthanasie ihre Argumente aus solchem Biologismus herausholte.

Unter psychiatriehistorischem Aspekt steht eine kritische Einreihung Carl Schneiders in die Genealogie der deutschen psychiatrischen Ergotherapie noch aus.

Bezüglich arbeits- und ergotherapeutischer Entwicklungen oder nationaler Besonderheiten in Russland, Frankreich, dem übrigen Europa und den USA sei verwiesen auf Harlfingers Ausführungen (1964, pp. 29-42), die einen Überblick bis Mitte des letzten Jahrhunderts geben.

2.4 Kritik an Arbeits- und Beschäftigungstherapie

Zu den mehrheitlich positiven Urteilen zur psychiatrischen Arbeits- und Beschäftigungstherapie stehen vereinzelt (doch immer wieder) kritische Äußerungen in Kontrast. So bezog Kretschmer (1929) in teilweiser Übereinstimmung mit Kronfeld Stellung gegen eine sozialpolitische Verpflichtung von Psychiatern, möglichst unter allen Umständen aus psychiatrischen Patienten nützliche Arbeiter zu machen. Er formuliert:

„.... Was lässt sich aus einer solchen Ruine (einem geisteskranken Postschizophrenen) formen? Das eine Leitziel ist in der modernen Anstaltstherapie klar erfasst. Sie formt aus all der Zerstörung, dem Gewirr von Negativismen, Automatismen und barocken Ideen unter rigoroser Übergehung aller Feinheiten und Details - eine brauchbare *Arbeitsmaschine*. Unter geschickter Ausnutzung der im Schizophrenen selbst gelegenen psychomotorischen Automatisierungstendenzen züchtet sie mit einer durchdachten Dressur statt unnützer - nützliche Stereotypien - Arbeitsstereotypien.

Mit .... Einschränkung stehe ich durchaus auf dem selben Standpunkt wie KRONFELD, dass der Arzt nicht der Büttel der sozialen Gemeinschaft, nicht darauf vereidigt ist, dem Staat um jeden Preis und aus jedem Psychopathen und Schizophrenen ein bestimmtes Quantum sozialer Nutzleistung herauszuholen. Unser moderner abendländischer Arbeitsfanatismus ist ja als Durchgangsstadium vielleicht notwendig, aber unter höheren Gesichtspunkten in diesem Grade eine Art kultureller Monomanie ...

Was lässt sich aus dem Schizophrenen therapeutisch herausformen? Es liegt in ihm die Anlage zur stereotypierten Arbeitsmaschine. - Es liegt aber in der Logik seines Wesens auch eine ganz entgegengesetzte Linie: die Linie des über die Welt souverän erhabenen Autisten, der unbekümmert um alle Vorurteile der Mitmenschen seine Fassade aufbaut, des von Hast und Arbeit abgelösten Kontemplativen, des indischen Weisen, des Säulenheiligen, vor allem aber des barocken Originals, das uns für seinen Lebensunterhalt mit seltenen Bonmots von konzentrierter Weisheit bezahlt, die köstlicher sind, als viele Arbeit."

Max Müller (1982) berichtet in seinen lesenswerten Erinnerungen ausführlich über die Umstände, unter denen die von Simon stets genannten hohen Quoten nützlich beschäftigter Kranker zustande kamen und die er selbst während eines dreiwöchigen Aufenthaltes in Gütersloh 1930 beobachten konnte:

„Im übrigen überwogen eher Dinge, die mir weniger gefielen und die ich nicht zu übernehmen gedachte. Der frühere Eindruck eines preußischen Drills verstärkte sich; bei längerem Mitmachen sah man auch, dass die Kranken keineswegs, wie es Simon immer wieder in seinen Schriften verlangt hatte, mit unendlicher Geduld und Behutsamkeit zur Arbeit gebracht, sondern dass dafür und auch für die „Ruhigstellung" gelegentlich recht drastische Methoden angewandt wurden, wie zum Beispiel die „schwarze Spritze" (Apomorphin). Zudem schien mir jetzt die Grundeinstellung Simons keineswegs in meinem Sinne fortschrittlich: Für ihn war und blieb der Geisteskranke unheilbar, und er formulierte denn auch das Ziel seiner Bemühungen ausdrücklich dahin, es gelte, die Krankheit durch den Anstaltsaufenthalt nicht schlimmere Formen annehmen zu lassen, als in ihrer eigenen Gesetzmäßigkeit liege. Wenn er trotzdem behauptete, Kranke würden unter der Wirkung der aktiven Therapie (Müller schreibt unkorrekt *aktive* statt *aktivere* Therapie - T. R.) nicht mehr halluzinieren, so stieg mir mehr und mehr der Verdacht auf, dass diese Kranken einfach nicht mehr von ihren Stimmen zu sprechen wagten, weil Krankheitsäußerungen überhaupt verpönt waren und man, wie gemunkelt wurde, mit sich selbst sprechende Patienten gelegentlich auch durch Faradisieren ‚geheilt' hatte."

Dörner, einer der Amtsnachfolger Simons in Gütersloh, beurteilt Ergotherapie grundsätzlich positiv, distanziert sich aber vom Verfügungs- und Machtanspruch und der Vermengung mit Eigeninteressen der damaligen Anstalt - kurz: von der instrumentellen Vernunft, die den Umgang mit Patienten bestimmt habe (Dörner 1996).

Wiesenhütter (1970), als Betheler Anstaltsleiter vorzüglich mit Möglichkeiten und Nutzen der Ergotherapie bekannt, fordert aus anthropologisch-psychiatrischer Sicht gegenüber einer Überhöhung und Fetischisierung der Arbeit und Arbeitsfähigkeit psychisch Kranker auch deren Recht auf Faulheit und Muße.

Schließlich gerät Arbeitstherapie nach 1968 in den generellen Verdacht, Ausbeutung und Missbrauch psychisch Kranker zu befördern; er führt in der BRD zur Schließung von Wirtschaftsanlagen, die psychiatrischen Krankenhäusern angegliedert waren (Jentschura und Janz 1979).

An der in den Kliniken verbliebenen Beschäftigungstherapie kritisierte Weig (1994), ihr hafte in der Tradition Simons immer noch etwas Asketisches und Prüdes an. Auch Sinnlichkeit und Sexualität gehörten zur Lebenswelt psychisch Kranker und sollten gerade von einer Therapie, welche „normales Tätigsein" übe, weniger tabuiert werden.

Spitzer (2003) ironisiert vor dem Anspruch präziser differentialtherapeutischer Kriterien der modernen Medizin die groben Daumenregeln der Ergotherapie: „Speckstein ist zu widerständig für Depressive, Seidenmalerei zu unstrukturiert für Schizophrene, Töpfern ist ungeeignet bei Waschzwang und das Zusammenschrauben von Kugelschreibern bessert Negativsymptomatik nicht .... Es wird höchste Zeit, dass wir (die Psychiater - T. R.) uns um die Kotherapie besser kümmern."

2.5 Psychiatrische Ergotherapie in Deutschland nach 1945

Erstmals im Jahre 1946 wurden auf Anregung und mit Unterstützung des Britischen Roten Kreuzes in der Landeskrankenanstalt Bad Pyrmont die ersten Kurzlehrgänge zur Ausbildung von Beschäftigungstherapeuten eingerichtet; bereits im Jahre 1950 wurden sie wieder beendet (Scheepers et al 1999; www.psychiatrie.de/therapie/ergo.htm und www.ergotherapie-dve.de am 20.01.2002). Im Jahre 1953 begann in der BRD die qualifizierte Ausbildung zur Beschäftigungstherapeutin (Jentschura und Janz 1979, Lempke 1989). Bis 1965 existierten sieben Schulen für die Ausbildung von ErgotherapeutInnen (1987 waren es 36). 1977 trat ein neues Gesetz über das Berufsbild von Beschäftigungs- und Arbeitstherapeuten in Kraft; darin wurden auch Standards für die Ausbildung festgelegt, und zwar auf beiden Feldern: Beschäftigungs- *und* Arbeitstherapie (Lempke 1989). Damit ist das Berufsfeld der „occupational therapy" mit fast 50 Jahren Verzögerung auch in Deutschland, zunächst der BRD, etabliert und berufsrechtlich geregelt. Zuvor war Beschäftigungs- und Arbeitstherapie von angelerntem Personal bzw. von spezialisierten Schwestern und Pflegern durchgeführt worden (Harlfinger 1964). Sowohl in der BRD als auch in der DDR wurde zwischen Beschäftigungstherapie und Arbeitstherapie stärker unterschieden, in angloamerikanischen Ländern und in Skandinavien wurde stets mit Occupational Therapy eine Klammerbezeichnung gebraucht, die beide Bereiche vereint. Zur speziellen Kennzeichnung der

(industriell orientierten) Arbeitstherapie stehen dort zusätzlich die Begriffe „work therapy" und „vocational therapy" zur Verfügung; sie treten jedoch in der internationalen Literatur zunehmend zurück (Reker 2002).
Seit 01.01.1999 ist der Begriff Ergotherapie in Deutschland die offizielle und gesetzlich sanktionierte Bezeichnung für Beschäftigungs- und Arbeitstherapie (Dohm und Raps 1998). Sie befindet sich mit der angelsächsischen Bezeichnung *occupational therapy* in formaler Übereinstimmung. Mit dieser Regelung sollte auch eine *europäische* Vereinheitlichung erreicht werden und sie trug einer Veränderung und Anpassung der Berufsinhalte an die moderne Entwicklung in der Medizin und den Sozialwissenschaften Rechnung: Hinführung zu eigenverantwortlichem Handeln und Integration in den sozialen und beruflichen Alltag statt Ablenkung durch Beschäftigung. Schließlich ging es auch um Überwindung des Begriffes „Beschäftigungstherapie", der im deutschen Sprachraum mit „Ausübung sinnentleerter Tätigkeiten zum Zeitvertreib" konnotiert ist (Scheepers 1995).

Die *Ausbildungs- und Prüfungsordnung* für Deutschland ist im Gesetz über den Beruf des Beschäftigungs- und Arbeitstherapeuten geregelt (Dohm und Raps 1998). Gesetzliche Regelungen und originäre Professionalisierungsbemühungen stehen dabei in dynamischer Wechselbeziehung (Schewior-Popp 1994, Jehn 1996). Ausgebildet wird an aktuell ca. 95 staatlich anerkannten Berufsfachschulen für Ergotherapie, die nur zum kleineren Teil über eine WFOT-Anerkennung verfügen (WFOT = World Federation of Occupational Therapists). Dort werden im Rahmen eines dreijährigen Curriculums 2.300 Stunden theoretischer und 1.860 Stunden praktischer Unterricht angeboten. Seit 1995 besteht die Möglichkeit einer Zusatzqualifikation zur FachergotherapeutIn für Psychiatrie. Neuerdings können an den Fachhochschulen Osnabrück, Hildesheim und Bad Sooden ein 18- bzw. 24-monatiges Aufbau-FH-Zusatzstudium und an der privaten Fachhochschule Fresenius in Idstein ein vollständiger FH-Diplom-Studiengang „Ergotherapie" absolviert werden (www.ergotherapie-dve.de am 20.02.2003).

Der Nutzen eines Diplom-Studiengangs für die psychiatrische Praxis muss abgewartet werden. Eine Gefahr für die interprofessionelle Kooperation kann darin liegen, dass die parapsychiatrische Profession einen konkurrierenden Anspruch auf Diagnostik und Therapieentscheidung der Psychiater beansprucht, der das interprofessionelle Gespräch unnötig kompliziert. Für Psychiater scheint es allerdings notwendig, aktuelle inhaltliche Entwicklungen der Ergotherapie zur Kenntnis zu nehmen und sich im Interesse der Verordnungs- und Beurteilungskompetenz damit auseinander zu setzen, um kompetenter Dialogpartner (als Verordner!) für ErgotherapeutInnen zu bleiben. Dafür ist natürlich Voraussetzung, dass Psychiater aus einem Verständnis therapeutischer Prinzipien und Erfordernisse den ergotherapeutischen Bedarf im konkreten Fall einschätzen und formulieren können. Desto offener werden sie auch speziellere ergotherapeutische Therapievorschläge aufnehmen und bewerten können.

Der Verband deutscher ErgotherapeutInnen verfügt mittlerweile über eine gute Infrastruktur, es steht umfangreiche fachspezifische Literatur von und für ErgotherapeutInnen zur Verfügung. Insbesondere bemüht sich die Profession derzeit erfolgreich, den Anschluss an die internationale wissenschaftliche Entwicklung der Occupational Therapy zu finden (Höhl und Großer 2002). Eine Publikationsoffensive nicht nur der ergotherapeutischen Fachverlage (Stams, Schulz-Kirchner), sondern auch aus den renommierten medizinischen Verlagen wie Thieme und Springer hat begonnen (www.ergotherapie-dve/fachliteratur.de am 20.01.2004).

Von Seiten der wissenschaftlichen Psychiatrie wurde dem Fach in der zweiten Jahrhunderthälfte freilich immer weniger Aufmerksamkeit zuteil. Merguet's (1961) konziser Handbuch-Beitrag wurde erwähnt; er betont den Aspekt der Gruppe, der Gemeinschaft, des stabilisierenden Einflusses von Gruppenordnung bei der Arbeitstherapie Simon'scher Prägung auf Kosten der (Über)-Bewertung des therapeutischen Wertes der Arbeit als solcher (vergleiche auch Egg 1986). Die Monographie von Harlfinger (1964) ist eine umfassende und systematische klinische Begründung und Bewertung der psychiatrischen *Arbeits*therapie vor dem Horizont der Anstaltspsychiatrie. Jentschura und Janz gaben 1979 eine letzte und überarbeitete Auflage ihres 1959 erschienenen 2-bändigen Readers *Ergotherapie* heraus, dessen 2. Band neben anderen lesenswerten Arbeiten einen sehr dichten und kompetenten Beitrag von Janz enthält: „Beschäftigungstherapie in der Psychiatrie - Grundlagen, Aufgaben, Ziele, Wirkungen und Grenzen" (Jentschura und Janz 1979). Diese Arbeit, die speziell auf psychiatrische *Beschäftigungs*therapie fokussiert, fasst klinisches und allgemeines Wissen über die Therapieform aus psychiatrischer Sicht zusammen und akzentuiert die bisher unbeachteten Aspekte der Re-Individualisierung, des Spiels und Spielens (homo ludens) und des Vergnügens in der Therapie („Hauch von Freude"). Auch korrigiert Janz Harlfingers (1964) Differenzierung der Arbeits- und Beschäftigungstherapie (vergleiche Tabelle 2.2) vor allem im Hinblick auf die Differenzialkriterien produkto- und aktozentrisch. Er weist darauf hin, dass auch Beschäftigungstherapie ein Produkt kennt, es anstrebt und für das Erfolgs- und Wertbewusstsein (Paul Christian) eines Patienten für nützlich hält. Doch ist erkennbar, dass auch Janz zu einer gewissen ideologischen Überfrachtung der Beschäftigungstherapie neigt: Dies zeigt sich z. B. an seinem weitreichenden Rekurs auf Friedrich Schillers idealistische Konzeption des Menschen, wonach dieser nur dann ganz Mensch ist, wenn er spielt (Janz 1979), und auf Huizingas Spiel-Konzeption (Huizinga 1938, zitiert in Harlfinger 1964), die dem spielerischen Tun ein eigenes beziehungsstiftendens Element zuerkennt, welches den spielenden Menschen als Subjekt auszeichnet; und es zeigt sich nicht zuletzt daran, dass sie, die Beschäftigungstherapie, jetzt - d. h. in den früheren Jahren der Bundesrepublik und besonders den Zeiten der antiautoritären Entwicklung nach 1968 - auch ein geeignetes Mittel zur Demokratisierung sein soll (Janz 1979). Pendant im sozialistischen Teil Deutschlands war speziell die Betonung der materialistischen Bestimmung von Arbeit durch Engels (1876), Lenin, Ulbricht und andere (vergleiche Wadehn 2001).

Tabelle 2.2 Differenzierung der Arbeits- und Beschäftigungstherapie: aus Harlfinger 1968, p 46

Arbeitstherapie	**Beschäftigungstherapie**
„richtige" Arbeit; Wertbewusstsein	Eigenwert der schöpferischen Beschäftigung
nützliches, konkretes Ziel	Handeln als Selbstzweck
produktozentrisch	aktozentrisch
Notwendiges wird getan	Möglichkeiten werden angeboten
sachlich	mehr spielerisch, musisch
Anspannung der Kräfte	Spannung und Freude
Leistungssteigerung erwünscht	Aktivierung der Gestaltungskraft
Gute Qualität	Originalität
sparsamer Materialverbrauch	gezielte Materialauswahl
Freude und Selbstbestätigung durch das Produkt	subjektive Befriedigung beim Tätigsein

Einordnung in Gruppen	lockere, variable Gruppierung
Sozialität betont	Individualität betont
milieuprägend und –abhängig	eigenständiger, mehr exklusiv
vom „Behandelten“ zum Mitarbeiter	Patient wird „betreut“
Arbeit schafft Freizeit	Beschäftigung setzt freie Zeit voraus
Pflichten und Anrechte	„Heimcharakter“
Aufwendige Einrichtungen	Improvisation möglich
große Patientenzahl möglich	auch Einzelbehandlung Bettlägeriger und auf Station
weiter Indikationsbereich	engere Patientenauswahl
Langzeitbehandlung möglich	für Klinik und Halbambulanz geeignet
Vorbereitung zur Rehabilitation	„Hobby“
Ausrichtung nach den Realitäten des Lebens	anders als das „gewöhnliche Leben“

Daran wird deutlich, dass entsprechend den außerordentlich mehrdeutigen und ideologisch vielfältig instrumentalisierten Begriffen Arbeit und Beschäftigung auch der Begriff Arbeits- bzw. Beschäftigungstherapie die offenkundige Eigenschaft hat, als Projektionsfläche sehr unterschiedlicher Werte und Ideologien zu erscheinen (s.a. Riedel 1973). Deshalb können Arbeits- und Beschäftigungstherapie umgekehrt - weil sie selber zu solchen signifikanten lebensweltlichen Phänomenen wie Arbeit und Tun gehören - dem sinnhaften Verstehen, das heißt: der (vernünftigen) Interpretation als eine unerschöpfbare Quelle dienen, aus der auch die oben zitierten aphoristischen Bemerkungen gespeist sind. Dies gilt jedenfalls, so lange Ergotherapie keine einheitliche und allgemein akzeptierte Theorie besitzt (Sterzer 1989).

Eine modernere philosophische Konzeption des (in Gemeinschaft) tätigen Menschen liegt im Übrigen mit Hannah Arendts vita activa (1999) vor, wobei vita activa eine eigene, freilich komplex bestimmte Seinsweise des Menschen meint, die ihn u.a. auch sozial konstituiert. Hingegen ist in Habermas’ (2001)

Theorie des kommunikativen Handelns Tätigkeit in der übergreifenden Dimension des Sozialen aufgehoben, die (mit Ausnahme [quasi-]autistischer Handlungen) all das enthält, was man als Spiel, Tätigkeit und Arbeit bezeichnet. Die Unterscheidung von zweckrationalem (instrumentalem) und normgeleitetem (interpersonalem) Handeln ist dabei wesentlich.

Nach der Neuauflage des letzten von Psychiatern mitherausgegebenen und mitgeschriebenen o. g. Ergotherapie-Buches von Jentschura und Janz (1979) ist bis zur Jahrhundertwende kein neues Werk aus psychiatrischer Feder erschienen, abgesehen von dem Buch Lempkes (1989), das zwar von einem Psychiater stammt, aber explizit als praktisches Arbeitsbuch für ErgotherapeutInnen gedacht und konzipiert ist und nach Absicht und Form dem modernen Professionalitätsverständnis weder von ErgotherapeutInnen noch von Psychiatern entspricht. Insbesondere sind psychiatrische Auseinandersetzungen mit Ergotherapie unter dem Aspekt aktueller handlungstheoretischer Erkenntnisse, wie sie etwa von Woopen (2004) zusammengefasst wurden, unterblieben.

Dieser quantitative Befund spricht für sich, vergleicht man ihn mit der unübersehbaren Zahl von Publikationen zur biologischen - und Pharmakopsychiatrie und zu den allgemeinen und speziellen Psychotherapieverfahren. Gleiches gilt für Zeitschriftenartikel: Die in den letzten 40 Jahren von Psychiatern in deutschsprachigen Zeitschriften erschienenen ergotherapeutischen Arbeiten liegen unter 30 mit eindeutig sinkender Tendenz. Neben den Arbeiten sozialpsychiatrisch orientierter Autoren: Bennett (1975), Leff (1979), Kreißig (1983), Bach (1992, 1996), Theilemann (1993), Ciompi (1994), Mühlig und Grube (1994), Steinböck 1993, Weig (1994), Höhl und Großer (2002) finden sich, zumal in den früheren Jahren, auch kleine, aber herausragende Arbeiten renommierter Psychiater, die auf anderen Forschungsfeldern ausgewiesen sind (z. B. Blankenburg 1965, Hippius 1965, Helmchen 1973, Janssen 1978, Payk und Riedel 1981, Spitzer 2002). Dies könnte bedeuten, dass Ergotherapie von allgemeinem klinischem Interesse ist, aber andererseits auch, dass sie mit allgemeiner klinischer und ärztlicher Erfahrung - sozusagen prämethodisch (Janssen 1978) - als hinreichend beschreibbar gilt.
Das Schicksal wissenschaftlich stiefkindlicher Beachtung teilt Ergotherapie freilich mit anderen soziotherapeutische Verfahren (Eikelmann 1998, 2002, Eikelmann und Reker 2000).

2.6 Zusammenfassung

Psychiatrische Ergotherapie (Beschäftigungs- und Arbeitstherapie) hat nach dem 2. Weltkrieg in Deutschland eine doppelte, gegenläufige Entwicklung genommen: Als (nichtakademische) Profession hat sie sich überhaupt erst etabliert, entwickelt, gefestigt, wurde berufsrechtlich legitimiert und verfügt heute über eine gut organisierte Verbandstruktur mit geregelter Aus-, Fort- und Zusatzausbildung sowie einer zunehmend spezialisierten autochthonen Literaturproduktion. Auch das Qualitätsmanagement ist durch Einführung eines quasi-autoritativen Indikationskataloges geregelt worden (DVE - Deutscher Verband der ErgotherapeutInnen 1995). Der Bedarf an psychiatrischer Ergotherapie wird flächenhaft gedeckt (eine Evaluation der Strukturqualität wird derzeit von unserer Arbeitsgruppe unternommen; Ergebnisse stehen noch aus). Andererseits erlahmte das wissenschaftliche Interesse der Psychiatrie fast vollständig, während es von der dramatischen Entwicklung pharmakologischer und psychotherapeutischer Verfahren und Methoden in Anspruch genommen und fasziniert war. Zwei psychiatrische Monographien (1964 und 1959/79) sind gute Kompendien des gesammelten Wissens der Zeit und der praktisch-therapeutischen Erfahrung, bringen aber nichts grundsätzlich Neues und vor allem keine Fortschritte in konzeptioneller Hinsicht oder in Bezug auf die Frage, ob die durchgeführten Beschäftigungsmaßnahmen auch gegenüber der Konkurrenz von Pharmako- und Psychotherapie, in die sie ja seit den 50-er und 60-er Jahren gestellt sind, einen therapeutischen Nutzen haben, der sich nicht nur kasuistisch und im Rahmen plausibler allgemeiner Überzeugungen oder Vermutungen behaupten bzw. wahrscheinlich machen lässt. Die Baisse des psychiatrischen Interesses ist durch die geringe Zahl deutschsprachiger Veröffentlichungen leicht zu belegen.

2.7 Aktuelle Bedeutung der Ergotherapie im psychiatrischen Krankenhaus

2.7.1 Quantitative und strukturelle Merkmale

Der genannte Befund eines geringen psychiatrisch-wissenschaftlichen Interesses an Ergotherapie kontrastiert frappant mit der praktischen Bedeutung dieses therapeutischen Zweiges.

1. Ergotherapie ist in nahezu allen psychiatrischen Kliniken und Tageskliniken ein etabliertes Angebot (Aktion Psychisch Kranke 2001). Die Versorgung mit Ergotherapie ist in der Psychiatrie-Personalverordnung (Kunze und Kaltenbach 1996) quantitativ exakt

geregelt. Die Evaluation aktueller ergotherapeutischer Strukturqualität am Beispiel des Freistaates Sachsen ist zur Zeit im Rahmen einer medizinischen Dissertation in Arbeit (Sinner). 1992 wurden knapp 49,7 % der stationär behandelten psychiatrischen Patienten ergotherapeutisch betreut. Damals waren lediglich 27,1 % der ergotherapeutischen Mitarbeiter Fachpersonal, 28,1% kamen aus dem Pflegebereich, der übrige Anteil verteilte sich auf Handwerker, Erzieher, Praktikanten und Zivildienstleistende (Scheepers und Müller 1992). Doch zeigte sich dann ein Trend zu weiterer Qualifikation der Mitarbeiter (Jerosch-Herold et al 1999).

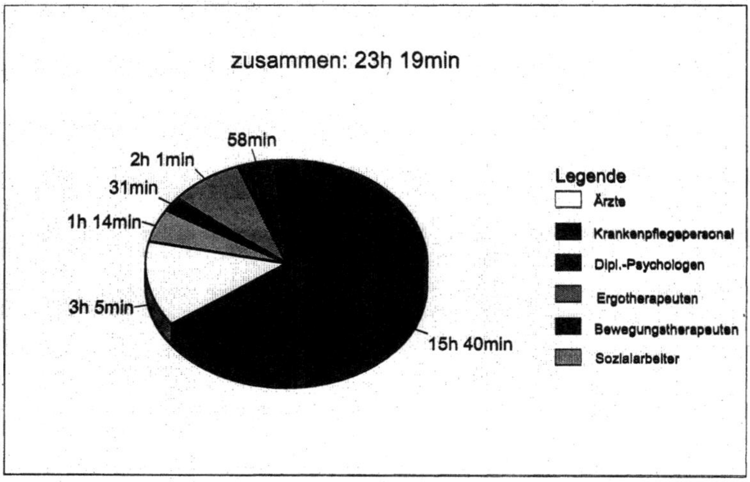

Abb. 2.1 Therapeuten-Zeiten je Woche und Patient im Modellkrankenhaus - Erwachsenenpsychiatrie – (nach Kunze und Kaltenbach 1996)

Nach Kunze und Kaltenbach (vgl. Abb. 2.1). werden pro Patient und Woche in einem fingierten Modellkrankenhaus mit repräsentativer Patientenmischung 121 Minuten Ergotherapie (überwiegend als Gruppenbehandlung) angesetzt. Dies entspricht einer Stellenzahl von 6,29/100 Patienten oder einer Stelle pro 15,9 Patienten. Der Versorgungsaufwand für unterschiedliche Patientenkategorien wird berufsspezifisch ausgewiesen (Kunze und Kaltenbach 1996).

Ergotherapeutische Leistungen spielen somit quantitativ in der Behandlung psychiatrischer Patienten eine im Durchschnitt deutlich größere Rolle als psychologische.

ErgotherapeutInnen nehmen an Teambesprechungen und (seltener?) an psychiatrischen Visiten teil (Schützwohl 2000). Sie sind, gerade auch nach ihrem eigenen Selbstverständnis, Teil des therapeutischen Teams (vgl. Scheiber 1995). Für Psychiater liegen hinsichtlich der Integration von ErgotherapeutInnen in ein therapeutisches Team keine Richt- oder Leitlinien vor. Doch erscheinen nicht wenigen Psychiatern ergotherapeutische Beobachtungen für ihre Entscheidungen hinsichtlich Diagnose und Therapie von praktischer Bedeutung, weil sie in einem Ereignis- und Situationsfeld gewonnen werden, das innerhalb der Klinik durch maximale Nähe zu verbliebenen Leistungsressourcen und zu strukturiertem alltagsweltlichen Verhalten charakterisiert ist. Allerdings ist die Inanspruchnahme und Verwertung patientenbezogener ergotherapeutischer Informationen unter Ärzten ausgesprochen ungleich - auch innerhalb eines Hauses (Schützwohl 2000). Umgekehrt erhalten ErgotherapeutInnen in den klinischen Besprechungen Informationen über Art und Ausmaß der Erkrankung, derentwegen ein Patient sich in psychiatrischer Behandlung befindet, und über den psychiatrischen Gesamtbehandlungsplan, in welchen die ergotherapeutischen Maßnahmen sinnvoll integriert werden müssen (DGPPN 2005). Psychiatrische Ergotherapie – auch wenn sie als „Basistherapie“ eingestuft wird (Tölle 1999) - steht in der *Verordnungs*kompetenz des Arztes, der seine Verordnung in Rücksicht auf seine Dokumentationspflicht prinzipiell auf einem ergotherapeutischen Verordnungsbogen dokumentiert, spezifiziert und gegebenenfalls erläutert. Solche Verordnungsbögen sind nach Beobachtungen des Autors in vielen Kliniken ähnlich und haben sich seit zirka 40 Jahren kaum verändert (vgl. Looden.o. J. sowie Anhang).

Ergotherapie ist also in psychiatrischen Kliniken eine therapeutische Institution von erheblichem Gewicht und wird im zeitlichen Umfang in aller Regel von keiner anderen therapeutischen Maßnahme übertroffen. Spezielle Unterschiede ergeben sich auf Grund verschiedener Behandlungskategorien (Kunze und Kaltenbach 1996).
Sie fordert einen signifikanten Personalbedarf, und ihre Kosten lagen z. B. 1998 an der Dresdner Psychiatrischen Universitätsklinik über denen der lege artis eingesetzten Psychopharmaka (Berechnung des Autors).

2.7.2 Qualitative Beschreibung

Neben der Herstellung eines Produktes mit der Erfahrung eines Handlungserfolges (produktozentrisch) bei spezifischer individueller Beanspruchung und Förderung der Kompetenzen der Patienten (aktozentrisch) geht es in der modernen Ergotherapie um die Einrichtung eines Begegnungs- und Arbeitsraumes, in dem sich Patienten maximal kontrafaktisch zur Krankheit verhalten und erfahren können. ErgotherapeutInnen verzichten dabei auf explizit verbaltherapeutische Interventionen sowie auf Fokussierung der psychischen Krankheitssymptome. Im Übrigen weist der Berufsverband der ErgotherapeutInnen darauf hin, dass psychiatrische Ergotherapie final auf die Förderung von Beziehungs- und Handlungsfähigkeit der Patienten abziele; denn die Durchführung zielgerichteter Handlungen stelle letztlich die Voraussetzung zur Teilnahme am sozialen und gesellschaftlichen Leben überhaupt dar (DVE 1994). Für die i. e. S. ergotherapeutischen Absichten und Ziele stehen einschlägige Methoden sowie Empfehlungen zu ihrer Differentialindikation - speziell auch unter dem Leitgedanken der Qualitätssicherung (Scheepers 1994) - zur Verfügung. Einen zwar allgemeinen, aber aus psychiatrischer Sicht wichtigen und sehr realitätsnahen Aspekt formuliert Huffmann (1979) im Hinblick auf den Einsatz der Ergotherapie bei depressiv Erkrankten: Sie sei das „Lebenselixier", das den Patienten helfe, über die langsam und trostlos verrinnenden Stunden, Tage und Wochen hinwegzukommen.

Da Ergotherapie in unterschiedlichen medizinischen Fachbereichen eingesetzt wird, haben sich ihre Methoden differenziert. Im Wesentlichen können motorisch-funktionelle, neurophysiologische, neuropsychologische, psychosoziale, arbeitstherapeutische und adaptive Behandlungsverfahren unterschieden werden. Für das psychiatrische Gebiet sind vor allem psychosoziale, arbeitstherapeutische und adaptive Verfahren von Bedeutung. Wichtigste Quellen sind das allgemeine Ergotherapie-Lehrbuch von Scheepers et al (1999, 2000) und das psychiatriespezifische von Scheiber (1995) sowie der Indikationskatalog Ergotherapie des Deutschen Verbandes der ErgotherapeutInnen (Beschäftigungs- und Arbeitstherapeuten) e.V. (DVE 1994). Für die Psychiatrie von untergeordneter Bedeutung ist das Lehrbuch von Presber und Nève (1997). Einen Überblick gibt die Dissertation von Wadehn (2001). Wie bereits erwähnt, basieren diese Methoden und Empfehlungen (jedenfalls für die Psychiatrie) auf Erfahrung, nicht auf systematischer Forschung.

2.7.3 Ergotherapie aus Sicht der Patienten

Eine Besonderheit psychiatrischer Ergotherapie liegt in ihrer hohen Wertschätzung durch die Patienten, die zur Patientenzufriedenheit im psychiatrischen Krankenhaus beiträgt (Harries und Caan 1994, Kallert 1991). Im Rahmen einer Dissertation an der Tübinger Nervenklinik unter Schulte untersuchte Looden Ende der 60-er Jahre bei 451 Patienten die Wirkung von Beschäftigungstherapie im Spiegel sowohl der Patientenurteile als auch der (subjektiven) Beurteilung der Beschäftigungstherapeuten. Beurteilt wurden Ausdauer, Konzentration, Ablenkung, Beruhigung und Selbstvertrauen. Sie resümiert: „Beschäftigungstherapie erweist sich als Allgemeinbehandlung von hohem therapeutischen Wert, und sie stellt innerhalb der Klinik einen ordnenden Faktor im Tageslauf dar“ (Looden o .J., Looden 1971). Eine aktuelle Untersuchung von Ziemann (2000, 2002) konnte durch eine Befragung von 242 Patienten psychiatrischer Krankenhäuser ermitteln, dass Ergotherapie unter 8 einschlägigen Therapieverfahren nach „Arztgesprächen“ den zweiten Rang erhielt - vor Pharmakotherapie, Gesprächstherapie in Gruppen, Arbeitstherapie, Bewegungstherapie, Musiktherapie und EKT. Diese Beliebtheit, die in allen großen Diagnosegruppen außer organischen Psychosyndromen prävalierte, trägt zur Patientenzufriedenheit bei.

Das Konstrukt *Patientenzufriedenheit* ersetzt keineswegs medizinische - z. B. psychopathologische - Erfolgsmessung, die auf Veränderung von Krankheitszeichen fokussiert, sondern beschreibt den Patienten als Konsumenten; darin liegt seine Stärke wie auch seine Grenze (Williams 1994). Doch gilt Patientenzufriedenheit als ein Prädiktor für weitere Therapieerfolge und beeinflußt die Entwicklung von Patienten-Compliance positiv (Gruyters und Priebe 1994, Priebe und Gruyters 1995, Spiessl et al 1996, 2002, Kallert und Schützwohl 2000).

Im Übrigen konnte Ziemann (a. a. O.) auch zeigen, dass der hohen Wertschätzung durch Patienten insgesamt eine annähernd gleich hohe auf Seiten der verschiedenen Berufsgruppen einer psychiatrischen Klinik entspricht, wobei erwartungsgemäß gewisse Unterschiede sichtbar werden: Beispielsweise tendieren psychiatrische Fachärzte zu größerer Wertschätzung der Ergotherapie als Assistenzärzte.

2.7.4 Effektivitätsforschung als Desiderat

Im Vorhergehenden wurde in den Grundzügen die Situation der Ergotherapie (Beschäftigungstherapie) als klinisches psychiatrisches Therapieverfahren in

Deutschland beschrieben. Eine Evaluation dieses Therapiezweiges namentlich unter dem Aspekt der (möglichst differenziellen) Effektivität erscheint als ein besonderes Desiderat und als vordringliche Forschungsaufgabe. Gleichzeitig wird die Notwendigkeit eines Brückenschlages zur aktuellen internationalen ergotherapeutischen (beschäftigungstherapeutischen) Theorie und Forschung deutlich, welche die deutschsprachige Psychiatrie noch nicht wirksam erreicht haben. Für den *arbeitstherapeutischen* Zweig der Ergotherapie liegt mit Rekers Untersuchung im extramuralen Bereich eine an die internationale Forschung anschließende Arbeit vor (Reker 1998, 2002, Reker und Eikelmann 1993). Ein Pendant für die klinische *Beschäftigungstherapie* steht bislang aus. Die vorliegende Arbeit stößt in die bestehende Forschungslücke: Sie versucht den Brückenschlag, und sie widmet sich der Effektivitätsfrage.

3 Überblick über die internationale Forschung in Occupational Therapy

Von zeitlich und räumlich etwas distanzierter Warte aus und nach breiter Literaturdurchsicht lässt sich mit Blick auf Nordamerika und den angelsächsischen Sprachraum erkennen, dass das dominierende Thema und Anliegen in der wissenschaftlichen Entwicklung der Occupational Therapy während der letzten 15 Jahre die Ausarbeitung und Verbreitung konzeptioneller Modelle gewesen ist. Diese Phase scheint mit Beginn des neuen Jahrtausends abgeklungen; Eine ähnliche Einschätzung findet sich bei Jerosch-Herold (1999) sowie Harth und Meyer (2002). Daneben dominieren in jener Zeit Arbeiten zum professionellen Selbstverständnis und der Identität von Occupational Therapists (paradigmatisch Reilly 1962, Nelson 1988, Moll and Cook 1997, Vassantaachart und Rice 1997, Mosey 1992, Scott 1990, Ambrosi und Schwartz 1995). Beide Themen betreffen die gesamte Ergotherapie und laufen darauf hinaus, ein praktisch relevantes, aber vergleichsweise theoriearmes Fach theoretisch und mit professioneller Identität „nachzurüsten", um auf dem Markt der Anbieter von Gesundheitsleistungen ihr Produkt: menschliche Betätigung als Heil- und Rehabilitationsmittel („occupation for health") angemessen und vor allem erfolgreich darstellen zu können. Solche Darstellung wurde für bedeutsam gehalten, um neben den auf der Basis natur- und sozialwissenschaftlicher Prinzipien operierenden anderen Therapieverfahren konkurrenzfähig zu bleiben (Jacobs 1998). Diese Entwicklung begann in den USA bereits Ende der 40er Jahre als Reaktion auf den Trend der modernen Medizin, die sich verstärkt auf dem Boden eines naturwissenschaftlichreduktionistischen Forschungsparadigmas organisierte („Dritte Phase“ der amerikanischen Medizin – vgl. Sydath 1971). Aus der Sicht eines zunehmend naturwissenschaftlichen Selbstverständnisses der Medizin wurde die traditionell starke Ergotherapie als angewandter Common sense betrachtet und damit unterhalb der eigenen Wissenschaftsebene ("science") angesetzt (Kielhofner 1995, Mocellin 1992, Nelson 1988, Reilly 1962, Yerxa et al 1989, Yerxa 1992).

Mit Deister (2000) kann diese Situation auch so interpretiert werden: dass Elemente der ältesten und konstantesten Therapieformen - der soziotherapeutischen - immer dann in den Hintergrund treten, wenn neue Verfahren in die Psychiatrie Einzug halten, z. B. die Erweiterung und Spezifizierung psychopharmakologischer Therapieoptionen oder die systematische Psychotherapie, z. B. in Form der Psychoanalyse oder Verhaltenstherapie.

In einem Roll-back hat die Occupational Therapy ihre Bedeutung im gesamten angloamerikanischen Sprachraum wirksam reformuliert, nämlich durch eine breite Akademisierung des Faches mit entsprechender Aktivität in Theorie und Modellbildung: *occupational science* .

So findet sich bei einer Durchmusterung der wichtigsten Fachjournale (The American Journal of Occupational Therapy, Occupational Therapy, Journal of Research, Brithish Journal of Occupational Therapy, Canadian Journal of Occupational Therapy, Australian Occupational Therapy Journal, Occupational Therapy in Health Care, Occupational Therapy in Mental Health, Psychosocial Rehabilitation Journal) ein Grundmotiv, das sich nach Art eines basso ostinatos wiederholt: Es ist die Bemühung um Legitimierung der Occupational Therapy als *Heilmethode* und um eine “professional identity” (vergleiche Kielhofner1997, *Preface*, Dunn et al 1995, Sheik und Boultan 1992, Fidler 1995, Webber 1995, Creek 1997, Jackson 1998, Abreu et al 1998, Wilcock 1998, Hooper 1997). Immer wieder wird zu diesem Zweck auf die überragende Autorität des schweiz-amerikanischen Psychiaters Adolf Meyer (1866-1950) rekurriert, dessen ergasiologische Psychiatrie *Betätigung* eine zentrale Rolle zumaß und der mit seiner „Philosophy of Occupational Therapy“ (1922) eine Art Manifest der amerikanischen Occupational Therapy verfasste, dessen Einfluss nicht überschätzt werden kann:

> „Our conception of man is that of an organism that maintains and balances itself in the world of reality and actuality by being in active life and active use, i.e. using and living and acting its *time* in harmony with its own nature and the nature about it. It is the *use* that we make of ourselves that gives the ultimate stamp to our

> every organism .... Man learns to organize time and he does it in terms of *doing* things, and one of the many good things he does ... we call *work and occupation* - we might call it the ingestion and digestion and proper use, and we may say a religious *conscience* of *time* with its successions of opportunities" (Meyer 1922).

Er schließt mit einer eschatologischen Verknüpfung, wodurch er Ergotherapie gewissermaßen mit einer säkularen Heilsfunktion versieht und auflädt:

> "With this type of background, we may well be able to shape for ourselves and our patients an outlook of sound idealism, furnishing a setting in which many otherwise apparently insurmountable difficulties will be conquered - and in which our new generations will find a world full of ever new opportunity and achievement in healthy harmony with human nature" (a. a. O.).

Yerxa (1992), eine der Protagonistinnen der wissenschaftlichen amerikanischen Occupational Therapy, betont den Einfluss der bei Meyer beginnenden Geschichte der Occupational Therapy auf deren Epistemologie, ihre Werte und ihr Verhältnis zur Medizin (Meyer, „who founded the idea that humans need and are nurtured by activity"). Dieser Einfluss habe auch in einer nicht-positivistischen Sicht von Wissenschaft bestanden, insofern Meyer auf der Einbeziehung der subjektiven Erfahrung der Patienten und ihrer Interaktion mit der Umwelt in den wissenschaftlichen Erkenntnisprozess der Psychologie und Psychiatrie beharrt habe (Yerxa, 1992; vgl auch Leys und Evens 1990; kritisch Shorter 1999). Yerxa affirmiert diesen Gedanken, stellt aber und beantwortet die wichtige Frage:

> „If the criteria of positivism do not fit the broad scope of occupational therapy, how might its ideas be assessed? The ideas of occupational therapy could be evaluated by how well they contribute to practice rather than by there precision and measurability" (Yerxa 1992).

Die *wissenschaftliche* Konsequenz dieses Gedankens, nämlich spezielle outcome-Messung, wird zum damaligen Zeitpunkt von Yerxa (und der zeitgenössischen Literatur) noch nicht gezogen. Doch wird z. B. mehr psychiatrische Forschung innerhalb der Occupational Therapy gefordert (Gibson 1994, Craik et al 1998). Erst Ende der 90er Jahre wird Outcome-research ein Topos der amerikanischen Ergotherapieforschung, wobei freilich konkrete Outcome-Untersuchungen zur *psychiatrischen* Ergotherapie bislang nicht vorliegen, auch nicht im Rahmen des aktuellen Outcome-Forschungsprogramms CORE (2003) der AOTF - American Occupational Therapy Foundation. Unterdessen wird in vielen Variationen auf die *Legitimität* der Occupational Therapy fokussiert, und es werden basale *konzeptionelle Annahmen* herausgestellt:

Erfahrungswelt
Die persönliche Erfahrungswelt mit ihren vertrauten Abläufen und ihrer guten Überschaubarkeit sei von entscheidendem Einfluß auf psychisches Wohlbefinden; er sei stärker als besondere, herausragende Ereignisse (Kanner et al, 1981, Ornstein und Sobel 1989).

Occupational sciences
Die *occupational sciences* definierten in Nachfolge Meyers und Reillys den Menschen als *Betätigungswesen* (occupational beings) (Clark et al 1991). Immer wieder wird dieses Diktum interpretiert und immer facettenreicher, z.B. mit der Spezifizierung, dass der Fokus der *occupational sciences* auf der multidimensionalen Natur von Beschäftigung liege und dass es deshalb auf eine multidimensionale Perspektive ankomme (Moll und Cook 1997). Hier leiht sie Elemente der psychologischen Handlungstheorie (Harre et al 1985, Hacker 1998).

> „In generating theory about occupation, we must examine the rules, moral convictions, symbolic meanings, emotional responses, and sociocultural and historical contexts that influence one's decision about whether to invest one's energy in particular occupations. Occupational science, however, must also include studies on the neurobiological substrates of skills and occupation, such as those of eye-hand-coordination or practice ... This requires a multidimensional perspective." (Clark et al 1991).

Finden sich hier schon die Komponenten, aus denen Modelle der Beschäftigung entstehen werden, so hört das Ringen um Verständnis des Basalen: der Beschäftigung und der Beschäftigung als Therapie, nicht auf. Nelson (1996) fragt: „What precesly is occupation, and what are its components. What precesly is therapeutic occupation (occupation used as therapy) and what are its components?"

Nelson, einer der führernden nordamerikanischen Theoretiker der Occupational Therapy (neben Kielhofner, Yerxa, Clark, Frank, Mosey, Fidler), definiert einige Leitbegriffe mit dem Ziel, sie als quasi-operationalisierte Forschungsbegriffe handhabbar zu machen (Nelson 1988, 1996). Sie finden sich in dieser Form dann auch bei anderen Autoren (Christiansen 1996, Clark et al 1991, Hinojosa und Kramer 1997, Kielhofner 1992). Unter anderem bestimmt er hier ausführlich die Begriffe der *occupational performance* als „the person's voluntary doing in the context of the occupational form“ und weist auf den lateinischen Ursprung *performare* (to go through a form) hin. Weiterhin bestimmt er

> *therapeutic occupation* als „meaningful purposeful occupational performance leading to accurate assessment, positive adaption, and successful compensation all in the context of synthesized occupational form“; und schließlich "occupational synthesis: The design of the occupational form by the occupational therapist in collaboration with the recipient of services to advance therapeutic assessment or achieve a therapeutic goal". Er erklärt: "The term *synthesis* is used because many factors must be considered when designing an occupational form. The goal is to provide a just-right challenge to the person's developmental structure" (Nelson 1996).

Es geht hier weniger darum, die Definitionen und den Argumentationsgang Nelsons nachzuzeichnen, sondern lediglich darum, eine gewisse Anschaulichkeit der Problemtiefe (oder -flachheit) zu vermitteln. Explizites Anliegen der Autoren der *occupational sciences* ist es, eine Wissenschaftssprache für den (lebensweltlichen und prima vista trivialen) Akt der Betätigung und therapeutischen Betätigung zu entwickeln, dabei aber weder die theoretische Abstraktion und Begrifflichkeit einer philosophischen Handlungstheorie anzuzielen (z. B. White 1977) noch mit psychologischen Handlungstheorien zu konkurrieren (z.B. Harre et al 1985 oder Hacker 1998). Anders als in Mitteleuropa scheinen angloamerikanische ErgotherapeutInnen eine auch wissenschaftlich ausgeprägte professionelle Identität zu besitzen und sich damit vor allem von Psychologen abzugrenzen. So fällt auf, dass trotz des charakteristischen theoretischen Eklektizismus meinungsbildender ergotherapeutischer Konzeptualisten (s. u.) gerade zu psychologischen Handlungstheorien Distanz gehalten wird, obwohl diese, z. B. in der Konzeption Hackers (1998), über empirische Befunde und theoretische Konzepte verfügt, die für eine Handlungstherapie im Sinne einer allgemeinen Betätigungstherapie (Occupational Therapy) sehr wohl brauchbar sein könnten.

Hingegen versucht Nelson mittels des Begriffes der „occupational synthesis“ die Occupational Therapy von ähnlichen therapeutischen Disziplinen abzugrenzen. Occupational synthesis ist für ihn eine spezifische ergotherapeutische Leistung, die darin liegt, eine ganz bestimmte Form von Betätigung einem bestimmten kranken Individuum zu applizieren und damit ein therapeutisches Ziel zu erreichen. Dazu sei es nötig, ein System zu konstruieren, „that provides guidelines for practice that are specifically occupational in nature“ (Nelson 1996, p 87). Dieses Anliegen lässt sich angemessen in der Praxis nur schwer umsetzen. Es krankt gerade an seiner ergotherapeutischen Verengung. Ein Modell von Betätigung und Beschäftigung muss zwangsläufig komplex sein, Momente des Handelnden, physische und psychische, solche der sozialen Situation und solche der physischen Welt, der Arbeitsinstrumente und Vorrichtungen etc. einbeziehen. Je komplexer deshalb ein Modell, desto mehr Adaptationschancen bestehen für seine Anwendung; desto *un*spezifischer ist es aber. Auch das bio-psycho-soziale Krankheitsmodell von Engel (1977) hat sich über die Psychosomatik hinaus, der es ursprünglich dienen sollte, für die gesamte klinische Medizin als nützlich erwiesen (Eikelmann 1997). Es ist leicht vorstellbar, dass es als *allgemeines* Modell auch für das Verständnis von Beschäftigungsprozessen (psychisch) kranker Menschen geeignet wäre. Tatsächlich bestätigt Kielhofner (1995) diese Parallelität explizit. Akzeptiert man aber die Komplexität des Gegenstandes und der anzuwendenden Methoden, wankt die mühsam abgesicherte und verteidigte Identität des Betätigungstherapeuten. Ein Dilemma.

3.1 Konzeptionelle Modelle im Kontext der Occupational Sciences

3.1.1 Historischer Kontext

Konzeptionelle Modelle als theoretischer Bezugsrahmen und Begründung für die Praxis der Occupational Therapy stammen aus den 80-er und 90-er Jahren und haben den Occupational Sciences in dieser Zeit ihre Prägung gegeben (Yerxa et al 1990). Ihre Rezeption blieb in Deutschland lange Zeit fast vollständig aus.

Seit 1999 hat (mit Jerosch-Herold et al 1999, Hagedorn 2000 oder der neuen Zeitschrift *Ergotherapie - Zeitschrift für angewandte Wissenschaft*) auch in Deutschland diese Rezeption und Diskussion begonnen, nachdem sich mit der Etablierung von Fachhochschul-Ausbildungsgängen eine kleine wissenschaftliche Infrastruktur gebildet hat.

Psychiatrische Ergotherapie ist allerdings für die eigenständige Profession der ErgotherapeutInnen eine eher *marginale* Disziplin (vergleiche Craik 1998, Kielhofner 1997 und 1995). Dies gilt in besonderem Maße für die *wissenschaftliche psychiatrische* Ergotherapie, deren Anteil an der Gesamtproduktivität gemessen in Publikationen z. B. in Großbritannien unter 10 % beträgt. Es gilt last but not least für die Attraktivität ergotherapeutischer Arbeitsplätze in der Psychiatrie, die in den USA als unterdurchschnittlich renommiert und am schlechtesten bezahlt gelten (Scott 1990, Paul 1996).

Es ist im Übrigen zu bemerken, dass sich Ergotherapie bzw. Occupational Therapy dort, wo sie als *eigenständige Profession* auftritt, als unabhängig von der Psychiatrie versteht. Historisch haben sowohl in den USA als auch später in Deutschland die Bedürfnisse aus Versorgung und Rehabilitation der Kriegsversehrten eine entscheidende Rolle für die Entstehung eines eigenen Berufsfeldes Ergotherapie gespielt (Orthopädie, Neurologie, Wiederherstellungschirurgie) (Lempke 1989).

Die Paradigmata und Modelle der Occupational Therapy sind daher keineswegs psychiatrie-spezifisch, sondern *allgemein* und von ErgotherapeutInnen in klinisch unterschiedlichen Bereichen nutz- und anwendbar.

3.1.1.1 Modelle

Modelle dienen dem Zweck zu sagen, was man tun könnte und warum (Hagedorn 1999). Sie unterscheiden sich darin von Theorien, die Prinzipien und Fakten erklären. Die Entwicklung von ergotherapeutischen Praxismodellen (*models of praxis*) ist ein zentrales Anliegen der Literatur seit Anfang der 80er Jahre; Vorläufer finden sich in den Versuchen bestimmter Autoritäten (herausragend Reilly 1962, später z.B. Mosey 1974 oder Fidler und Fidler 1978), ihre Erfahrungen und Erkenntnisse zu konzeptualisieren (vgl. auch Kielhofner 1997).

Bemerkenswert ist, dass schon früh und übrigens bereits *vor* der medizinisch einflussreichen Arbeit Engel's (1977) über das biopsychosoziale Krankheitsmodell von Mosey ebenfalls ein *biopsychosoziales* Modell für die Occupational Therapy formuliert wurde (Mosey 1974). Ein Jahr später erschien Fidler und Fidlers (1978) oft zitierte konzeptuelle Arbeit "Doing and becoming: Purposeful action and self-actualisation".

1980 begann Gary Kielhofner, Professor für Occupational Therapy in Chicago, weitaus produktivster und meist zitierter Autor der modernen angloamerikanischen Occupational Therapy, mit der Veröffentlichung seiner Arbeiten zu einem Modell menschlicher Betätigung (Model of human occupation, Kielhofner 1980), das in den folgenden Jahren breit ausgeführt wurde (1985, 1995); als Teil seiner Entwicklung wurde es in einer Reihe von (naturalistischen) Studien untersucht, welche Kielhofner (1986) selbst in einer „Metaanalyse" resümierte.

Überhaupt war es Kielhofner, der die Verwissenschaftlichung des Faches anführte und von einer wissenschaftstheoretischen Metaperspektive aus ihren Aufbau systematisch, aber auch mit historischem Bezug, darstellte (Kielhofner 1997). Gestützt auf systemtheoretische Grundlagen (Kielhofner 1995), didaktisch geschickt, außerordentlich breit informiert, sehr zitierfreudig, logisch deduktiv, theoretisch klar, Probleme aber auch pragmatisch verkürzend und stets den Aspekt der praktischen Anwendung vor Augen, entwirft er eine Art struktureller und methodischer Theorie von der angewandten Wissenschaft der Betätigung. Die Strukturmerkmale dieser Theorie sind freilich nicht spezifisch, sondern allgemein sozialwissenschaftlich, und es wird ihm namentlich von Mocellin (1992) zu Recht der Vorwurf gemacht, gerade sein eigenes Praxismodell der Human Occupation sei unspezifisch.

Auf der Basis der Paradigma-Modell-Relation (Kuhn 1997, Lakatos und Musgrave 1970, Mc Coll et al 1993) und unter Bezug auf das verfügbare Umgebungswissen der Sozialwissenschaften, Medizin, Psychologie und Pädagogik (Abb. 2.2) beschreibt Kielhofner acht Modelle, sein eigenes inbegriffen; eine tabellarische Kurzbeschreibung ist Tabelle 2.3 a + b zu entnehmen.

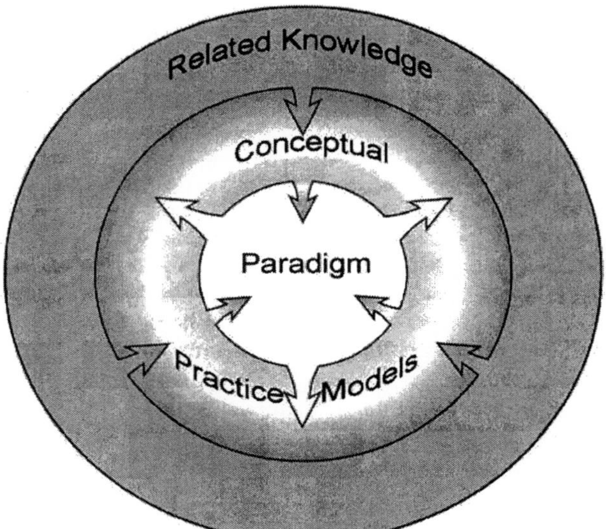

Abb. 2.2 Praxis-Modelle zwischen Paradigma und Umgebungswissen (aus Kielhofner 1997)

Tabelle 2.3 a) Theoretical Arguments and Therapeutic Applications of Conceptual Models of Practice I (Kielhofner 1997)

Model:	**Biomechanical**	**Cognitive Disabilities**	**Cognitive-Perceptual**	**Group Work**
Order:	Motion based on joint integrity, strength and endurance	Cognitive processes that guide behavior	Perceptual and cognitive capacities underlying performance	Group process influencing individual performance
Disorder:	Limited range of motion, strength, endurance	Cognitive limitation restricting behavior	Perceptual and cognitive disorganization	Individual occupational performance deficits
Assessment:	Extent of reason for limitation of motion	Level of cognitive function	Extent and nature of cognitive/ perceptual deficits	Group process and individual participation and change
Remedial Therapy:	Positioning, exercise, and conditioning to prevent deformity and improve capacity		Training in cognitive and perceptual capacities	Use of group process to influence individual change
Compensationary Therapy:	Orthoses/ prostheses, adapted equipment/ activity	Alter task/ environment to match level of cognitive capacity	Teaching patient ways to make allowances for limitations adapting environment	

Tabelle 2.3 b) Theoretical Arguments and Therapeutic Applications of Conceptual Models of Practice II (Kielhofner 1997)

Model	**Human Occupation**	**Motor Control**	**Sensory Integration**	**Spatiotemporal Adaption**
Order	Choices in organization and perfor-mance of occupations in environ-ment	Development of skilled motor action based on CNS organization	Organization of sensory information in brain for adaptive movement	Purposeful movements as foundation for knowledge of self, environment, and others
Disorder	Personal and environ-mental problems influencing choice, organization and perfor-mance	Problems of motor action based on CNS damage	Brain disorganization in which integretative sensory processing and adaptive movement is impaired	Disturbance of purposeful movement and related developmental processes
Assessment	State of personal and environmental factors influencing choice, organization and perfor-mance	Nature of motor impairment	Presence and nature of sensory integrative dysfunction	Description of movement, and personal and environ-mental factors influencing development
Remedial Therapy	Directed experiences to change personal and environmental factors influencing choice, organization and performance	Use of sensory input and goal-directed action to elicit and organize movement patterns	Spezialized opportunities for adaptive movements to elicit sensory information and organize brain	Environmental challenge for purposeful movement to develop motor capacities
Compen-sationary Therapy	Environmental and personal adpations to permanent limitations			

In der Literatur finden das Kielhofner'sche "Model of Human Occupation" (1995) und das kanadische Modell der Betätigung (CMOP, [Law et al 1999]) mit Abstand am meisten Beachtung, ferner die (von Kielhofner in seiner Aufstellung nicht genannten, aber beliehenen) Modelle von Mosey (1980) sowie von Fidler und Fidler (1978).

Wie viel von dem in diesen Modellen implizierten theoretischen Wissen tatsächlich in die Praxis der psychiatrischen Ergotherapie transferiert werden kann, in welchem Umfang auch die den Modellen korrespondierenden Messinstrumente implementiert werden, bleibt abzuwarten. Es liegt nach unserer Kenntnis nur spärliche Literatur vor (Munoz et al 1993). Hagedorn (1999) verweist in dem Zusammenhang auf den Mangel an Dialog zwischen Theoretikern und Praktikern der Ergotherapie. Sie kommt zu dem (realistischen) Schluss: „Wir haben die Ideen, wir haben einige Methoden und Befunderhebungsverfahren, aber bislang haben wir nur wenig Beweise für die Wirksamkeit der Ergotherapie als Ganzes oder irgendeines speziellen Modells." Dessen ungeachtet ist zu vermuten, dass für das kanadische Modell der *occupational performance measure* und den Einsatz des entsprechenden Instrumentes zumindest in Kanada eine verhältnismäßig hohe Verbreitungsdichte besteht (Harth und Meyer 2002, Harth 2003 mündliche Mitteilung). Auch Kielhofners Modell der menschlichen Betätigung (*model of human occupation,* s.o.) wird weltweit beworben und in Seminaren Ergotherapeuten vorgestellt, und es wird der Einsatz von entsprechenden Fragebögen und Fragetechniken geübt. Zumindest in Deutschland dürfte die Verbreitung dieser Methoden aber noch unter einem Prozent liegen. (Daten hierzu werden zur Zeit im Rahmen einer Dissertation "Strukturevaluation der psychiatrischen Ergotherapie in Sachsen" erhoben).

Im Rahmen dieser Arbeit können die bei Kielhofner (1995) ausführlich dargestellten Modelle nicht einzeln diskutiert werden. Ein schlaglichtartiger Blick auf die Struktur ausgewählter Modelle (vgl. Kielhofner 1997) dient aber dem Zweck, die aktuelle Entwicklung der Occupational Therapy zu einer um wissenschaftliche Profilierung bemühten Profession zu verdeutlichen. In der Psychiatrie (und auch in weiten Teilen der deutschsprachigen Ergotherapie) ist die wissenschaftliche Kontur des Faches kaum bekannt.

Auch im Hinblick auf den zweiten Teil der Arbeit - und vor allem seine Resultate, die mit einem einschlägigen Ergotherapie-Programm gewonnen wurden -, mag die Bezugnahme auf diese Modelle und den angloamerikanischen Entwicklungsstand des Faches auf noch unbeachtete Potentiale aufmerksam machen, die möglicherweise die Effektivität ergotherapeutischer Maßnahmen beeinflussen und spezieller genutzt werden könnten.

Allerdings ist keines der etablierten und oben genannten Modelle speziell für psychiatrische Ergotherapie konzipiert. Am brauchbarsten und naheliegendsten sind dafür das *cognitive-disabilities model* und das *cognitive-perceptual model.* Beide Modelle wurden speziell für Patienten mit Hirnverletzungen entwickelt, lassen sich aber auch zur Behandlung endogener Psychosen nutzen. Deshalb sei auf diese beiden und anschließend wegen seiner weltweiten Rezeption und seinem Anspruch breiter Anwendbarkeit auch auf das *model of human occupation* kurz eingegangen.

3.1.1.1.1 Cognitive disabilities model

Das *cognitiv disabilities model* geht von einer graduellen Stufung kognitiver Zustände aus und differenziert sechs, vom Koma bis zur Handlungsfähigkeit im Sinne *geplanter* Handlungen. Jeder Stufe sind Handlungen (actions) bzw. Handlungstypen zugeordnet, z. B. Stufe 3 der Handlungstyp „manuelle Handlungen", i. e. „using the hands, and occasionally other parts of the body, to manipulate material objects" (Kielhofner 1997, p 130).
Die kognitiven Stufen hängen ab von (unbestimmten) Störungen des Gehirns (brain-disor-ders), und entsprechend werden medizinische Informationen über die Krankheitsmechanismen in diesem Modell ausdrücklich für bedeutsam gehalten. Im Kern geht es um die Beschreibung der kognitiven Fähigkeitsstörung (disability) und um das korrespondierende Ausmaß an funktioneller Einschränkung. Dieses eher „medizinische" Modell führt in therapeutischer Konsequenz zu Skepsis in Bezug auf die Wirkung von *occupational therapy*, denn Veränderungen des kognitiven Zustands werden als Teil des Verlaufes der Krankheit interpretiert, und dieser Verlauf ist vor allem abhängig von somatischen Mechanismen und psychotroper Medikation. Beide beeinflussen die Pathologie des Gehirns und letztlich kognitive Funktionen mehr als Occupational Therapy (Allen 1992, Allen und Earhart 1992).

Gemäß diesem Modell sieht Occupational Therapy ihre Aufgabe weniger in der Krankheitstherapie: healing through occupation, sondern - realistischer - in Umweltanpassung und in einem Management der vorhandenen Einschränkungen. Man hält es darum nicht für erstrebenswert, jedenfalls nicht vordergründig, den Patienten die Treppe kognitiver Stufen hinaufzuführen, sondern ressourcenorientiert mit ihm das herauszufinden und zu tun, was er *noch kann.* Dieses Modell wird von verschiedenen Autoren vor allem für dementielle Erkrankungen, Zustände nach vaskulären Insulten und für Patienten mit

„mental illness“ empfohlen (Levy 1988, Allen 1992, Weissenberg und Giladi 1989). Doch ist die Forschungslage insgesamt noch unbefriedigend (Kielhofner 1997).

3.1.1.1.2 Cognitive-perceptual model

Ähnlich verhält es sich mit dem *cognitive-perceptual model* (Abreu 1985, Abreu and Toglia 1987, Neistadt 1993). Dieses Modell ist konzipiert zur Untersuchung der Einschränkungen von Betätigungsperformanz bei Vorliegen gestörter kognitiver und perzeptiver Prozesse. Die Grundfrage lautet hier: Wie manifestieren sich welche Störungen in der *Durchführung* von Betätigung?

Zu bemerken ist, dass je nach der ergotherapeutischen Perspektive verschiedener Autoren oder ihrer Modelle Schlüsselbegriffe wie z. B. Kognition und Perzeption vorab jeweils geprüft werden müssen, weil es sich um eklektizistische Theoriebildung handelt, die Autoren sich hier und da belesen haben, ohne ihre speziellen Motive und Interessen klar zu stellen; in der Folge operieren sie mit teils unterschiedlichen teils äquivoken und in der Tendenz überhaupt verallgemeinerten Begriffen (verdichtet-deutlich im Zitatenschatz Kielhofners (1997), der nichtsdestoweniger selbst mehr begriffliche Konsistenz anmahnt), zumal eine Kanonisierung der Modelle - außer am ehesten in Kanada, wo das CMOP (Canadian Model of Occupational Performance) favorisiert ist - nicht stattgefunden hat.

In der Kielhofner'schen (1997) Bearbeitung dieses Modells spielen eine tragende Rolle:
Cognitiv-Perceptual-Process: In einem sequentiellen, gleichzeitig aber auch dynamisch-wechselseitig verknüpften Prozess lassen sich vier Glieder unterscheiden, die schwerpunktmäßig einzeln oder verbunden gestört sein können:

A) Stufen der Organisation von Information
B) Kognitive Strategien („how efficiently a person can process information“)
C) Lernprozesse (“all learning reflects changes in the brain that result from
interactions with the environment”)
D) Dynamische Interaktion zwischen Person, Aufgabe und Umgebung

Jedes dieser Glieder wird theoretisch ausdifferenziert (Abreu und Toglia 1987, Abreu und Hinajosa 1992).

Die Stufen der Organisation von Information umfassen:

1. detecting relevant stimuli
2. discriminating and analyzing stimuli
3. formulating responses based on hypotheses derived from comparing current sensory stimuli and past experiences.

Anhand dieser Differenzierung erhalten ErgotherapeutInnen (Occupational Therapists) die Möglichkeit zu genauer Problemidentifikation, um dann zwischen Strategien einer Heilung oder einer Unterstützung zu wählen.

Kognitive Strategien werden verstanden als Taktiken, die Menschen bei ihrer Betätigungsperformanz benutzen. Gemeint sind damit operationale Bestandteile von Handlungen: Planung, Entscheidung über den Beginn einer Handlung, Variation von Handlungsgeschwindigkeit, systematische Suche nach Information und die Generierung von Alternativen.
Beim Lernen wird unter lerntheoretischen Gesichtspunkten differenziert (Neistadt 1994):

1. Associating learning, in which a person learns a connection between two events
2. Representational learning, which involves forming internal representations or images of events and their spatio-temporal organization
3. Abstract learning, which involves aquiring rules acknowledge, and facts that are not context-dependent.

Diese Differenzierung führt zu Folgerungen für die Occupational-Therapy-Praxis: Patienten mit einem abstrakten Lernvermögen sind eher zu Generalisierungen befähigt, während Patienten mit Beschränkung auf Assoziationslernen zu weiterer Generalisierung weniger in der Lage sind. Folglich benötigen die Letzteren individuelle aufgabenspezifische Hilfestellung bei ihren (alltäglichen) Betätigungen (Kielhofner 1997).
Neben dem explizierten *cognitive-perceptual-process* sind die Dimensionen *Aufgabe* - mit den Merkmalen Bewegung, Zahl der Items, Komplexität, Ähnlichkeit und Modalität - sowie *Umgebung* (sozial, kulturell, Komplexität, physisch) von Belang. Alle drei Dimensionen wirken aufeinander ein und bedürfen in der Einschätzung durch ErgotherapeutInnen sorgfältiger Beachtung. Für die standardisierte Erfassung dieser Dimensionen (Konstrukte) liegen Instrumente vor, zum Beispiel das „Loewenstein Occupational Therapy Cognitive Assessment“ (LOTCA, [Izkovich et al 1990]).

Stichwortartig sollen die Vorteile dieses Modells für die Behandlung zusammengefasst werden (nach Kielhofner 1997):

- Das *Training* zur Besserung/Heilung fördert Zurückgewinnung oder Reorganisation von geschädigten ZNS-Funktionen und damit die Verbesserung von Handlungsfähigkeiten, die diese Funktionen erfordern.

- Funktionelles und adaptives Training befähigt Individuen, ihre Handlungen trotz Begrenzungen optimal durchzuführen, wobei Kompensation (Patient wird auf Probleme aufmerksam gemacht und über Hilfen und Beihilfen belehrt) eingeschlossen ist.

- Adaptation - auch in Form der Änderung von Umweltkomponenten, um Defizite des Patienten auszugleichen.

Die derzeitigen Vorschläge enthalten nach Einschätzung Kielhofners kein allgemeines (und möglicherweise unrealistisches - T. R.) Entwicklungstraining, sondern verweisen auf individuell angepasste, an die verbliebenen Fähigkeiten und die Art der Störung des Informationsverarbeitungsprozesses und die Lernfähigkeit des Patienten adaptierte Strategien.

Das Modell wirkt aus psychiatrischer Sicht verhältnismäßig realistisch, weil es das biologische Substrat psychiatrischer Störungen sowie das korrespondierende medizinische Urteil einbezieht, also vor allem angezeigte somatische und pharmakologische Behandlung. Und auch deshalb, weil es ausdrücklich nicht nur auf Heilung durch Occupational Therapie setzt, sondern auf Adaptation sowohl des Kranken an seine Einschränkung als auch der Umgebung an die Möglichkeiten des Kranken, wobei hier freilich das Prinzip der Förderung nicht zu kurz kommen sollte, worauf Kielhofner (1997) hinweist.

Als Mangel erscheint aber der nicht eigens ausgearbeitete interaktive Aspekt, das soziale Therapieelement. Immerhin spielen aus dem Krankheitsgeschehen resultierende und es fördernde Kommunikationsstörungen auch in komplexere *gemeinsame Betätigung* hinein, so dass deren Bewältigung an eine oft nicht vorhandene und deshalb zu trainierende soziale Kompetenz geknüpft ist, an das zwanglose Üben positiver sozialer Interaktionen.

3.1.1.1.3 Model of Human Occupation

Kielhofners (1995, Kielhofner et al 1999) eigenes Modell der Human Occupation (MOHO) muss hier seiner relativen Bekanntheit wegen, freilich in allgemeinen Zügen, (auch kritisch) angesprochen werden. Obwohl das ausführlichste und breiteste, ist eine knappe Zusammenfassung und Einschätzung möglich, weil es trotz seiner verschiedenen Konzept- und Theoriebausteine sehr allgemein aufgebaut ist. Darin wird einerseits eine Erklärung seines weltweit großen Einflusses gesehen (Mocellin 1992 Part I), andererseits verursacht diese Allgemeinheit aber auch eine besondere Anfälligkeit gegen Kritik. Zu diesem Modell existiert reichhaltige Literatur (Übersicht bei Kielhofner 1995 und unter http://www.uic.edu/ahp/OT/MOHOC/Reference_List/reference_list.html am 03.05.2003); vom Springer-Verlag ist eine ins Deutsche übersetzte Ausgabe der Originalmonographie angekündigt.

Kielhofner steht in der Tradition der klassischen amerikanischen Occupational Therapy (Meyer, Slagle, Reilly) und deren Kernüberzeugung: „Healing through occupation". Diese einfache Überzeugung der maßgeblichen amerikanischen ErgotherapeutInnen, aber auch des amerikanischen common sense, versucht er in Begriffen sozialwissenschaftlicher Systemtheorie zu akademisieren. Basis ist das „human system" als „dynamic organisation of mind and matter". Dieses System organisiere sich selbst, und zwar durch sein „occupational behaviour" (Kielhofner 1995, p 20). Kielhofner fasst „occupation" sehr weit und versteht darunter alles, was der Mensch überhaupt tut.

Dadurch verschwimmt der Unterschied sowohl zum Verhalten im Sinne des Behaviourismus und der kognitiv-behavioralen Verhaltenstherapie wie auch zum Handeln im Sinne psychologischer und philosophischer Handlungstheorien (Hautzinger 1998, Runggaldier 1996, Straub und Werbing 1999). Insbesondere werden Begriffe (und Probleme) wie Bedingtheit bzw. Intentionalität ausgeklammert. Jener erscheint im Rahmen seiner Systembegriffe „input" und "change" wieder, dieser bleibt skotomisiert, weshalb er das alte und lebensnahe Konzept der mit Intentionalität verknüpften Kompetenz im Zusammenhang mit Betätigung überhaupt „vergisst". Zu Recht weist Mocellin auf diesen grundsätzlichen Mangel hin und stellt ein eigenes Modell der Kompetenz vor, das vor allem aus klinisch-psychiatrischer Sicht plausibel erscheint und gewisse Ähnlichkeit mit dem cognitive-perceptual model aufweist (Mocellin 1992).

Mit der Feststellung der *occupational nature* (des Menschen) und dem menschlichen Verhalten, welches vom Explorationsdrang angetrieben ist und als offenes System beschrieben wird, sucht Kielhofner den Sinn der *occupational therapy* darin, sich mit der *Anpassung* jener Menschen zu befassen, deren *occupational behaviour* gestört ist. Wie erwähnt, diktieren Vorstellungen von occupational, functional oder dysfunctional die Auffassung von Gesundheit. Menschen sind dann gesund, wenn sie

> „act so as to satisfy societies expectations and need for productive and playful participation, and act so as to allow expression of exploration and mastery, and maintenance and enhanced of personal causation, values, interests, roles, habits and skills and their constituents" (Kielhofner 1985).

Von vornherein steht und fällt das Modell mit der Zustimmung zu den Axiomen der Beschäftigungsnatur (des Menschen) und der Gesundheit durch Betätigung, zu deren Stützung ein enormer Argumentationsaufwand betrieben wird. Dieser offenbart seinen ideologischen Antrieb in einer gewissen Künstlichkeit der Argumentation, die eher wahllos psychologische und systemtheoretische Sachverhalte und Konstrukte durchdekliniert. Doch ist sie hilflos gegen einfache Einwände: Schon bloßer Hunger, zum Beispiel, und eben nicht nur mangelnde oder falsche Betätigung ist ein Grund, krank zu werden, und Beschäftigung kann fehlende Nahrung nicht ersetzen. Eine entscheidende Schwäche des Konzepts ist die fehlende Einsicht, dass Betätigung etwas mit Entscheidung, das heißt mit der Freiheit des Menschen zu tun hat, und diese ihn (den Menschen) seit der europäischen Aufklärung wesentlicher definiert als seine Beschäftigungsnatur. Es ist bedrückend, auch die Reste der Freiheit, die bei Kielhofner als "volitional subsystem" auftreten, wieder ausschließlich in den Dienst der *occupation* gestellt zu sehen: „volitional process refers to the actual workings and procedures of anticipating, experiencing, choosing and interpreting occupational behaviour" (Kielhofner 1995, p 41). Auch der im Zusammenhang mit Betätigung pädagogisch aber auch philosophisch bedeutsame Begriff des Könnens - für Gadamer (1991) das Fundament *einzig gegründeten Selbstbewußtseins* - spielt bei Kielhofner, soweit wir sehen, keine Rolle.

Eine Stärke Kielhofners ist allerdings seine stupende Belesenheit und seine Zitierfreude, die sich freilich als Ausdruck eines sthenischen Eklektizismus verstehen lässt.

3.1.2 Diskussion und Kritik

Schwerpunkt angloamerikanischer Autoren der wissenschaftlichen Occupational Therapy war in den letzten 30 Jahren das Ringen um ein Selbstverständnis, dessen Hauptvektor in der Grundüberzeugung der Occupational Therapy bestand: dass der Mensch von Natur ein sich Betätigender sei und dass Betätigung dem Kranken helfe, wieder heil zu werden. Darin spiegelt sich - worauf vereinzelt hingewiesen wird (Mocellin 1992, Yerxa 1992) - zwar die gesellschaftliche und säkulare Auffassung des amerikanischen homo laborans; die hohe Achtung von Fleiß, Arbeitseifer und wirtschaftlichem Wohlstand dürfte aber auch calvinistischem Einfluss durch Einwanderer und amerikanische Glaubensgemeinschaften (Puritaner, Presbyterianer, Southern Baptists) geschuldet sein und der Bewertung dieser Eigenschaften als Zeichen göttlicher Erwählung. Soziokulturell jedenfalls stabil begründet erscheint das Betätigungsaxiom, worauf das Selbstverständnis der ergotherapeutischen Profession ruht. Um es theoretisch einzuholen, bietet die Literatur, vor allem in Form des *American Journal of Occupational Therapy* und anderer Journale, eine Fülle von Versuchen der Definition von *Occupation, Occupation for health* und der Ausarbeitung von Modellen auf, die als theoretischer Bezugsrahmen die Profession mit wissenschaftlichen Informationen und Erklärungsmustern für die bisher auf Erfahrung beruhende praktische Arbeit versorgen; die Praktiker sollen daraus, mehr oder weniger durch Schulungen, Seminare und Primärausbildung angeleitet, spezielle Vorgehensweisen ableiten (Kielhofner 1997). Eine Reihe von Messinstrumenten haben die Modelle ergänzt. Die hinsichtlich Rezeption und Diskussion relevantesten Modelle sind derzeit das „model of human occupation" (MOHO) Kielhofners und das „Canadian model of occupational performance" (CMOP, [Law et al 1991, 1999, Toomey et al 1995]).

Bei allen Modellen - Kielhofner unterscheidet acht, die unterschiedlich differenziert in der Literatur ausformuliert worden sind - handelt es sich durchwegs um eine Bündelung vor allem sozialwissenschaftlicher, psychologischer und in geringem Maße medizinischer Kenntnisse und Theorien, die unter dem Gesichtspunkt der Betätigung, gestörter Betätigung und Verbesserung von Betätigung adaptiert werden; es handelt sich bei diesen Bemühungen *nicht* um eigene empirische Forschung. Vielmehr erscheint unter theoretischem Aspekt namentlich der Fokus „Betätigung" komplex determiniert und lädt zu einer ebenso komplexen wissenschaftlichen Konzeptualisierung ein.

Erstaunlich gering und marginal ist die Berücksichtigung psychiatrischer Problemstellungen. So sind psychiatrische Performanzprobleme in den zwei oben beschriebenen psychiatrienahen Modellen unter neurologischen Störungen im Sinne organischer und traumatischer Psychosyndrome rubriziert. Doch lässt die Allgemeinheit dieser Modelle eine breite - auch psychiatrische - Verwendung durchaus zu.

Charakteristisch für alle Modelle ist ihre Grundauffassung vom *kranken* Menschen als einem in praktischer Hinsicht nicht mehr vollständig *funktionierenden*. Das Maß des Menschen ist für diese Occupational Therapy seine Beschäftigung. Ist sie defizitär, ist der Betreffende krank. Wird sie durch Occupational Therapy wieder in Gang gebracht, ist er geheilt oder gebessert. Die ergotherapeutische Lehre, wonach Beschäftigung (wie?) heilsam sein soll, bleibt freilich in allen Modellen und auch bei Kielhofner vage. Die zwei unter 3.1.1.1.1 und 3.1.1.1.2 beschriebenen Modelle machen darin eine gewisse Ausnahme, als sie dem erkrankten Substrat (Gehirn) eine besondere Stellung zuerkennen und deshalb in ihren Heilungsansprüchen durch Occupational Therapy betont zurückhaltend sind (was Kielhofner [1997] zum Anlass einer Kritik nimmt).

Am Ende bleibt der psychiatrische Rezipient dieser Modelle und vor allem des Kielhofnerschen doch skeptisch gegenüber einer Strategie, die in gebesserter Betätigung auch eine Gesundung sieht. Betätigung ist eine, aber sicher nicht die einzige Dimension psychischer Gesundheit (WHO 1948). Und selbst die Frage, ob sie eine (sogar bloß) notwendige Bedingung der psychischen Gesundheit sei, wird kontrovers diskutiert (Wiesenhütter 1970, Mocellin 1992). Auch Cicero's klassische Bemerkung: „Nie bin ich mehr beschäftigt, als wenn ich nichts tue" (Cicero 1995) oder Pascal's Rede von der Zerstreuung, welcher Beschäftigung von vornherein diene und die deshalb zunächst kritisch betrachtet werden müsse (Pascal o. J.), stehen als ausgedrückte Erfahrung im Gegensatz zu der dogmatischen Lehre von der „occupational health". Auf der Ebene eines Common sense kann man allemal und mit guten Gründen behaupten, die Bedeutung praktischer Betätigung für die seelische Gesundheit sei eine von Erfahrung und Perspektive abhängige Ansichtssache. Demgegenüber bleibt für die kontemporäre psychiatrische Ergotherapie die Frage offen, ob die Hinweise auf ihre allgemeine Nützlichkeit: aktuelle psychiatrische Erfahrung, heuristische Plausibilität, lange historische Tradition, hohe Akzeptanz bei Patienten - nicht nur insoweit für eine Nützlichkeit sprechen, sondern ob diese auch unter den konkurrierenden Therapiemaßnahmen der modernen Psychiatrie messbar und differentiell bewertbar ist. Befunde hierzu legt Kielhofner nicht vor.

Abschließend sollte festgehalten werden, dass Psychiatrie nicht den bloß *tätigen* Menschen als Ziel ihrer Therapie im Auge hat, sondern denjenigen, der sein Leben (wieder) möglichst weitgehend in die eigene Hand nehmen kann, der also die dazu nötige psychophysische *Kompetenz* (vgl. Mocellin 1992) wieder erlangt hat als ein Vermögen, *sich* zu verhalten oder zu handeln, und zwar nicht nur selbstbezogen, sondern unter der nicht zu eskamotierenden Beachtung des Andern. Allenfalls von differentialtherapeutischem Interesse ist dabei, ob sich das entsprechende Vermögen durch Betätigung, Ruhe, Medikation, therapeutische Gespräche, spezifisches kognitives Training oder andere Einwirkungen oder Erfahrungen (wieder) eingestellt hat. Wieweit Ergotherapie im Sinne von Beschäftigungstherapie dem Genesenen als remissionserhaltendes oder rezidivprophylaktisches Mittel empfohlen werden sollte und wenn ja, wem genau - darüber können nur weitere Forschungen Auskunft geben. Ansätze dazu sind vorhanden (Liberman 1998, Buchain et al.2002).

Für die psychiatrische Ergotherapie scheint der immense Aufwand an Modellbildung nicht unmittelbar überzeugend. Die für die Psychiatrie wichtigen Gründe, auch heute (unter Bedingungen der mehrdimensionalen klinischen Kurzzeitbehandlung) noch Ergotherapie anzubieten, stützen sich bisher weniger auf ausdifferenzierte Modelle, sondern auf jahrzehntelange Erfahrungen und beinhalten durch praktische Tätigkeiten im Wesentlichen und von Fall zu Fall unterschiedlich akzentuiert Ablenkung, Ableitung, Selbstvergessen, Aufmerksamkeitsfokussierung, Konzentration, Kontrollerleben, Selbstbestätigung, soziale Resonanz und Interaktion vermittels des eigenen und mit dem anderer sich verknüpfenden Tuns, praktischen Handelns (Jentschura und Janz 1979, Weig 1994). Eine weitere Perspektive haben Felber und Reuster (2002) mit der psychiatrischen Nutzung des ergotherapeutischen Feldes als „diagnostische Ergotherapie" beschrieben. Hier wird Ergotherapie als alltagsnahes Expositionsfeld der Patienten gesehen, das zur Erkennung unerwünschter oder suboptimaler, aber auch erwünschter und optimaler psychopharmakologischer Effekte dient, sofern entsprechende ergotherapeutische Informationen vorliegen und sie fachkundig verwertet werden. Daneben sind ergotherapeutische Verhaltensbeobachtungen und Fähigkeiten-Beschreibung als Information für ärztliche und psychologische (Psycho)-Therapeuten hilfreich. Namentlich unter Bedingungen kurzer Behandlungsaufenthalte im psychiatrischen Krankenhaus und der in akuten schizophrenen und affektiven Krankheitszuständen besonders deutlichen psychopharmakologischen Effekte (Benkert et al 2003) erscheint dieser Aspekt aktuell als sicher klinisch relevantes Leistungsmerkmal psychiatrischer Ergotherapie.

Von Bedeutung für die Psychiatrie ist nach unserer Meinung allerdings das Konzept der *Performanz*, insofern es das medizinisch-psychiatrische Krankheitsverständnis nicht ersetzt, sondern ergänzt. Der Umgang mit und die Fokussierung auf Beschäftigungsperformanz könnte sich als spezifischer ergotherapeutischer Beitrag für die psychiatrische Diagnostik und Therapie entwickeln. Performanzskalen, die derzeit in deutscher Übersetzung erprobt und validiert werden (vgl. Jerosch-Herold et al 1999, Harth und Meyer 2002) könnten testspezifische Entwicklungen und Fortschritte des Patienten unter komplexer psychiatrischer Therapie objektivierbar machen; Betätigungsperformanz wäre ein den psychopatholgischen Befund und dessen Rating ergänzender Entwicklungs- und Besserungsparameter im Zusammenhang mit (auch subjektiv erlebten) Fähigkeitsstörungen und Behinderungen (Disabilities und Handicaps). Die psychopathologische Unspezifität der Performanz erweitert den auf Krankheitszeichen fokussierenden Blick des Psychiaters auf das ebenfalls krankheitsunspezifische praktische Funktionsniveau des Patienten. Performanz ist dabei ein ergotherapeutisch operationalisierter Begriff, der bekanntere Begriffe wie Handlungs- und psychosoziale Kompetenz ergänzt. Seine Ergiebigkeit und klinische Relevanz muss er erweisen.

TEIL II

4 Einleitung

Ursprüngliches Motiv und Kern dieser Arbeit ist die nachfolgend beschriebene empirische Untersuchung der klinischen Wirksamkeit von Ergotherapie. Damit wird erstmals auch die *lebensweltliche*[1] Methode (psychiatrischer) Ergotherapie im Sinne einer evidenzbasierten Forschung fokussiert.

Dieses Programm hat sich im Zuge wissenschaftlicher Bearbeitung nicht unerwartet als ziemlich anspruchsvoll erwiesen: So ist zum einen die Untersuchung klinisch relevanter Wirkungen in einem bevorzugten klinischen Standardverfahren, wie es psychiatrische Ergotherapie nach Verbreitung und Anwendungshäufigkeit ist, praktisch und statistisch aufwendig, weil das Verfahren grundsätzlich nicht im Singular, sondern immer im Plural mit anderen basalen Therapieformen wie Pharmako- und Psychotherapie eingesetzt wird und seine genuinen Wirkungen aus einem mehrdimensionalen Therapiegeflecht herausgefiltert werden müssen.

Die Schwierigkeiten und der beträchtliche Aufwand, aus komplexeren Wirkungszusammenhängen den Effekt einer bestimmten Maßnahme zu isolieren, sind indessen bekannt (s.o.2.2.3, Goldberg et al 1977, Bustillo et al 2001, Reker 1998). Sie mögen ein Grund sein für den Mangel an Untersuchungen zur Effektivität der psychiatrischen Ergotherapie. So ist z. B. Rekers aufwendige Untersuchung der (extramuralen) *Arbeitstherapie* im deutschen Sprachraum singulär (Reker 1998, dort auch Überblick über - wenige - Studien im Felde der Arbeitstherapie [*work therapy*]).

Fast automatisch entsteht die Frage, ob sich der Aufwand lohnt für eine Sache, die in der klinischen Praxis zwar *sinnvoll erscheint*, aber für manchen wissenschaftlichen Psychiater sich
ähnlich minderrelevant darstellt wie die Frage des Getränkeangebotes für Patienten oder die Freizeiteinrichtungen einer Klinik - beides Beispiele für

---

[1] Lebenswelt soll in Anlehnung an Husserls Prägung verstanden werden als ein schlechthin Selbstverständliches und jeder wissenschaftlichen Einstellung Vorgängiges

ebenfalls sinnvolle, ja notwendige Angelegenheiten, die praktischen Chefärzten und Pflegedirektoren zur Besorgung übertragen und überwiegend deren gesundem Menschenverstand anheim gestellt werden, ohne dass wissenschaftliche Rationale dafür gefordert oder bereitgestellt würden. Doch zeigt dieser Vergleich im Hinblick auf die Ergotherapie, dass offenbar Unklarheit darüber besteht, ob sie als eine verordnete Therapie tatsächlich als solche aufgefasst wird oder vielmehr als sinnvolle Beschäftigung, die nicht schadet und allenfalls insoweit Therapie heißt, als die Patienten irgend vernünftig versorgt sind. Es ist wünschenswert, diese Unklarheit zu beseitigen. Die Studie möchte dazu beitragen.

5 Evidenzbasierte Forschung

Als Goldstandard zur empirischen Klärung klinischer Fragen gilt derzeit das Cochrane-Verfahren der Metaanalyse randomisierter Studien, auch wenn es nicht ohne Kritik geblieben ist und z. B. Olsen (2001) an Cochrane-Studien des Jahres 1998 zeigen konnte, dass die Berichterstattung über das methodische Vorgehen in den begutachteten Studien in 23 Prozent ungenügend war. Dennoch führt die Cochrane-Methodik der kritischen Metaanalyse randomisierter Studien im medizinisch-klinischen Feld zu einem maximal verfügbaren Betrag an Evidenz (Deutsches Cochrane-Zentrum, www.cochrane.de/deutsch/ccmain.htm am 17.07.2002). Das Material für Cochrane-Analysen liefern methodisch möglichst differenzierte und randomisierte klinische Studien, bezüglich deren methodischem Standard Empfehlungen vorliegen (Moher et al 2001). Für Einzelstudien - auch für die in dieser Arbeit vorgestellte evaluative Studie zur ergotherapeutischen Ergebnisforschung - gilt, daß sie vom Maximum einer Evidenz im Cochrane'schen Sinne entfernt bleiben, so plausibel und wohlbegründet ihre Ergebnisse auch sein mögen. Ein Maximum ergibt sich erst aus der Evaluation verschiedener aber vergleichbarer Studien. Unsere Studie, die derzeit nach Form und Inhalt singulär ist, macht einen Anfang in der psychiatrischen ergotherapeutischen Ergebnisforschung und versteht sich als Beitrag zur Qualitätssicherung unseres Faches und seiner Methoden. Sie kann und soll im Übrigen auch Richtung und Wege weiterer Forschung zeigen.

6 Outcome research in der Ergotherapie

Forschungsstrategisch fokussiert die Studie auf Ergebnisqualität. So wichtig dieser von Donabedian (1969) eingeführte Topos im Felde klinischer Therapien ist, so unbefriedigend ist die korrespondierende Forschungslage im Bereich psychiatrischer Ergotherapie. Diese Feststellung gilt auch für den wissenschaftlichen Pacemaker der Occupational Therapy (OT = Occupational Therapy = Ergotherapie), die USA. Das Defizit wurde erkannt (Foto 1996, Hagedorn 1999) und führte in der Folge zu einer Auseinandersetzung mit Methoden der Effektivitätsforschung (Davies und Gavin 1999). Seit 1999/2000 ist ein „Center for outcomes research and education (CORE)" unter Leitung Gary Kielhofners an der Universität von Illinois etabliert. Aufschlussreich sei aus seinem Programm folgendes zitiert:

> „Outcome research will enhance OT practitioner's ability to engage in evidence-based practice, and the profession's ability to influence health policy and health care funding by validating the impact and cost-benefit of OT. The process of conducting outcomes research will both require and result in the development of more informed practitioners, and greater intradisciplinary and interdisciplinary collaboration."
> (www.aotf.org/html/core/html. am 30.01.2002).

Überblickt man die Forschungsaktivität dieses Institutes, so fällt allerdings das vollständige Fehlen psychiatrierelevanter Outcome-Untersuchungen sowohl bei seinen zahlreichen Kongressen, workshops und geplanten Projekten als auch in den bislang veröffentlichten 86 Arbeiten auf (http://www.uic.edu/ahs/OT/CORE/presentations.pdf am 17.12.03 und http://www.uic.edu/ahs/OT/CORE/CORE_fellows_publications_2000.pdf , am 17.12.03). Das Interesse der akademischen Ergotherapie richtet sich vorwiegend auf Fächer wie Orthopädie, Traumatologie (vor allem Handverletzungen und Amputationen), Neurologie (Schlaganfall, Parkinson-Syndrom, Schmerz), Pädiatrie und Gerontologie.

Eine Medline-Literaturrecherche am 22.12.03 ergibt keinen wesentlich abweichenden Befund: von 150 Titeln betrifft keiner eine kontrollierte Outcome-Studie an psychiatrischen Partienten durch Ergotherapie. Die genannten Präferenzen spiegeln sich auch hier. Eine erwähnenswerte Arbeit vergleicht

Skills Training mit Occupational Therapy über 6 Monate an extra-mural behandelten Patienten mit persistierender Schizophrenie (Liberman et al 1998).

Obwohl von renommierten psychiatrischen Forschern und an exponierter Stelle publiziert, zeigt diese Arbeit relevante methodische Probleme, die das globale Ergebnis der Überlegenheit des Skills Trainings relativieren und die in einer lebhaften Diskussion angesprochen worden sind (Stein 1999, Vargas 1999, Bair 1999, Tsang 2000). Unter anderem wird den Autoren entgegnet, moderne Occupational Therapy bediene sich ohnehin bedarfsweise auch Methoden des Skills Trainings, so dass letztlich zwei ergotherapeutische Methoden miteinander verglichen würden und nicht zwei grundsätzlich verschiedene Verfahren; tatsächlich spricht für diese Kritik an mangelnder Trennschärfe, dass in der Studie nicht nur Occupational Therapy, sondern auch das Skills Training neben „paraprofessionals" u. a. von einem Ergotherapeuten appliziert wurde. Eine weitere Schwäche der Studie liegt darin, dass die Autoren eine von ihnen selbst kreierte (und nicht verblindbare) Methode (Skills Training) vergleichen und dadurch verstärkt dem Risiko ausgesetzt sind, der Wirkung eines Rosenthal-Effektes zu unterliegen (Rosenthal und Jacobson 1966).

Die jüngste Arbeit (Buchain et al 2003) findet in einer randomisierten Ergotherapiestudie bei (psychopharmakologisch) therapieresistenten schizophrenen Patienten in einem 6-monatigen ergotherapeutischen Programm positive Effekte „mainly in terms of occupational performance and interpersonal relationship". Auch diese Studie wurde im ambulanten Setting durchgeführt. Der Stichprobenumfang betrug n = 26 zu Beginn und am Ende n = 18. Die Autoren bestätigen aber den genannten Befund bezüglich der Literaturlage, indem sie feststellen: „As far as we know, there are no randomized and controlled studies of OT as was the case of current study".

6.1 Probleme soziotherapeutischer Effektmessung

Prinzipiell lässt sich die Stärke einer Maßnahme am sichersten nachweisen, indem die zu prüfende Behandlung einem genügend großen Teil einer möglichst homogenen Stichprobe durch Zufallsverteilung zukommt und einem anderen (genügend großen) Teil nicht, wobei neben Zufallsverteilung eine Doppelverblindung angestrebt wird. Die Anzahl der Dropouts sollte im Rahmen einer Intention-to-treat-Strategie minimal gehalten werden. Doch liegen etablierte Standards für die Planung und Durchführung soziotherapeutischer Studien nicht vor. Nach Abschluss unserer Untersuchung und begrenzt auf den Bereich der *Versorgungsforschung* haben jüngst Kallert und Schützwohl (2002) Probleme der Randomisierung diskutiert und Qualitätsanforderungen verdeutlicht. Im *soziotherapeutischen* Feld müssen freilich Einschränkungen, gemessen am methodische Goldstandard, in Kauf genommen werden, und zwar in folgenden Hinsichten:

1. Aus offensichtlichen Gründen kann eine einfache Verblindung nicht realisiert werden.
   Dagegen ist Unkenntnis der Untersucher von der Gruppenzugehörigkeit eines Patienten zwar (theoretisch) möglich, doch ist mit vollständiger Immunität der Untersucher (die in unserem Falle der Klinik angehörten) gegenüber versteckten Informationen seitens Patienten, behandelnen Ärzte oder des Pflegepersonals nicht unbedingt zu rechnen.

2. Auf das Kombinationssetting kann nicht verzichtet werden; denn es lässt sich ethisch nicht rechtfertigen, behandlungsbedürftigen Patienten eine Maßnahme mit gesicherter Wirkung (z.B. eine relativ gut verträgliche und gerade bei psychiatrischen Kernstörungen hochwirksame Pharmakotherapie) vorzuenthalten, um eine Programmmaßnahme mit mutmaßlich geringeren Effektstärken (Goldberg et al 1977, Ottenbacher und Maas 1999, Craik 1998) isoliert zu testen. Mögliche Effekte der Ergotherapie müssen also aus komplexen Wirkungszusammenhängen herauspartialisiert werden.

3. Auch die Forderung einer niederen Dropout-Rate, neben Randomisierung basale Voraussetzung eines Intention-to-treat-Designs, stößt schneller an praktische Grenzen: Die soziotherapeutische Studienteilnahme ist in der Regel kein Grund, der spontane Entscheidungen von Patienten maßgeblich beeinflusst, so dass kontinuierliche Kooperation bis zum Ende eines Protokolls seltener ist und die Dropout-Rate höher liegt als bei Therapiemaßnahmen, von denen ein signifikanter Gewinn an Gesundheit erwartet wird. Ergotherapie kann im Übrigen nicht wie ein Medikament appliziert werden; sie lebt nur in der persönlichen Handlung. Patienten müssen sie aktiv *tun*, nicht nur passiv akzeptieren (wie eine Injektion) oder einnehmen wie ein orales Medikament. Dies bedeutet, dass Kooperation in einer komplexen Willens- und Verhaltensleistung besteht und führt zu ihrer vielfältigen Gefährdung; sie wird labiler.

4. Die Maßnahme selber kann nur annäherungsweise - an ihrem methodischen Anteil - objektiviert werden; die Persönlichkeit der ErgotherapeutInnen - im Falle der Untersuchung sind es fünf - geht als ein nicht quantifizierbarer Faktor in die Untersuchung ein; freilich ist dieser

Sachverhalt auch für breite Bereiche der Psychotherapieforschung nicht ungewöhnlich (Übersicht bei Cierpka et al 1997).

Diesen Einschränkungen muss eine Untersuchung in diesem Felde zwar Rechnung tragen. Doch sollten wenigstens die übrigen gegebenen Möglichkeiten eines kontrollierten Designs ausgeschöpft werden. Dies bedeutet insbesondere Durchführung eines Kontrollgruppenvergleichs mit randomisierter Zuteilung, genügend großer Stichprobenumfang zur Erzielung aussagefähiger statistischer Resultate und Kontrolle unabhängiger Variablen (definierte zusätzliche therapeutische Faktoren, Diagnose, Krankheitsdauer etc.).
Bezüglich der Therapeutenvariablen werden Qualifikation, Alter und Dauer der Berufsausübung beschrieben. Die Drop-out-Rate sollte nicht über 20 % der Stichprobe liegen (Bond und Boyer 1988).

7 Eigene Untersuchung

7.1 Fragestellung

Die Ausgangsfrage war: Lässt sich zwischen Patienten, die im Rahmen eines mehrdimensionalen Behandlungskonzeptes nach dem Zufallsprinzip eine Ergotherapiemaßnahme erhalten und solchen, die diese Maßnahme nicht erhalten, hinsichtlich ihrer *klinischen Besserung* ein Unterschied zeigen? Dimensionen klinischer Besserung im Sinne unserer Fragestellung bedeuten in erster Linie Verringerung oder Beseitigung der Symptome, die den Patienten in die psychiatrische Klinikbehandlung geführt haben.

Die psychopathologischen Symptome der untersuchten Störungen (Schizophrenie, depressive Syndrome und Manie) lassen sich operational anhand des verwendeten Diagnosemanuals ICD-10 feststellen und anhand störungsspezifischer Testinstrumente validieren. Wir verwandten dazu die unten vorgestellten einschlägigen Instrumente. Doch finden sich bei psychiatrischen Kernstörungen auch unspezifische und mehrdeutige Veränderungen basaler Verhaltens- und Erlebensweisen. Zum Beispiel lässt sich Hoffnungslosigkeit klinisch als Störung von Zukunfsbezogenheit feststellen und kann als reduzierte Kompetenz- und Kontingenzerwartung bei depressiven und vielen vor allem an Minussymptomen leidenden schizophrenen Patienten auch operationalisiert werden. Beck (1970, 1972) und in Deutschland Krampen (1979, 1986) haben ein Konstrukt *Hoffnungslosigkeit* entwickelt, das sich mit einem entsprechenden Instrument messen lässt (Krampen 1994). Auch Angst ist ein (abgesehen von Manien) bei den genannten Störungen fast ubiquitär verstärktes Grundgefühl, was sich auch an der sehr hohen Verordnungsfrequenz anxiolytischer

Medikamente bei 70 % unserer untersuchten Patienten zeigt. Des Weiteren ist der soziale Rückzug depressiver und schizophrener Patienten ein Standardphänomen der Klinik und in jedem Lehrbuch der Psychiatrie beschrieben. Und schließlich klagen depressive, aber auch schizophrene Patienten häufiger über eine Reihe von Beschwerden, die nicht nur dem somatischen Syndrom der ICD-10 entsprechen, sondern als Klagen auch über andere körperliche oder äußere Beschwernisse sich darstellen.

Zusammengefasst lautete die zu überprüfende Hypothese: Es lassen sich durch die Programmmaßnahme erwünschte Veränderungen in folgenden Dimensionen erzielen (wobei dies teststatistisch eine Überprüfung der Nullhypothese bedeutet, wonach Programm- und Kontrollgruppe sich hinsichtlich dieser Dimensionen nicht unterscheiden):

1. Krankheitsspezifische Psychopathologie
2. Angst
3. Hoffnungslosigkeit (als Negation von Zukunftsbezogenheit)
4. Soziale Kontaktstörungen
5. Ferner: Verstimmungsstörungen, Konzentrations- und Leistungsstörungen, Autonomie, Expansivität

Zur Erläuterung: Die Auswahl dieser Dimensionen (und der entsprechenden Tests) erfolgte *nicht* mit dem Ziel, offensichtliche oder latente *spezifische* ergotherapeutische Effekte aufzuspüren. Es wird also nicht etwa auf die Übung gewisser technisch-handwerklicher Fähigkeiten und Fertigkeiten abgehoben; Patienten kommen nicht deshalb in die psychiatrische Klinik und werden primär auch nicht deshalb behandelt, um solche zu üben. Auch Performanz, wie sie zum Beispiel nach der COPM bestimmt wird (Law et al 1991), liegt nicht im Erkenntnisinteresse dieser Studie: Zum einen handelt es sich dabei unserer Meinung nach um ein nicht ausreichend validiertes Konstrukt; zum andern mit Sicherheit nicht um eines, das als Ziel psychiatrischer Therapie etabliert wäre oder von Psychiatern, die Ergotherapie verschreiben, derzeit verfolgt wird. (Die psychiatrische Rezeption und Diskussion des ergotherapeutischen Performanz-Konzeptes sowie ggf. dessen praktische Überprüfung erscheinen nichtsdestoweniger als ein Desiderat).

Freilich erhebt die psychiatrische Ergotherapie im Allgemeinen auch den Anspruch, Handlungs- und Beziehungsfähigkeit zu verbessern, Angst und Unsicherheit via positiver Kompetenzerfahrung zu vermindern und Hoffnung durch Restitution oder Neudefinition sozialer Rollen aufzubauen (DVE 1994, Jerosch-Herold et al 1999). Doch muss klar unterschieden werden zwischen psychischen Störungen (impairments) einerseits und Fähigkeitsstörungen (disabilities) oder Behinderungen (handicaps) andererseits. Erstere werden nach der ICD (International Classification of Diseases, deutsche Ausgabe der Klassifikation psychischer Störungen: Dilling et al 1991) klassifiziert und sind Domäne der psychiatrischen (Akut)-Klinik; letztere werden nach der ICF (International Classification of Functioning, Disabilities and Health, WHO 2001) klassifiziert und fallen in den Bereich der Rehabilitation: ambulant, in der Gemeinde oder in stationären Rehabilitationseinrichtungen. Die Aufgaben, Ziele und möglicherweise Effekte der Ergotherapie sind in den beiden Bereichen sehr unterschiedlich. Diese Untersuchung fokussiert ausschließlich auf Ergotherapie im modernen psychiatrischen Krankenhaus.

Doch richtete sich die Auswahl der genannten Dimensionen nach klinischen Zielen. Das klinische Ziel einer medizinischen und auch psychiatrischen Krankenhausbehandlung orientiert sich vor allem an den zur Aufnahme führenden Symptomen und Beschwerden. Alle Therapiemaßnahmen zielen darauf. Die Entlassung aus der Klinikbehandlung erfordert die Feststellung hinreichender Besserung des Eingangsbefundes und die Fähigkeit des Patienten, die eigenen Lebensaufgaben wieder in Angriff nehmen zu können (DGPPN 1999). Die Leitfrage dieser Arbeit entspricht einer explizit klinisch-psychiatrischen Perspektive - also keiner genuin ergotherapeutischen. Sie ist legitimiert durch das faktische Verordnungsverhalten der Psychiater, die Ergotherapie (komplementär) als traditionelle psychiatrische Therapiemaßnahme zur Behandlung psychischer Störungen extensiv einsetzen, aber auch durch das immer noch gültige Paradigma der Ergotherapie sowohl kontinentaleuropäischer als auch nordamerikanischer Provenienz, welches auf dem Gedanken der medizinischen Krankheitsheilung („healing through occupation“) basiert.

7.2 Beschreibung der Programmmaßnahme

Unter dem Leitgedanken, eine möglichst „normale“, „durchschnittliche“, „übliche“ ergotherapeutische Maßnahme in einem möglichst natürlichen klinischen Anwendungsrahmen hinsichtlich ihres therapeutischen Effektes zu evaluieren, haben wir ein *routinenahes* Behandlungsprogramm in Zusammenarbeit mit unseren ErgotherapeutInnen definiert. Bewusst wurde auf die Konstruktion einer artefiziellen Maßnahme verzichtet. Das definierte Programm entspricht nach Inhalt und Form sehr weitgehend dem mittleren Vorgehen in der täglichen Praxis in der ergotherapeutischen Krankenbehandlung an der psychiatrischen Universitätsklinik Dresden. Aufgrund der Daten einer noch unabgeschlossenen Dissertation über den Stand der psychiatrischen Ergotherapie in Sachsen (Sinner) lässt sich auch sagen: Es enthält das, was professionelle ErgotherapeutInnen durchschnittlich im therapeutischen Alltag praktizieren. Dementsprechend definierten wir das Setting i. S der *kompetenzzentrierten Methode* nach Scheiber (1995) im Rahmen einer offenen Werkgruppe. Die Förderung von Handlungskompetenz durch bestimmte handwerkliche Techniken steht im Zentrum dieser Methode (DVE 1994, Scheiber 1995, Scheepers et al 1999, Wadehn 2001, Buntrock 2003), die im Übrigen von Scheepers et al (2000) als am häufigsten eingesetzter psychosozialer ergotherapeutischer Behandlungsansatz bezeichnet wird. Es handelt sich um eine Form therapeutischer Gruppenarbeit, bei der alle Mitglieder (8 - 12) im gemeinsamen Werkraum an jeweils einem eigenen Produkt arbeiten, Vereinbarungen bezüglich der Nutzung des Arbeitsraumes, des Materials und der Werkzeuge treffen müssen und Kontakt des Gruppenleiters zu jeder Person besteht (Rosenkranz-Ratcliff, zit.nach Wadehn 2001, Linke-Vieten 1997, Scheiber 1995). Die Therapie findet in unserem Hause täglich in drei verschiedenen Therapieräumen statt, die durch einen Flur verbunden sind und sich innerhalb des Klinikgebäudes - gegenüber der Akutstation - befinden. Die Studienpatienten bildeten keine eigene Gruppe, sondern befanden sich mit anderen unausgelesenen Patienten in den ergotherapeutischen Gruppen, deren Bildung in der Regel unter dem Gesichtspunkt des verwendeten Materials durch die ErgotherapeutInnen erfolgte (Tongruppe, Malgruppe, Peddigrohrgruppe).

7.3. Beschreibung der Kontrollgruppen-Maßnahme

Die Patienten der Kontrollgruppe wurden entsprechend den Eintragungen in ihren Therapieplänen zu den Ergotherapiezeiten vom Krankenpflegepersonal (genauer: einer speziell instruierten und verantwortlichen Krankenschwester bzw. einem Krankenpfleger) auf der jeweiligen Station angesprochen und erhielten Material zur einfachen Beschäftigung, die in geeigneten Räumen auf der jeweiligen Station stattfand. Kontakt zu den ErgotherapeutInnen bestand nicht. Die Krankenschwestern und -pfleger achteten auf Einhaltung der Zeiten und gaben das Material aus. Materielle Hilfestellung leisteten sie nicht; sie ermunterten allenfalls.

Der komplette Verzicht auf eine (wie rudimentär auch immer gestaltete) Beschäftigungsmaßnahme für die Kontrollgruppe war zunächst zwar intendiert, ließ sich aber gegen den Widerstand vieler Patienten sowie pflegerischer Mitarbeiter nicht realisieren, woraus sich auch moralische Bedenken ergaben.

Die Behandlungsdauer betrug in beiden Gruppen *vier Wochen* und täglich (5 mal wöchentlich) im Durchschnitt 126 Minuten (Mo, Di, Do je 150 Min., Mi und Fr 90 Min. Abweichungen von ± 25% pro Woche wurden toleriert; weitergehende Fehlzeiten (Plus-Abweichungen über das Limit kamen nicht vor) führten zum Ausschluss aus der Untersuchung.

7.4 Mehrdimensionale Therapie

Der zweite Leitgedanke betraf die Herauspartialisierung und Erfassung von Ergotherapieeffekten *innerhalb des multimodalen Therapiekonzeptes* eines psychiatrischen (Universitäts)-Krankenhauses, das gemäß State of the Art bzw. Leitlinien therapiert. Ergotherapie wurde eingesetzt *neben* anderen, dem Stand der Wissenschaft entsprechenden Therapien. Selbstverständlich haben Patienten also entsprechend dem vorliegenden Störungsbild Psychopharmaka und Psychotherapie in angemessener und registrierter Dosierung erhalten.

Die Psychotherapie in basaler Form bestand in zwei 30-minütigen ärztlich-psychotherapeu-tischen (obligaten) Gesprächen wöchentlich; in Einzelfällen wurden diese Gespräche um spezielle, überwiegend verhaltenstherapeutisch geprägte psychologische Einzel- oder Gruppentherapien erweitert. Eine solche erweiterte Psychotherapie haben wir in allen entsprechenden Fällen dokumentiert und als Zusatzvariable in die statistische Auswertung einbezogen.

7.5 Methode

Methodisch wurde eine 4-wöchige Verlaufsanalyse im Rahmen eines randomisierten Kontrollgruppen-Designs durchgeführt. Design und statistische Verfahren werden im Folgenden dargestellt.

7.5.1 Stichprobenbeschreibung

Die Stichprobe wurde entnommen aus der Gesamtheit regulär eingewiesener Patienten der Dresdner Psychiatrischen Universitätsklinik, die vollstationär behandelt wurden. Der Stichprobenumfang betrug n = 262; er wurde aus mehreren Gründen möglichst groß gewählt:

1. Vergleichbare Studien zur Wirkung von Ergotherapie auf klinische Verläufe im Rahmen einer evidenzbasierten Psychiatrie liegen (wie oben erwähnt) nicht vor.

2. Bond und Boyer (1988) empfehlen für soziotherapeutische Untersuchungen generell eine Stichprobengröße ≥ 40, Lienert und Raatz (1994) für vergleichbare klinische Fragestellungen eine um die Zahl 100. Da möglichst viele (varianzanalytisch sinnvoll rechenbare) Optionen auf Untersuchung weiterer Ko-Variablen - insbesondere der Diagnosen - offen bleiben sollten, haben wir diese Zahl deutlich erhöht. Ein weiterer Effekt liegt in der größeren Wahrscheinlichkeit einer Homogenität von Verum- und Kontrollgruppe.

3. Eine erste Teilauswertung von 48 Patienten (Wadehn 2001) hatte klar erkennen lassen, dass zur Aufdeckung hinreichender Effektstärken der Ergotherapiemaßnahme hinsichtlich der wichtigsten therapieabhängigen Variablen deutlich grössere Zahlen benötigt werden.

4. Hinweise auf mögliche Gefahren durch die Anwendung von Ergotherapie ebenso wie durch die Kontrollgruppen-Maßnahme bestanden nicht. Ethische Aspekte stellten somit keinen Widerspruch zu einer großzügig bemessenen Stichprobe dar. Die Zustimmung der Ethikkommission der medizinische Fakultät der TU Dresden wurde eingeholt.

Es galten folgende Einschlusskriterien:

- Stationärer Aufenthalt (tagesklinische Behandlung ausgeschlossen)
- Alter 18 bis 65 Jahre
- *Diagnosen* (gemäß Forschungskriterien der ICD-10 1994):
  Schizophrenie F20
  Manische Episode F30
  Depressive Episode F32
  Bipolare affektive Störung, derzeit manisch *oder* depressiv F31
  Rezidivierende depressive Störung F33
- Indikation zur Ergotherapie (durch den behandelnden Arzt) gestellt
- Schriftliche Zustimmung nach Informed Consent

Um einer Gleichverteilung der Variablen in den Patientengruppen näher zu kommen, wurden beide Gruppen stratifiziert im Hinblick auf Diagnosen, Krankheitsdauer und Häufigkeit bisheriger stationärer Aufenthalte. Durch eine solche *Untergruppenhomogenisierung* sollte v. a. verhindert werden, dass u. U. Patienten mit längerer Krankheits- und Klinikerfahrung (Trainingseffekt) mit Neuerkrankten und hinsichtlich Ergotherapie unerfahrenen Patienten verglichen werden.

Auf diese Weise erhielten wir sieben Straten:

Stratum 1: Diagnose Schizophrenie	**stationärer Erstaufenthalt** Krankheitsdauer ≤ sechs Monate
Stratum 2: Diagnose Schizophrenie	**stationärer Erst- und Mehrfachaufenthalt** Krankheitsdauer > sechs Monate und alle Patienten mit stationären Mehrfachaufenthalten und Krankheitsdauer ≤ oder > sechs Monate
Stratum 3: Diagnose Depression	**stationärer Erstaufenthalt** Krankheitsdauer ≤ sechs Wochen
Stratum 4: Diagnose Depression	**stationärer Erstaufenthalt** Krankheitsdauer > sechs Wochen
Stratum 5: Diagnose Depression	**stationäre Mehrfachaufenthalte** Krankheitsdauer ≤ sechs Wochen
Stratum 6: Diagnose Depression	**stationäre Mehrfachaufenthalte** Krankheitsdauer > sechs Wochen
Stratum 7: Diagnose Manie	Keine Differenzierung

Die Zuordnung zur Programm- bzw. Kontrollgruppe erfolgte nach Vorgabe einer computergenerierten Zufallsliste, die von einer neutralen Person (Chefsekretärin) verwahrt und im Bedarfsfall stratumabhängig abgestrichen wurde.

Alle Patienten erhielten obligate *Basistherapien*, d. h. ärztlich-psychiatrische Betreuung, Psychopharmaka, Bewegungstherapie und Gruppensingen. Weitere, nach individuellem Bedarf verordnete Therapieformen wie Verhaltenstherapie, IPT oder tiefenpsychologische Einzeltherapie wurden als Zusatztherapie erfasst und flossen als zusätzliche (therapieunabhängige) Variable in die Auswertung ein. Ebenso behandelt wurden Art und Dosis der verordneten Psychopharmaka. Die einzelnen Therapien wurden nicht nur verordnet, sondern ihre konkrete Inanspruchnahme wurde in einem Therapiepass protokolliert. Auch die jeweilige Teilnahme an der Programmmaßnahme (Ergotherapie) wurde kontrolliert und dokumentiert, wobei Nicht-Erscheinen zur Ergotherapie- oder Selbstbeschäftigungsmaßnahme immer dazu veranlasste, die

Betroffenen zur Teilnahme aufzufordern oder in Ausnahmefällen einen Verhinderungsgrund zu akzeptieren.

Von der Gesamtstichprobe (n = 262) konnten 216 Fälle ausgewertet werden (119 Frauen, 97 Männer; bezüglich der Dropouts vgl. 7.5.2). Das Durchschnittsalter betrug 41 Jahre. In der Verum-Gruppe befanden sich 120 Patienten, 96 Patienten waren der Kontrollgruppe zugeteilt (Tabelle 7.1).

Hinsichtlich *Alter, Geschlechtsverteilung, beruflicher Qualifikation, sozialer Lage, Erwerbsstatus und Intelligenz* bestanden *keine signifikanten Unterschiede zwischen den Gruppen* (Abb. 7.1 - 7.4, Tabellen 7.1 - 7.6, 7.9 – 7.10).

Unterschiede über der Signifikanzschwelle zugunsten der Verumgruppe zeigten sich bei den Konzentrationsstörungen in der Gesamtgruppe und der Diagnosegruppe der Depressiven. Eine weitere Auftrennung nach Krankheitsdauer gemäß den Straten 3 und 5 ergab, dass dieser Unterschied ganz überwiegend die depressiven Patienten mit längerer (> 6 Wochen) Krankheitsdauer betrifft (Tabellen 7.8 bzw. 7.9).

Weitgehende Gleichverteilung zwischen den Gruppen fanden wir jedoch für die Behandlung mit psychotropen Medikamenten und zusätzlicher Psychotherapie (Abb. 7.5 - 7.14; s.a. Anhang).
Der Vergleich der medikamentösen Behandlung zum Zweck der Kontrolle dieser möglichen und klinisch besonders relevanten Störgröße musste differenziert erfolgen:

1. **Antipsychotika**: Entsprechend internationaler Gepflogenheit wurden die verabreichten Dosen auf Chlorpromazineinheiten umgerechnet (Benkert und Hippius 2003); sie waren damit quantitativ vergleichbar. Nach modernem klinischen Standard wurden ganz überwiegend atypische Neuroleptika verordnet; unerwünschte Arzneimittelwirkungen auf Motorik, Wachheit und Kognition treten dabei erheblich seltener und schwächer auf, wovon auch das Lernvermögen profitiert, das u. a. ergotherapeutischem Training und Erfolg zugrunde liegt.

2. **Antidepressiva**: Die jeweils verordnete Antidepressivum-Dosis wurde nach pharmakologischen und klinischen Gesichtspunkten vom Studienleiter eingeschätzt: 1 = unterhalb durchschnittlicher Vollwirkdosen; 2 = durchschnittliche Vollwirkdosis; 3 = oberhalb des durchschnittlichen Vollwirkbereiches (Kategorie wurde nicht benötigt).

3. **Anxiolytika**: Auch hier erfolgte eine pharmakologisch-klinische Beurteilung: 0 = keine Medikation; 1 = niedere Dosis; 2 = mittlere Dosis; 3 = hohe Dosis.

4. **Lorazepam**: Da 70 % der Patienten unserer Stichprobe mit Lorazepam als am weitaus häufigsten verordnetem Anxiolytikum behandelt wurden, war hier ein quantitativer Vergleich anhand der Dosis-Mittelwerte möglich (vgl. Abb. 7.6).

5. **Sedativa**: Identisches Schema wie unter 3.

Hervorzuheben ist, dass signifikante Gruppenunterschiede auch nicht bei weiterer Zerlegung der beiden Hauptgruppen in jeweils zwei Diagnosegruppen (Schizophrenie Verum/Kontrolle, Depression Verum/Kontrolle und Manie Verum/Kontrolle) erkennbar waren.

Da die spezifische Verursachung der Zielergebnisse durch die Therapiemaßnahme davon abhängt, inwieweit Homogenität der verglichenen Gruppen hinsichtlich therapieunabhängiger Variablen vorliegt, sind im Folgenden die entsprechenden Daten graphisch dokumentiert. Gewisse Asymmetrien, auch wenn sie nicht im Signifikanzbereich liegen, werden bei der Interpretation der Ergebnisse ggf. zu berücksichtigen sein.

Tabelle 7.1 Zusammensetzung der Verum- und Kontrollgruppe nach Diagnosen

Diagnose	Verumgruppe		Kontrollgruppe		gesamt	
Schizophrenie	41	34,2 %	35	36,5 %	76	35,2 %
Depression	63	52,5 %	51	53,1 %	114	52,8 %
Manie	16	13,3 %	10	10,4 %	26	12,0 %
Gesamt	120		96			

Tabelle 7.2 Berufliche Qualifikation

Qualifikation	Verumgruppe	Kontrollgruppe
Ohne Abschluss	9,3 %	8,6 %
Facharbeiter	64,4 %	63,4 %
FHS / HS-Abschluss	26,3 %	28,0 %

Tabelle 7.3 Aktueller Erwerbsstatus

Berufstätigkeit	Verumgruppe	Kontrollgruppe
In Arbeit	33.3 %	37,5 %
Arbeitslos	21,7 %	16.7 %
EU-Rente	28,3 %	29,2 %
Altersrente	5,8 %	6,3 %
In Ausbildung	5,8 %	3.1 %
Sonstiges (Hausfrau, Mini-Jobs u.ä.)	5,0 %	7,3 %

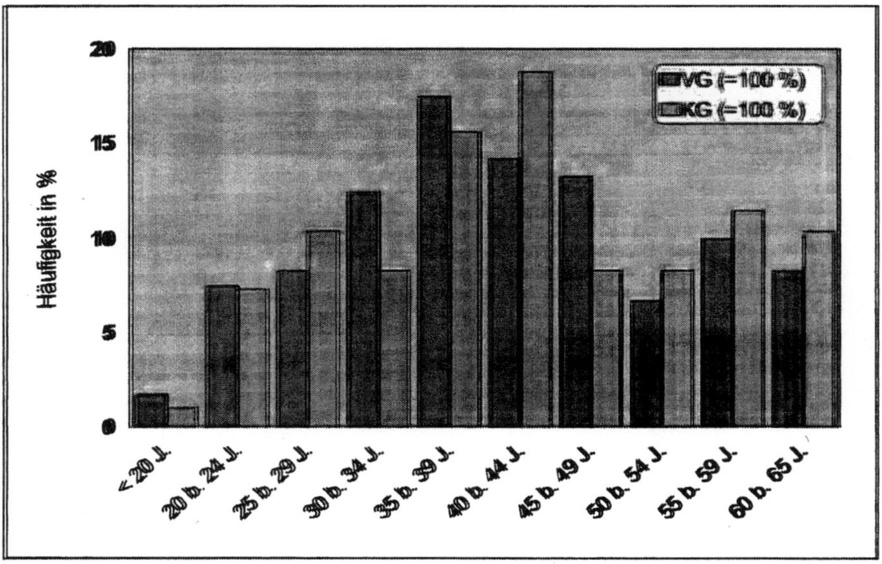

Abb. 7.1 Verteilung der Altersgruppen bei Verum- und Kontrollgruppe
U-Test; p=0.720 n.s.

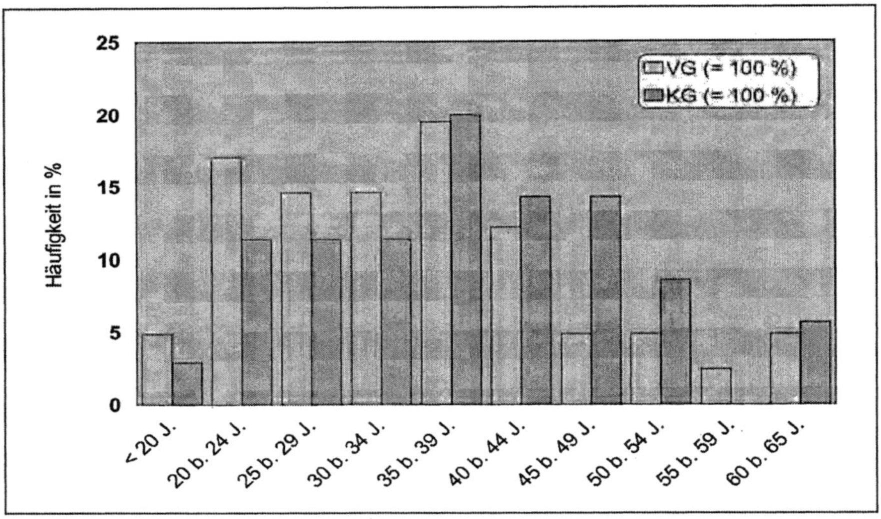

Abb. 7.2 Altersgruppenverteilung bei schizophrenen Patienten. U-Test; p=0.335 n.s.

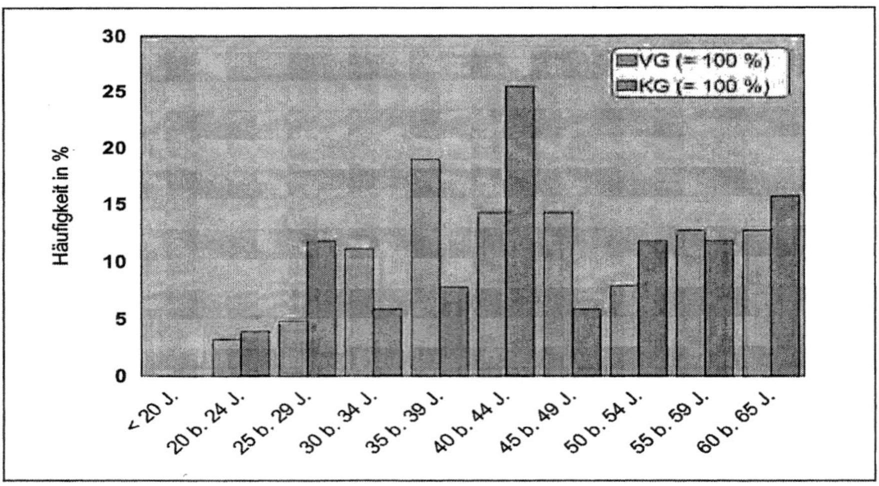

Abb. 7.3 Altersgruppenverteilung bei depressiven Patienten. U-Test; p=0.686 n.s.

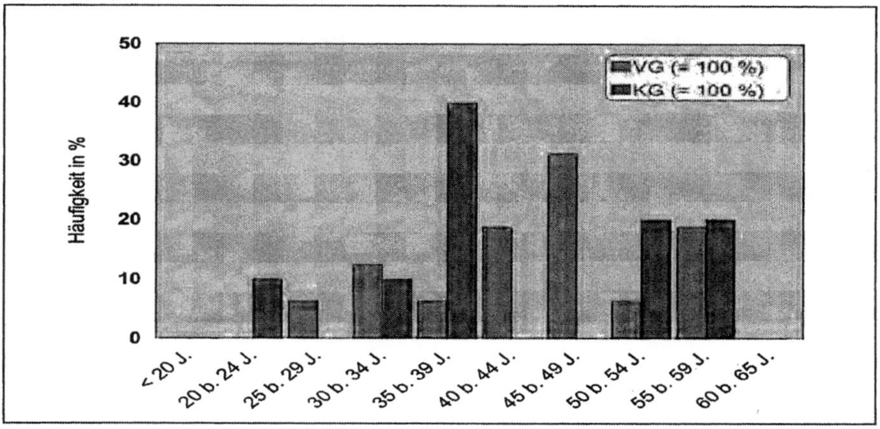

Abb. 7.4 Altersgruppenverteilung bei manischen Patienten. U-Test; p=0.660 n.s.

Tabelle 7.4 Patientengruppen nach Geschlecht

	Verumgruppe (in %)		Kontrollgruppe (in %)		χ^2-Test
	männlich	weiblich	männlich	weiblich	p
Gesamt	43,3	56,7	46,9	53,1	0,680
Schizophrene Pat.	48,8	51,2	48,6	51,4	0,100
Depressive Pat.	34,9	65,1	41,2	58,8	0,562
Manische Pat.	62,5	37,5	70,0	30,0	1,000

Tabelle 7.5 Zusatztherapie

	Verumgruppe (in %)		Kontrollgruppe (in %)		χ^2-Test
	nein	ja	nein	ja	p
Gesamt	76,7	23,3	84,4	15,6	0,179
Schizophrene Pat.	87,8	12,2	88,6	11,4	1,000
Depressive Pat.	66,7	33,3	78,4	21,6	0,210
Manische Pat.	87,5	12,5	100	0	0,508

Tabelle 7.6 Intelligenzquotient

	Verumgruppe IQ			Kontrollgruppe IQ			U-Test p
	< 85	85 - 126	> 127	< 85	85 - 126	>127	
Gesamt	1,7	91,6	6,7	3,1	95,9	1,0	0,041
Schizophrene Pat.	2,4	90,3	7,3	5,7	94,3	0	0,104
Depressive Pat.	0	93,7	6,3	2,0	96,0	2,0	0,141
Manische Pat.	6,3	87,4	6,3	0	100	0	1,000

Tabelle 7.7 Konzentrationsstörungen MP 1 (Tag 0)

	Verumgruppe	Kontrollgruppe	T-Test p
Gesamt	46,0	41,0	0,006 *
Schizophrene Pat.	44,7	38,8	0,660
Depressive Pat.	47,1	41,1	0,017 *
Manische Pat.	45,1	47,6	0,590

Tabelle 7.8 Konzentrationsstörungen MP1 (Tag 0), d2-Test, altersadjustierte GZF-T-Werte bei depressiven Patienten mit längerer und kürzerer Krankheitsdauer

	Verumgruppe	Kontrollgruppe	T-Test p
Kürzere Krankheitsdauer (≤ 6 Wochen)	45	41,9	0,447
Längere Krankheitsdauer (> 6 Wochen)	48,3	40,6	0,018 *

Tabelle 7.9 Familienstand

	Verumgruppe (in %)	Kontrollgruppe (in %)	χ^2-Test p = 0,807
ledig	25,9	22,9	
verheiratet	50,8	55,2	
geschieden / getrennt	20,0	18,8	
verwitwet	3,3	3,1	

Tabelle 7.10 Wohnsituation

	Verumgruppe (in %)	Kontrollgruppe (in %)	χ^2-Test p = 0,444
allein lebend	33,3	26,0	
eigene Familie	59,2	63,5	
Eltern	5,0	8,3	
Heim	0,8	0	
WG	1,7	2,4	

Neuroleptika

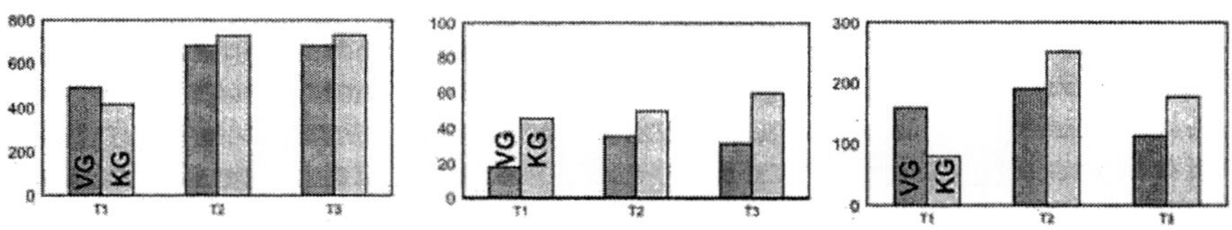

Schizophrenie

	T1	T2	T3
Verum	490,5	680,8	679,9
s	*69,5*	*71,2*	*77,8*
Kontrollen	416,0	727,2	729,3
s	*69,6*	*76,8*	*82,8*

Depression

	T1	T2	T3
Verum	17,5	35,4	31,5
s	*8,0*	*15,2*	*11,9*
Kontrollen	45,5	49,7	59,8
s	*28,7*	*29,0*	*31,0*

Manie

	T1	T2	T3
Verum	159,4	190,0	113,8
s	*79,7*	*88,6*	*57,1*
Kontrollen	80,0	250,0	177,5
s	*59,3*	*125,2*	*65,2*

s: Standardfehler des Mittelwertes

Abb. 7.5 Neuroleptika (umgerechnet auf CPZ-Einheiten), Mittelwerte zu den 3 MP.
Tag 0, Tag 14 und Tag 28. U-Test ;
Schizophrenie: p=0.395/ 0.540/ 0.711
Depression: p=0.903/ 0.922/ 0.846
Manie: p=1.000/ 0.421/ 0.262 alle n.s.

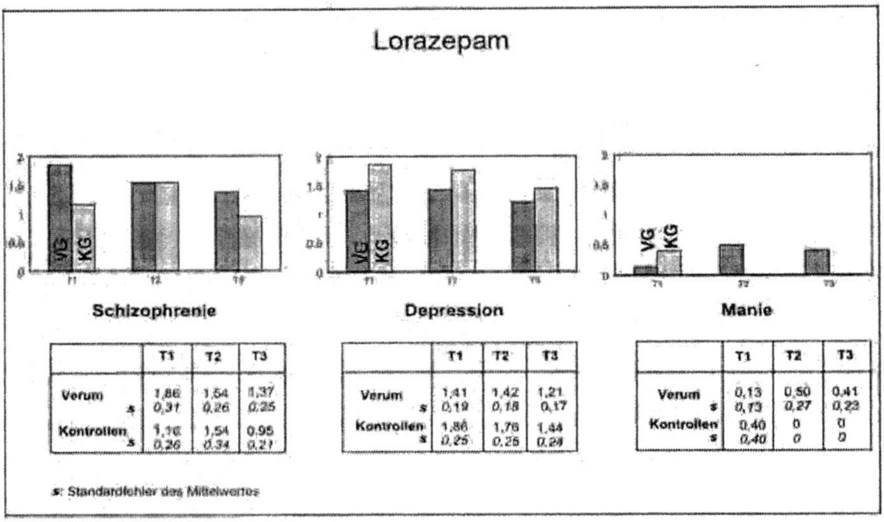

Schizophrenie

	T1	T2	T3
Verum	1,86	1,54	1,37
s	0,31	0,26	0,25
Kontrollen	1,16	1,54	0,95
s	0,26	0,34	0,21

Depression

	T1	T2	T3
Verum	1,41	1,42	1,21
s	0,19	0,18	0,17
Kontrollen	1,86	1,76	1,44
s	0,25	0,25	0,24

Manie

	T1	T2	T3
Verum	0,13	0,50	0,41
s	0,13	0,27	0,23
Kontrollen	0,40	0	0
s	0,40	0	0

s: Standardfehler des Mittelwertes

Abb. 7.6 Lorazepam (Mittelwerte) , alle MP; U-Test
Schizophrenie: p=0.099/ 0.784/ 0.310;
Depression: p=0.149/ 0.391/ 0.479
Manie: p=0.856/ 0.452/ 0.452 alle n.s.

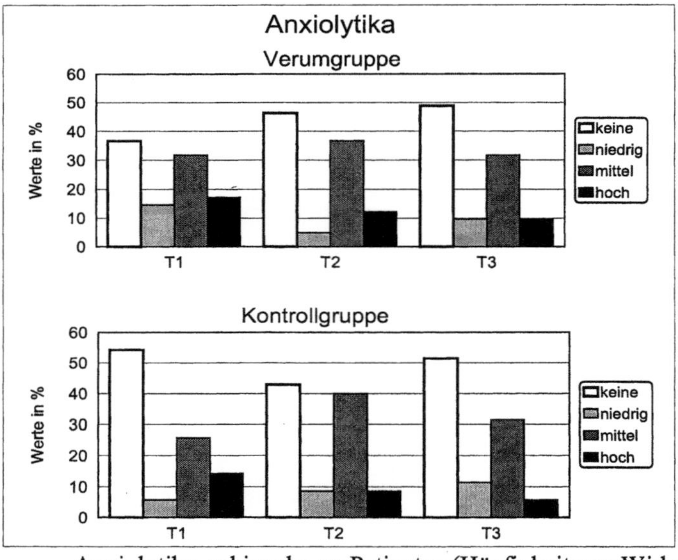

Abb. 7.7 Anxiolytika, schizophrene Patienten (Häufigkeit von Wirkdosen), alle MP; U-Test; p=0.248/ 0.996/ 0.683 n.s.

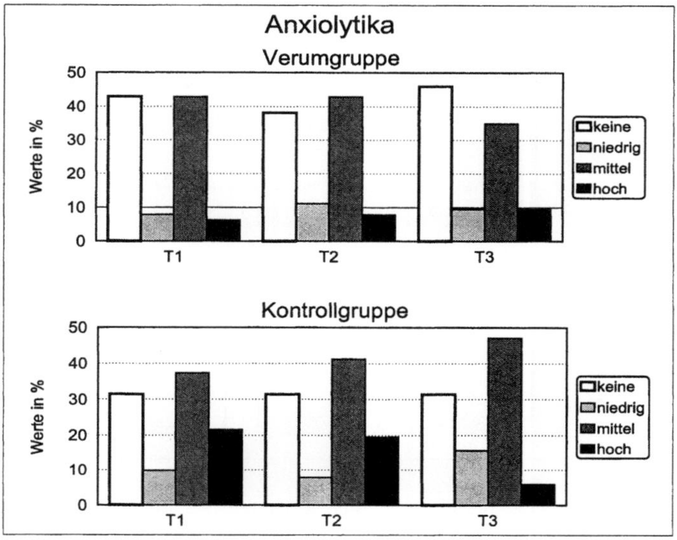

Abb. 7.8 Anxiolytika, depressive Patienten (Häufigkeit von Wirkdosen), alle MP.
U-Test; p=0.075/ 0.153/ 0.312 n.s.

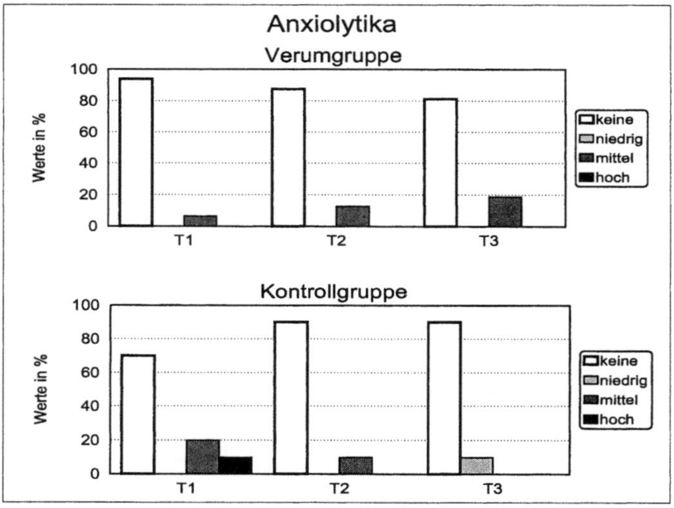

Abb. 7.9 Anxiolytika, manische Patienten (Häufigkeit von Wirkdosen), alle MP.
U-Test; p=0.310/ 0.938/ 0.660 n.s.

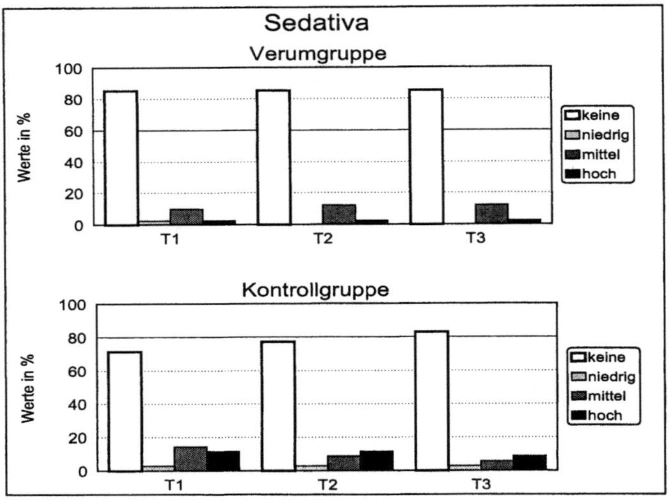

Abb. 7.10 Sedativa bei schizophrenen Patienten (Häufigkeit von Wirkdosen), alle MP.
U-Test; p=0.115/ 0.319/ 0.724 n.s.

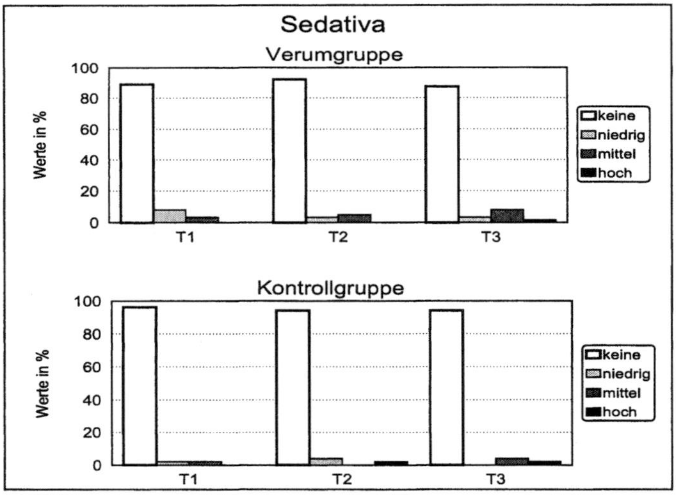

Abb. 7.11 Sedativa bei depressiven Patienten (Häufigkeit von Wirkdosen), alle MP.
U-Test; p=0.165/ 0.666/ 0.243 n.s.

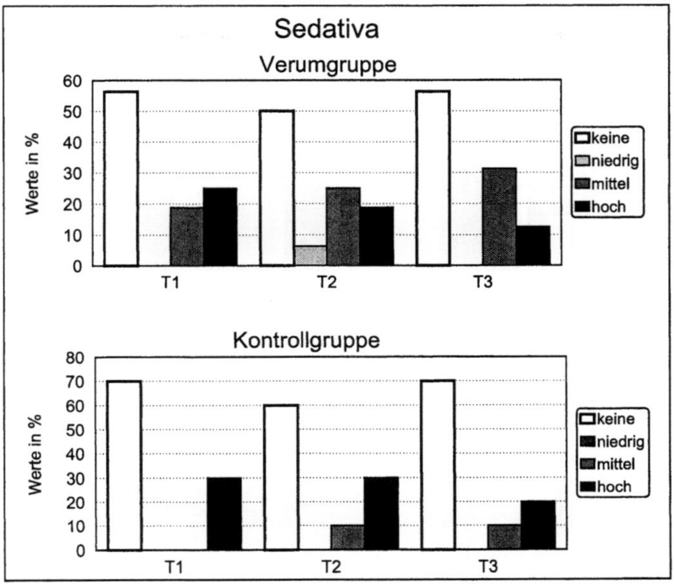

Abb. 7.12 Sedativa bei manischen Patienten (Häufigkeit von Wirkdosen), alle MP.
U-Test; p=0.737/ 0.938/ 0.737 n.s.

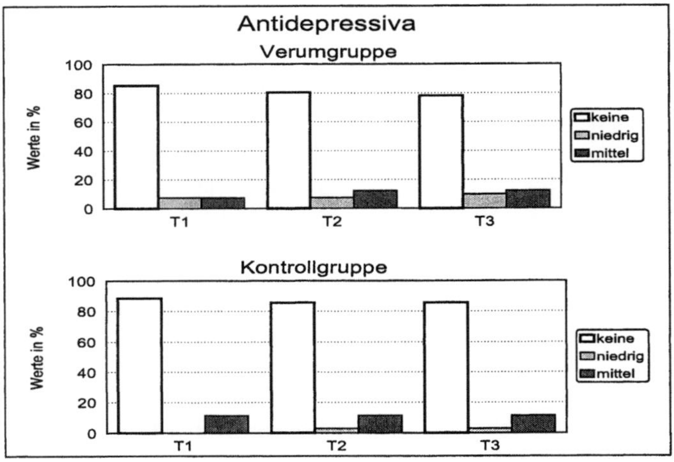

Abb. 7.13 Antidepressiva bei schizophrenen Patienten (Häufigkeit von Wirkdosen), alle MP.
U-Test; p=0.763/ 0.588/ 0.445 n.s.

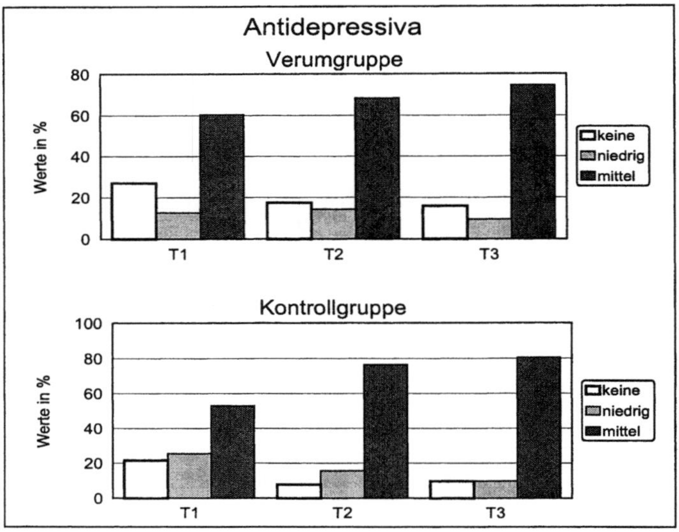

Abb. 7.14 Antidepressiva bei depressiven Patienten (Häufigkeit von Wirkdosen), alle MP. U-Test; p=0.739/ 0.254/ 0.423 n.s.

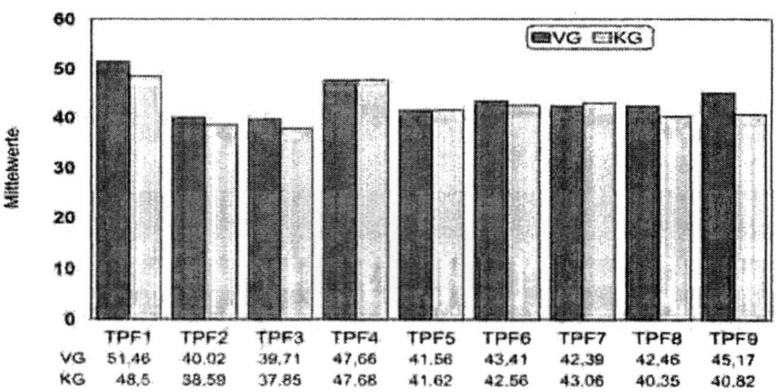

Abb. 7.15 Persönlichkeitsmerkmale nach dem Trierer Persönlichkeitsfragebogen (TPF)
Schizophrene Patienten, MP 3 (Tag 28)
Mann-Whitney U-Test für alle PKM: n. s.; namentlich für TPF 1: p = 0.122; für TPF 9: p = 0.213

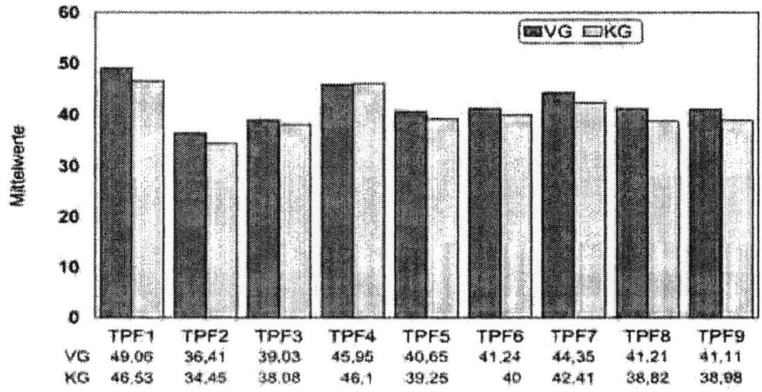

Abb. 7.16 Persönlichkeitsmerkmale nach dem Trierer Persönlichkeitsfragebogen (TPF)
Depressive Patienten, MP 3 (Tag 28)
Mann-Whitney U-Test für alle PKM: n. s.; namentlich für TPF 1: p = 0.261; für TPF 7: p = 0.402

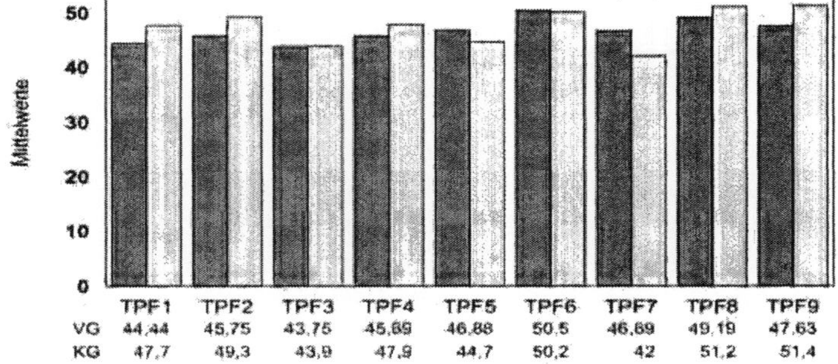

Abb. 7. 17 Persönlichkeitsmerkmale nach dem Trierer Persönlichkeitsfragebogen (TPF)
Manische Patienten, MP 3 (Tag 28)
Mann-Whitney U-Test für alle PKM: n.s.; namentlich für TPF 2: p = 0.336; für TPF 7: p = 0.286

7.5.2 Dropouts

46 Patienten (17,56 %) verließen die Studie vorzeitig. Die Gründe sind in der folgenden Tabelle aufgeführt:

Tabelle 7.11 Ein- und ausgeschlossene Patienten

Randomisierung

Verumgruppe n=139 | Kontrollgruppe n=123

Vorzeitige Entlassung:	10	vorzeitige Entlassung:	10
im Verlauf Kooperation abgelehnt	4	im Verlauf Kooperation abgelehnt	6
Überschreiten der Fehlzeittoleranz	4	Verlangen, die Gruppe zu wechseln	6
verstorben	1	Entlassung auf eigenen Wunsch	2
		Abgabe der Testbögen verweigert	1
		in falsche Gruppe geschickt	1
		Überschreiten der Fehlzeittoleranz und Sprach- und Verständigungsprobleme	1
Dropouts VG	19	Dropouts KG	27
Ausgewertet VG	120	Ausgewertet KG	96

Vorzeitige Entlassung durch die Stationsärzte kam vor allem am Anfang der Studie verhältnismäßig oft vor und war Implementierungsschwierigkeiten und Kommunikationsdefiziten mit den behandelnden Ärzten geschuldet. *Ablehnung weiterer Kooperation* durch Patienten mit Weigerung, weitere Testbögen auszufüllen oder an den Maßnahmen teilzunehmen, war der zweithäufigste Drop-out-Grund. Einige Patienten unterschritten die wöchentliche Fehlzeit-Toleranz von 25 % oder baten - als Teilnehmer der Selbstbeschäftigungsmaßnahme - von sich aus ultimativ um Teilnahme an der Ergotherapie. Die höhere Abbruchquote von in die Kontrollgruppe randomisierten Studienteilnehmern war in der Wahrnehmung des Pflegepersonals und der Studienleiter auch Ausdruck subjektiver Unzufriedenheit: nicht nur damit, an Selbstbeschäftigung teilzunehmen, sondern gleichzeitig auch damit, an der Ergotherapie *nicht* teilzunehmen. Tatsache war, dass die Studienleiter und auch das Pflegepersonal immer wieder von Teilnehmern an der Selbstbeschäftigungsmaßnahme in Diskussionen verwickelt wurden, in denen Unmut über die Selbstbeschäftigung geäußert wurde. Von ärztlicher Seite wurde hierbei versucht, neue Motivation aufzubauen und es dürfte eine nicht unerhebliche Anzahl von Kontrollgruppen-Patienten auf diese Weise in der Studie verblieben sein. Dieser Umstand ist inhaltlich im Zusammenhang mit Patientenzufriedenheit von Bedeutung und wird an entsprechender Stelle (7.10.4) diskutiert. Formal muss er im Zusammenhang mit der Analysestrategie diskutiert werden.

7.5.3 Analysestrategie: Intention-to-treat- versus On-treat -Analyse

Die Frage, ob eine Intention-to-treat- oder eine on treat-Analyse zu verfolgen sei, haben wir zu Beginn (1997) der Studie zu Gunsten *on treat* entschieden. Ausschlaggebend war die bereits in der Teiluntersuchung (Wadehn 2001) erkennbare Tendenz eines Motivationsgefälles der Studienteilnehmer zur Ergotherapiemaßnahme. Die Patienten der Selbstbeschäftigungsgruppe (Kontrollgruppe) hatten immer wieder Unzufriedenheit mit dieser Maßnahme geäußert und tendierten dazu, ihr fernzubleiben. Dies schärfte für die Hauptuntersuchung die Absicht, die Gefahr sorgfältig im Auge zu behalten und Noncompliance durch ständige Gesprächs- und Diskussionsbereitschaft zu minimieren. Demgegenüber stand zu befürchten, dass ein Vorgehen gemäß Intention-to-treat („analyse as randomized") diese Tendenz permittierte und am Ende der Faktor *Compliance* das Ergebnis der Effektivität übermäßig konfundieren würde.

Bei einem bekannten einseitigen Motivationsvorteil a priori für eine der zu prüfenden Maßnahmen besteht die Gefahr zahlreicher Noncompliants. In einem solchen Fall löst ITT dieses Problem letztlich zu Gunsten der „aversiven" Gruppe und beugt damit (meist) zu optimistischer Bewertung einer Prüfmaßnahme vor. Dallal (2003) hält ITT für solche Fälle nicht für angemessen. On treat hingegen schließt Noncompliants aus der weiteren Untersuchung aus - mit in der Regel günstigeren Resultaten für die Prüfmaßnahme.

On treat mit Minimierung und Protokollierung der Dropouts erschien uns als kleineres Risiko, wobei die Bemühung sich auf eine geringe Dropout-Zahl richtete (vgl. Heritier et al 2003). Weitere Gründe waren: Es ging in unserem Fall um Detektion vermutlich geringer Effekte; es lagen keine vergleichbaren Musterstudien vor, sondern lediglich Hinweise auf in der Regel hohe Dropout-Raten bei soziotherapeutischen Untersuchungen; schließlich war Intention-to-treat noch nicht als allgemeiner Analysestandard etabliert, ein Umstand, worin wiederum Dallal (2003) den Vorzug sieht, frei von möglicherweise unangemessenen Vorentscheidungen methodische Festlegungen nach der vorliegenden Problemlage zu treffen.

7.6 Messinstrumentarium und Messzeitpunkte

Die Auswahl der Testinstrumente kann sich nicht allein an den Testzielen und den Gütekriterien der Tests (Validität und Reliabilität) orientieren, sondern muss auch praktische Grenzen und Widerstände berücksichtigen, zum Beispiel die subjektiven Testvoraussetzungen der Patienten (Konzentration, Kooperation) oder Grenzen der Ressourcen der untersuchenden Institution. Schließlich muss sie die Grundbedingungen akzeptieren, unter denen Patienten psychiatrisch-stationär behandelt werden, also Liegezeiten, Behandlungsstandards, den institutionellen Rahmen mit strukturierten Behandlungsabläufen. Idealiter sollte sie sich auch an Instrumenten anderer vergleichbarer Studien orientieren, um Ergebnisse vergleichbar zu machen. Dies ist aus Gründen der oben beschriebenen Forschungslage derzeit nicht möglich. Es bedeutet aber andererseits, im Hinblick auf Folgestudien möglichst Orientierung oder gar einen Standard zu bieten.

Die Auswahl unserer Messinstrumente zielte auf die Erfassung relevanter Parameter dimensionaler Personenvariablen (s. 7.1), deren Veränderung im Prozess klinischer Besserung vor allem bei Schizophrenie und Depression, teilweise aber auch bei Manie erwartet wird und deren Veränderung mit allgemeinen Behandlungszielen der Ergotherapie, namentlich der kompetenzzentrierten Methode, kompatibel ist (DVE 1994, Scheiber 1995). Mit den Variablen Angst, Hoffnungslosigkeit, Kommunikabilität u. a. sind jeweils Konstrukte gemeint, die den klinischen Vorstellungen von Störung und Besserung nahe kommen und damit korrelieren; sie sind in den Manualen der jeweiligen Tests beschrieben und durch die Struktur der Tests operationalisiert. Wir haben auf etablierte und gut validierte Tests zurückgegriffen, um möglichst hohe Testsicherheit zu erreichen (vgl. Tabelle7.12). Ein weiterer Aspekt war eine ausreichende Änderungssensitivität der Tests, da kurze klinische Verläufe innerhalb von 4 Wochen abgebildet werden sollten. Ferner sollte bei der Testauswahl der Absicht Rechnung getragen werden, den Einfluss bestimmter stabiler Persönlichkeitsdimensionen im Sinne unabhängiger Variablen auf das Testergebnis zu kontrollieren. Dafür schien uns der Trierer Persönlichkeitsfragebogen wegen seiner Übersichtlichkeit und seiner überprüften Güte am geeignetsten (Becker 1989). Dem gleichen Zweck einer möglichen Beziehung zwischen Ergotherapie-Effekt und Persönlichkeitsvariablen diente ein Kurz-IQ-Test (MWT); aber auch dazu, den für die Testvalidität üblicherweise vorausgesetzten IQ > 80 zu verifizieren. Um mögliche Behandlungseffekte auf den Krankheitsverlauf diagnosebezogen zu ermitteln, wurden diagnosespezifische und klinische Rating-Scales verwendet (BPRS, Manie- und Depressionsskalen wie oben genannt).

Der d-2-Konzentrationstest, zum Messzeitpunkt 1 durchgeführt, diente zur Feststellung von Gleichheit bzw. Differenzen in den Gruppen hinsichtlich Konzentrationsstörungen durch Morbus oder Psychopharmaka. Die Werte wurden in der Auswertung als therapieunabhängige Variablen berücksichtigt.

Dem Anspruch einer umfangreichen Datenerhebung stand praktisch die begrenzte Belastbarkeit der psychisch kranken Patienten gegenüber. Unter Berücksichtigung dieser Tatsache halten wir Art und Umfang des eingesetzten Testinstrumentariums für einen guten Kompromiss. So hatten gleich zu Anfang weitere geeignete Tests, zum Beispiel zur Kompetenzerwartung, aus Gründen einer zu hohen Konzentrationsbelastung für die Patienten aus dem Arsenal der angewandten Testinstrumente gestrichen werden müssen. Andererseits wurde mit der KASSL ein dezidiert veränderungssensibles Instrument aufgenommen, das Hoffnungslosigkeit, Depressivität, Hemmung, Selbstwertgefühl und soziale Kompetenz im Therapieprozess gut abzubilden vermag. Schließlich werden durch STAI-X-1 und -X-2 (Angst als Zustand und Eigenschaft) Persönlichkeitsvariablen erfasst, die als überdauernd gelten und solche, die einem momentanen Zustand entsprechen. Bestimmte Variablen (z.B. Angst und Hoffnungslosigkeit) wurden speziell gemessen, andere wurden in kombinierten Tests erfasst (Selbstwirksamkeit, Kontrollüberzeugung und Zukunftskonzept).

Messzeitpunkte waren Tag 0 (MP 1), Tag 14 (MP 2), Tag 28 (MP 3); Tabelle 7.12 zeigt, wann die einzelnen Testinstrumente eingesetzt wurden.

Tabelle 7.12 Testbatterien zu den Messzeitpunkten

Messpunkt 1	**Messpunkt 2**	**Messpunkt 3**
STAI -X1 und -X2 (State-Angst-Skala und Trait-Angst-Skala)	STAI -X1 und -X2 (State-Angst-Skala und Trait-Angst-Skala)	STAI -X1 und -X2 (State-Angst-Skala und Trait-Angst-Skala)
KASSL	KASSL	KASSL
H-SA	H-SA	H-SA

SSF (Skala für Kommuni-kabilbität)	SSF (Skala für Kommuni-kabilbität)	SSF (Skala für Kommunikabil-bität)
BPRS / BRMES / BRMAS	BPRS / BRMES / BRMAS	BPRS / BRMES / BRMAS
Test d2		TPF
		MWT-B
		Fragebogen Patienteneinschätzung zur Beschäftigung

7.6.1 Messinstrumente im Einzelnen

7.6.1.1 STAI-G

Das *State-Trait-Angstinventar* STAI-G (Laux et al 1981) geht zurück auf das von Spielberger et al (1970) entwickelte *State-Trait Anxiety Inventory.* In diesem Test werden Zustandsangst (state) und allgemeine Ängstlichkeit als Persönlichkeitsmerkmal (trait) getrennt beurteilt. Es ist ein derzeit international und in Deutschland weitverbreitetes Instrument zur Angstmessung mit hoher Validität. Angst wird aufgefasst als Resultat aus erlebter Verwundung und Verwundbarkeit des Patienten. Sie zeigt das Ausmaß an Bedrohung im emotionalen Bereich und ist bei vielen Depressionsformen, oft auch bei Schizophrenien vermehrt. Das Inventar besteht aus zwei unabhängigen Selbstbeurteilungsskalen mit je 20 Items und 4 Graduierungen. Der Test ist sehr gut verständlich, die Items sind klar und kurz, und es wird nicht direkt nach „Angst" gefragt. Der Summenwert der State-Angstskala gilt als Maß für die subjektive Intensität eines emotionalen Zustandes, der durch Anspannung, Besorgtheit, Nervosität, innere Unruhe und Furcht vor zukünftigen Ereignissen gekennzeichnet ist (Wert 20 = nicht vorhanden; Wert 80 = maximale Intensität des Gefühls).

Für die Trait-Werte liegen altersadjustierte Normwerttabellen vor sowie eine Umrechnungstabelle der Rohwerte auf T-Werte mit definierten und normalisierten Verteilunscharakteristika (M = 50; s = 10).

State-Angst-Werte sind hingegen von multiplen Situationsbedingungen abhängig und lassen individuelle Angstzustände und -verläufe erkennen. Normwerte und dementsprechend auch T-Werte liegen für die State-Angst nicht vor.

7.6.1.2 SSF-Skala

Die SSF-Skala zur Messung des Selbstbildes sozialer Funktionspotenzen (Schröder 1985) ist
eine leicht zu handhabende Skala mit 15 Items zur Selbsteinschätzung von Kommunikabilität, sozialer Kompetenz und Handlungskontrolle (Einfluss auf soziales Geschehen). Es werden 4 Variablen gemessen:

1. Selbstkonzept „Kommunikabilität“
2. Selbstkonzept „Dezentrierung“
3. Bewusstsein der Umweltkontrolle
4. Selbstkontrollbewusstsein

Für die Zwecke dieser Untersuchung war die Messung des Konstruktes „Kommunikabilität“ sinnvoll und ausreichend. Kommunikabilität meint die allgemeine Kommunikationsfähigkeit i. S. von Bereitschaft und Befähigung zur Aufnahme und zur Gestaltung sozialer Kontakte. Die Skala Kommunikabilität (Skala 1-SK) umfasst 15 Items, die jeweils durch eine von neun Antwortkategorien beantwortet werden sollen (-4 = unbedingte Verneinung bis +4 = unbedingte Bejahung). Bei der Auswertung sind die Polung der Items sowie die unterschiedliche Bepunktung der Antwortkategorien besonders zu beachten. Ein Punktsummenwert < 65 deutet auf eine verminderte Kommunikabilität hin (Schröder 1985).

7.6.1.3 KASSL

Ein besonders änderungssensitives und bewährtes Instrument zur Erfassung von Wandlungsprozessen unter (vor allem gesprächs-) psychotherapeutischen Einflüssen ist die Kieler änderungssensitive Symptomliste (KASSL) von Zielke (1979). Die relevanten Skalen der KASSL - soziale Kontaktstörung (SK), Verstimmungsstörungen (Ve), Berufsschwierigkeiten (Be), Konzentrations- und Leistungsstörung (KL), Symptombelastung (Sb), Änderungssensitivität (C2) und -insensitivität (C5) - vermitteln therapierelevante Informationen über Symptome und verschiedene Bereiche gestörten Erlebens und Verhaltens. Die KASSL besteht aus 50 Items, die 7 faktorenanalytisch gebildetetn Skalen zugeordenet werden:
(1) Symptombelastung (Sb): Gesamtwert aus SK,Ve, Be, KL. Er erfasst Einschränkungen des Sozialverhaltens und Behinderungen im Arbeits- und Leistungsverhalten, die überwiegend durch Verstimmungsstörungen und unangenehme Gefühlszustände bedingt sind.

(2) Soziale Kontaktstörungen (SK): Die Skala erfasst Störungen im sozialen Bereich wie mangelndes Selbstvertrauen, Angst vor anderen Menschen, Minderwertigkeitsgefühle oder soziale Kontaktarmut.
(3) Verstimmungsstörungen (Ve): Erfasst vorwiegend depressiv getönte Stimmungen und Stimmungsschwankungen wie Lebensüberdruss, Überlastungsgefühle, Gefühl der Schwermut, Gefühl der fortwährenden Anspannung u. a.
(4) Berufsschwierigkeiten (Be): Erfasst subjektive Einschätzungen berufsbezogener Probleme wie Gefühl der Haltlosigkeit, mangelndes Interesse am Beruf, Entschlusslosigkeit, berufliche Hemmungen u. a.
(5) Konzentrations- und Leistungsstörungen (KL): Erfasst tätigkeitsspezifische Störungen wie Konzentrationsschwierigkeiten, Leistungsschwäche, Versagensangst, Lernschwierigkeiten u. a.
(6) Sensitivität (C2): Erfasst 16 Beschwerden, die sensitiv vor allem für gesprächspsychotherapeutische Behandlung sind - überwiegend durch Verstimmungsstörungen bedingte Einschränkungen im Leistungs-, Erlebens- und Verhaltensbereich.
(7) Insensitivität (C5): Eine Zusammenstellung von 20 Items mit geringen Varianzen der Änderungswerte, die berufsbezogene Probleme und Störungen im Sozialbereich erfassen (Zielke 1979).

7.6.1.4 H-SA-Skala

Die H-Skalen (Krampen 1994) sind ökonomische, standardisierte Instrumente zur Erfassung von Hoffnungslosigkeit, die über verschiedene Handlungs- und Lebensbereiche generalisiert ist. Hoffnungslosigkeit schließt Kompetenz- und Kontingenzerwartungen und zugleich auch veränderte Bewertungen von Handlungs- und/oder Lebenszielen ein und kann somit als ein komplexes erwartungswert-theoretisches Konstrukt verstanden werden. Weitere theoretische Grundlagen bilden kognitive Theorien der Ätiologie, Phänomenologie und Therapie depressiver Störungen (Beck 1970, 1972). Hoffnungslosigkeit wird aber auch als Sekundärsymptom zahlreicher psychischer, psychosomatischer und somatischer Störungen verstanden und Hoffnung als grundlegende Qualität menschlichen Handelns und Erlebens (Krampen 1988).

Die H-Skalen sind in zwei Versionen mit jeweils zwei parallelen *Halbformen* verfügbar: Die Standardversion der H-Skala (H-S-Skala) enthält 20 Aussagen, die vom Probanden als zutreffend oder nicht zutreffend („richtig“ bzw. “falsch“) gekennzeichnet werden. Sie ist für klinische Patienten mit psychischen und/oder ausgeprägten psychosomatischen Störungen konzipiert.

Die Parallelformen der H-S-Skala (H-SA bzw. H-SB) enthalten jeweils nur 10 Items. Die diagnostischen Differenzierungen genügen sowohl klinischer Differentialdiagnostik als auch der Evaluation therapeutischer Effekte. Die kürzeren Parallelformen eignen sich besonders für standardisierte und idiographisch ausgerichtete Messwiederholungen (auch in kurzen Zeitabständen).

7.6.1.5 TPF

Der Trierer Persönlichkeitsfragebogen (Becker 1989) wurde verwandt, um die annähernde Gleichverteilung der Persönlichkeitsfaktoren zu kontrollieren bzw. im Falle signifikanter Abweichungen die Resultate mit beständigen Persönlichkeitsmerkmalen oder -profilen korrelieren zu können. Wie durch Retestreliabilitätsstudien belegt wird, erfasst der TPF relativ stabile Eigenschaften. Er versteht sich als Instrument zur mehrdimensionalen Persönlichkeitsdiagnostik (Becker 1989). Er zielt zum Einen im Rahmen der systemischen Theorie der Persönlichkeit (Becker und Minsel 1986) auf die Messung zweier unabhängiger varianzstarker „Superfaktoren" der Persönlichkeit ab: Verhaltenskontrolle (TPF 1) und Seelische Gesundheit (TPF 2).
Zum Andern wird seelische Gesundheit auf der Ebene von 7 konstituierenden Komponenten erfasst, die ihrerseits faktorenanalytisch den drei Bereichen seelisch-körperliches Wohlbefinden, Selbstaktualisierung und selbst- und fremdbezogene Wertschätzung zugeordnet werden können. Deren Indikatoren sind:

Sinnerfülltheit versus Depressivität (TPF 3)
Selbstvergessenheit versus Selbstzentrierung (TPF 4)
Beschwerdefreiheit versus Nervosität (TPF 5)
Expansivität (TPF 6)
Autonomie (TPF 7)
Selbstwertgefühl (TPF 8)
Liebesfähigkeit (TPF 9)

Der Test besteht aus insgesamt 120 Items, die 9 Skalen zugeordnet sind. Die Antwortkategorien lauten „immer"; „oft"; „manchmal"; „nie". Die Eignung für den Einsatz auch bei klinischen Patienten wurde eigens nachgewiesen (Becker 1989). Wir haben den Test seines großen Umfangs wegen zum 3. Messpunkt ausgegeben unter der Annahme verbesserter kognitiver - und Aufmerksamkeitsvoraussetzungen nach 4-wöchiger klinischer Behandlung.

7.6.1.6 MWT-B

Der Mehrfach-Wortwahltest (MWT-B) von S. Lehrl (1989) ist ein standardisiertes insensitives und altersstabiles Verfahren zur zeitökonomischen Messung des allgemeinen kristallinen Intelligenzniveaus (Horn und Cattell 1966). Aufgrund weitgehender Störungsunabhängigkeit bzw. -insensitivität erlaubt der MWT eine Abschätzung des Intelligenzniveaus vor Ausbruch einer psychischen Erkrankung (prämorbider IQ). Das Intelligenzniveau ermöglicht Aussagen über den Verlauf verschiedener psychischer Erkrankungen (Faustregel: je intelligenter, desto günstiger). Im Übrigen ist dieser Faktor bei Gruppenvergleichen von Bedeutung, da beispielsweise Selbstbeurteilungen von Patienten unterhalb eines IQ von 80 nicht mehr verlässlich sind (von Zerssen 1976). Ferner liegen Untersuchungen vor, die zeigen, dass psychotherapeutische Maßnahmen bei Patienten mit höherem IQ rascher zum Erfolg führen (Enke 1960 zit. nach Lehrl 1989). Diese Sachverhalte sind auch für die vorliegende Ergotherapiestudie relevant. Um Patienten mit einem niedrigen IQ als mögliche Störgrößen zu erfassen und um die Benutzbarkeit der Messinstrumente durch die untersuchte Population festzustellen, wurde dieser Test in das Testprogramm der Studie aufgenommen. Deshalb und wegen vermuteter Zusammenhänge zwischen Intelligenz und handwerklicher oder künstlerischer Kompetenz erschien die Kontrolle dieser Kovariable sinnvoll, wobei ein verbreiteter Durchschnittsbereich (IQ 85-127) von theoretisch möglichen Störwerten oberhalb und unterhalb dieses Bereiches unterschieden wurde.

7.6.1.7 Psychopathologieskalen (BRMES, BRMAS, BPRS)

Diese klinischen Fremdbeurteilungsskalen zur Objektivierung und Quantifizierung psychopathologischer Befunde sind weithin gebräuchlich und brauchen nur kurz beschrieben zu werden.

Die Bech-Rafaelsen-Melancholie-Skala (BRMES) misst den Schweregrad einer Depression. Die Skala enthält 11 Items, die entsprechend ihrer Ausprägung auf einer 5-stufigen Skala beurteilt werden. Der Gesamtrohwert lässt Aussagen über die Ausprägung der Depression zu und ergibt sich aus der Addition aller Punkte; er liegt zwischen 0 und 44:

Summenrohwert	Ausprägungsgrad
6 – 14	leicht
14 – 25	mäßig
26 – 44	schwer

Die BRMES umfasst einen Beurteilungszeitraum von 3 Tagen. Sie eignet sich für Verlaufsbeschreibungen, da sie Veränderungen während antidepressiver Behandlung sensitiv anzeigt.
Für internationale Studienvergleiche liegen Übersetzungen in die wichtigsten Sprachen mit entsprechenden Validitäts- und Relibilitätsbelegen vor (CIPS 1996).

Die Bech-Rafaelsen-Manie-Skala (BRMAS) dient analog zur Erfassung des Schweregrades manischer Zustände. Die Skala besteht ebenfalls aus 11 Items mit je 5-stufiger Beurteilungsskala.

Summenrohwert	Ausprägungsgrad
< 18	leicht
18 – 28	mittelgradig
> 28	schwer

Es werden der Tag der Exploration und 2 vorhergehende Tage einschließlich der Nächte erfasst. Die Skala ist ebenfalls für Verlaufsmessungen geeignet (CIPS 1996).

Die Brief Psychiatric Rating Scale (BPRS [Overall und Gorham 1962]) dient der Einschätzung des Ausmaßes psychotischer Erkrankungen. Sie erfasst die wichtigsten psychopathologischen Symptome (18 Symptomenkomplexe in der von uns verwendeten Grundversion) auf einer 7-stufigen Skala und zielt auf die Hauptfaktoren Denkstörung, Feindseligkeit und sozialer Rückzug. Symptomveränderungen können ökonomisch und reliabel erfasst werden.

BRMES und BRMAS können definitionsgemäß als störungsgruppenbezogenes (ICD-10: F3 - Affektive Störungen) Messinstrument bezeichnet werden; die BPRS gilt demgegenüber zwar als störungsgruppenunabhängig, wird aber in praxi ganz überwiegend bei psychotischen Störungen aus dem schizophrenen Formenkreis (ICD-10: F.2) benutzt (Freyberger et al 2002).

7.6.1.8 Test d2 Aufmerksamkeits-Belastungs-Test

Der Test d2 (Brickenkamp 1994) zählt zur Kategorie allgemeiner Leistungstests. Der Test misst keine speziellen Leistungen (Intelligenz, technisches Verständnis u.a.), sondern Konzentration und Aufmerksamkeit als allgemeine Voraussetzungen für die Erzielung von Leistungen (Rützel 1977, Brickenkamp und Karl 1986). Die Durchführung verlangt vom Probanden lediglich Aufmerksamkeit und Konzentration, aber keine spezifischen Fähigkeiten und

Fertigkeiten. Der Test d2 verlangt eine auf externe visuelle Reize bezogene Konzentrationsleistung; sie ist auf die individuelle Koordination von Antriebs- und Kontrollfunktionen zurückzuführen. Diese manifestieren sich im Test in 3 Verhaltenskomponenten:

1. im Tempo bzw. in der Quantität, d. h. in der Menge des in bestimmter Zeit bearbeiteten Materials - (Antrieb)
2. in der Qualität, d. h. der Güte, Sorgfalt und Genauigkeit der Bearbeitung - (Kontrolle) sowie
3. im zeitlichen Verlauf der Leistung, der Rückschlüsse auf Besonderheiten des Arbeitsverhaltens: Anfangserregung, Konstanz oder Instabilität, Ermüdung, u. a., ermöglichen soll.

Die Konzentrationsleistung ist das Ergebnis aus der individuellen Koordination dieser Verhaltenskomponenten, theoretisch formuliert ist sie das Resultat aus dem Zusammenwirken von Antriebs- und Steuerungsinstanzen (Brickenkamp 1994). Die Anwendung des Tests d2 erfolgt u. a. in der Verkehrspsychologie, klinischen Psychologie, Pharmakologie und Arbeitspsychologie.

Der Test besteht aus 14 Zeilen mit den Buchstaben d und p, die mit Strichen versehen sind. Der Proband soll nach standardisierter Instruktion alle d, die mit 2 Strichen versehen sind, durchstreichen. Dabei ist eine Zeit von 20 Sekunden pro Zeile vorgegeben. Die Auswertung ergibt folgende Messwerte:

- GZ: Gesamtzahl aller bearbeiteten Zeichen: quantitative Leistungsvariable, hoch reliables Kriterium des Bearbeitungstempos
- F: Fehlerrohwert (Summe aller Fehler, setzt sich aus Auslassungsfehlern und Verwechslungsfehlern zusammen): Zwischenergebnis zur Berechnung von F % und GZ-F
- F-Vert: Fehlerverteilung: Anhaltspunkt für Verteilung der Fehler in den einzelnen Testphasen
- F%: Fehlerprozent: qualitative Leistungsvariable, Fehleranteil innerhalb des bearbeiteten Testteils
- SB: Schwankungsbreite (Differenz zwischen maximaler und minimaler Teilzeitleistung): Hinweis auf konstantes oder wechselhaftes Arbeitstempo während des Testverlaufs, wenig reliabel
- GZ-F: Gesamtleistung: Maß der einfach fehlerkorrigierten Menge, hochreliabel, nicht verfälschungsresistent
- KL: Konzentrationsleistung: Anzahl der erzielten Treffer abzüglich der Fehlerreaktionen (Verwechslungsfehler), hoch reliabel, verfälschungsresistent

Die Normwerte (anhand der Rohwerte aus Tabellen ermittelt) können in einem Diagramm veranschaulicht werden und geben Auskunft über die Tempoleistung (Antrieb, Aktivität) und die Sorgfaltsleistung, womit dann Aufmerksamkeit und Konzentration beurteilt werden (Brickenkamp 1994).

Dieser Test wurde ausgewählt, um eventuell auftretende pharmakogene oder morbusbedingte Konzentrationsstörungen, die den Therapieverlauf beeinflussen könnten, zu kontrollieren.
Es liegen Berichte vor, wonach die Benzodiazepine Lorazepam und Clobazam, aber auch das niedrigpotente trizyklische Antipsychotikum Thioridazin die Konzentrationsleistung dosisabhängig verschlechterten (Kleindienst-Vanderbeke 1984, Meyer et al 1984).

Als Maßzahl ging GZ-F in Form der altersadaptierten T-Werte in unsere Berechnung ein. Der Test wurde einmalig zum Messpunkt 1 eingesetzt.

7.6.1.9 Fragebogen Patienteneinschätzung der Beschäftigung

Es handelt sich um einen von den Studienleitern erstellten Fragebogen, der zum letzten Messpunkt die Zufriedenheit der Patienten mit der jeweils in Anspruch genommenen Art der Beschäftigung (Programmmaßnahme oder Selbstbeschäftigung) erfassen soll. In Anbetracht der Entscheidungsprobleme vor allem schizophrener Patienten wurden die Fragen sehr einfach und direkt formuliert und mit einer 4-stufigen Antwortskala versehen, die eindimensional eine differenzierte Beantwortung ermöglichte. Derselbe Fragebogen wurde für alle Diagnosegruppen verwendet. Die Fragen lauten:

1. Was haben Sie gemacht? - Ergotherapie oder Selbstbeschäftigung?
2. Wie fanden Sie diese Form der Beschäftigung?

Es sind (bei 2.) vier Antworten möglich: „sehr gut“, „gut“, „mäßig gut“, „nicht gut“ (vgl. auch Anhang); sie lassen die Beurteilung der Selbstbeschäftigung und der offenen Werkgruppe (Programmmaßnahme) durch die Patienten graduell ausreichend und klar unterscheiden und gestatten Rückschlüsse auf die maßnahmebezogene Zufriedenheit der Patienten.

7.7 Durchführung

Die Datenerhebung erfolgte über vier jahre mit einer personalbedingten 10-monatigen Unterbrechung. Die praktischen Vorbereitungen hatten zuvor einen erheblichen zeitlichen (ca. ½ Jahr), organisatorischen (Eingriff in die Strukturen des Stationsalltages, Beachtung der räumlichen Gegebenheiten etc.) und kommunikativen (direkte Beteiligung verschiedener Berufsgruppen wie Ärzte, Psychologen, Pflegepersonal und Ergotherapeut(inn)en) Aufwand erfordert. Vor allem dem Pflegepersonal fiel es im Vorfeld schwer, den für die Kontrollgruppe geforderten Verzicht auf Ergotherapie zu bejahen und die Kontrollgruppen-Maßnahme aktiv zu unterstützen. (Ohne entschiedene Überzeugungsarbeit und die Autorität des Klinikdirektors wäre die Studie bereits an dieser Stelle gescheitert). Zur Vorbereitung gehörte ferner die Erstellung einer Datenbankstruktur zur Dokumentation der erhobenen Daten. Das Studiendesign wurde von der Ethik-Kommission der Medizinischen Fakultät Carl Gustav Carus der Technischen Universität Dresden genehmigt. Von jedem eingeschlossenen Patienten liegt die schriftliche Einwilligungserklärung nach *informed consent* vor. Die Daten wurden von zwei Doktoranden und dem Studienleiter erhoben, und zwar wurde derselbe Patient in 203 von 216 Fällen (94 %) zu allen drei Messzeitpunkten von der gleichen Untersuchungsperson betreut. Die Psychopathologieskalen wurden unter Mitarbeit und im Beisein der Stationsärzte von den Untersuchern ausgefüllt. Alle Patienten in der Verum- und Kontrollgruppe erhielten zu Beginn (Tag 0), nach zwei Wochen (Tag 14) und am Ende der Untersuchungszeit (Tag 28) die weiteren Fragebögen KASSL, STAI-G, HSA und SSF. Der d2-Test wurde nur zu Beginn, der MWT sowie der TPF (Trierer Persönlichkeitsfragebogen) und der Fragebogen zur Bewertung der jeweiligen Maßnahme wurden den Patienten nur am Ende der Untersuchungszeit (Tag 28) vorgelegt (vgl. Tabelle7.12). Die umfangreichen Fragebögen mussten nachgesehen und häufig den Patienten mit der Bitte um Vervollständigung erneut vorgelegt werden. Kommunikatives Engagement der Studienleiter war unabdingbare Voraussetzung der vollständigen Datengewinnung. Vermutlich wäre auch die Quote der Drop-outs namentlich aus der Kontrollgruppe ohne dieses Engagement höher ausgefallen.

7.8 Statistische Strategie und Methoden

Prozedural war zu klären, ob und gegebenenfalls welche Unterschiede zwischen den Untersuchungsgruppen, d.h. zwischen Verum- und Kontrollgruppe(n), vor, während (nach zwei-) und nach 4-wöchigem Verlauf am Prüfstein definierter Konstrukte erkennbar sind.

Die biometrische Hypothese der Nichtexistenz solcher Unterschiede war also zu überprüfen.
Dies bedeutet: Wenn die Hypothese mit einer Irrtumswahrscheinlichkeit $p \leq 0.05$ abgelehnt werden muss, können vorhandene Unterschiede dann im Sinne des Nachweises eines Gewinns ergotherapeutischer Maßnahmen (oder ggf. auch der Kontrollmaßnahme) interpretiert werden, wenn im Verlauf Unterschiede in den *therapieabhängigen* Merkmalen durch die statistische Analyse erkennbar sind.

Die *statistische Analyse* wird bei Vorliegen einer größeren Anzahl erfaßter Variablen üblicherweise in zwei Stufen durchgeführt (Backhaus et al 2000, Sachs 2004, Röhr et al 1983):

1. Univariate Merkmalsanalyse: Sämtliche therapieabhängigen Variablen bzw. Erfassungsinstrumente werden einzeln nacheinander betrachtet unter der Fragestellung, ob sich bestimmte Variablen im Hinblick auf die oben formulierte biometrische Hypothese als geeignet oder unbrauchbar zeigen. Gegebenenfalls führt dies zu einer Vorauswahl geeigneter Merkmale.

3. Die anzuschließende multivariate Merkmalsanalyse trägt darüber hinaus dem Umstand Rechnung, dass in der Psychiatrie und besonders bei psychotherapeutischen und sozioterapeutischen Interventionen einzelnen Merkmalen oft wenig Bedeutung für die Beschreibung therapierelevanter Sachverhalte zukommt, wohl aber ihrer Vielzahl und ihrer gegenseitigen Beeinflussung. Es müssen also sehr komplexe Gegebenheiten bzw. Prozesse abgebildet werden (s. 4. oben [vgl. Clauß et al 2002, Krummenauer 2002]).

Daher wurden in unserer Untersuchung zunächst univariate Gruppenvergleiche zwischen Verum- und Kontrollgruppe durchgeführt. Im Weiteren wurde eine (multivariate) *Diskriminanzanalyse* gerechnet mit den drei Schritten: Detektion trennwirksamer Variablen und Trends, Berechnung der Diskriminanzfunktionen und Berechnung der Reklassifikationsraten für Verum- und Kontrollgruppen. Die Diskriminanzanalyse führt (weiter gehend als eine multivariate Varianzanalyse) auch zu Aussagen über die erreichte Trennungsgüte (geschätzt durch einfache oder kreuzvalidierte Reklassifikation), wodurch ein anschauliches Maß der Gruppenunterschiede gegeben ist.

Signifikanzprüfungen erfolgten mittels F-Test bzw. t-Test in den univariaten und mittels F-Test bzw. χ^2-Test in den multivariaten Vergleichen.

Die statistische Auswertung erfolgte mit dem Statistik-Programmsystem SPSS, Version 11.0. Für die Variablen konnte annähernde Normalverteilung vorausgesetzt werden. Die multiplen Mittelwertvergleiche einer jeweiligen Zielvariablen sind Tukey-adjustiert.

Die Aufdeckung von Unterschieden zwischen den genannten Gruppen, die als Therapieeffekt interpretierbar sind, wird durch mindestens vier Sachverhalte erschwert:

1. können die Messinstumente zur Erfassung therapierelevanter Effekte ungeeignet oder unzureichend sein (Validitätsdefizit).
   (Zur Auswahl der Erfassungsinstrumente sei auf Kapitel 7.6 verwiesen).

2. können Unterschiede zwischen Gruppen durch sogenannte Störgrößen (Confounder) verdeckt oder aber auch vorgetäuscht werden.

   Häufig werden in medizinisch-statistischen Untersuchungen das Alter sowie das Geschlecht, aber auch Bildung u. a. als verzerrende Einflussgrößen beobachtet. Um solcher Verzerrung vorzubeugen, wurden die Patienten den Gruppen durch Radomisierung zugeordnet und die Anzahl der Patienten groß gewählt. Dadurch kann erwartet werden, dass sich diese Störeinflüsse zufällig auf die Gruppen verteilen und sich die durch sie induzierten Störeffekte nivellieren. Dies ließ sich faktisch sehr weitgehend bestätigen (vgl. Abb. 7.1 - 7.4, Tabellen 7.1 - 7.6, 7.9 -7.10)

3. Da die Ergotherapie neben anderen Therapiearten eingesetzt wird (Pharmakotherapie, ärztliche Gesprächstherapie, Stationsmilieu), muss der statistischen Analyse die relativ einschneidende Annahme einer Gleichverteilung der Effekte dieser Therapiearten zugrundegelegt werden. Bei aller Sorgfalt der Durchführung und Dokumentation therapeutischer Interventionen ist diese Annahme selbstverständlich nur näherungsweise erfüllbar. Auch hier kann man aber auf Grund der Randomisierung sowie hinreichend großer Stichprobenumfänge auf eine annähernde Gleichverteilung dieser Effektmuster hoffen - überprüfbar war die Richtigkeit dieser Annahme im Rahmen des gewählten Untersuchungsdesigns nicht.

4. können psychiatrische und psychotherapeutische Behandlungserfolge in der Regel nur mit Hilfe einer größeren Anzahl von Merkmalen

sinnvoll beschrieben werden bzw. schlagen sich solche Effekte in einer größeren Anzahl von Merkmalen nieder. Dies dürfte auch für Ergotherapie gelten. Dadurch sind Effekte schwer verifizierbar und wahrscheinlich nicht an einzelnen Merkmalen allein ablesbar. Für die statistische Analyse resultiert aus diesem fachspezifischen Sachverhalt die Aufgabe, aus der relativ großen Menge der erfaßten (therapieabhängigen) Merkmale diejenigen herauszufinden, die der Verdeutlichung eines Behandlungserfolg dienen. Eine *geeignete Merkmalsauswahl* ist somit das Mittel zur Veranschaulichung von Unterschieden zwischen Verum- und Kontrollgruppe.

7.9 Resultate

7.9.1 Resultate im univariaten Modell für die Gesamtgruppe

Sowohl für die Verum- als auch die Kontrollgruppe waren zunächst statistische Maßzahlen wie Mittelwert und Standardabweichung bzw. -fehler zu ermitteln. Sie ließen, wie vermutet, Gruppenunterschiede nur in geringem Maße erkennen. (Eine einfache univariate Prüfung auf Signifikanz mittels t-Test nach Student ergab in keinem Fall signifikante Gruppenunterschiede).

In der folgenden Tabelle 7.13 sind Unterschiede zwischen Gesamtverum- und Kontrollgruppe (ohne diagnostische Differenzierung) repräsentativ dargestellt im Hinblick auf die Variablen (Mittelwerte):

- Angst als Eigenschaft
- Konzentrations- und Leistungsstörungen
- Sensitivität
- Berufsschwierigkeiten
- Insensitivität
- Hoffnungslosigkeit
- Symptombelastung

Tabelle 7.13 Mittelwerte (T-Werte), MP 1-3,
s = Standardfehler des Mittelwertes

	Verumgruppe T1	T2	T3	Kontrollgruppe T1	T2	T3
Angst als Eigenschaft (STAI, Skala X2)	65,74 *s=0,972*	62,03 *1,021*	61,17 *1,036*	65,91 *0,924*	62,87 *1,046*	62,34 *1,030*
Konzentrations- u. Leistungsstörungen	51,8 *S=0,861*	49,65 *0,882*	48,98 *0,928*	51,96 *0,964*	49,49 *1,068*	49,12 *1,001*
Sensitivität (KASSL, Skala C2) (überwiegend durch Verstimmungsstörungen bedingte Einschränkungen im Leistungs-, Erlebens- und Verhaltensbereich)	48,32 *s=1,160*	44,46 *1,150*	42,71 *1,178*	48,22 *1,053*	44,36 *1,306*	43,14 *1,387*
Berufsschwierig-Keiten (KASSL),	50,89 *s=0,919*	49,21 *0,901*	47,73 *0,908*	51,08 *0,898*	49,44 *1,024*	46,49 *1,002*
Insensivität (KASSL, Skala C5)	49,06 *S=0,913*	46,47 *0,885*	45,53 *0,916*	49,78 *0,975*	47,21 *1,170*	45,09 *1,008*
Hoffnungslosigkeit (H-Skalen)	59,79 *s=0,874*	57,79 *0,911*	57,50 *1,014*	60,52 *0,833*	59,11 *0,925*	58,65 *0,950*

Anhand der Mittelwerte der Gesamtverum- und Kontrollgruppe wird ersichtlich,

1. dass sich viele Merkmale über die Zeit verändern, d.h. sich an den Messpunkten 1, 2 und 3 unterscheiden;

2. dass die geringen Unterschiede zwischen den Gruppen (VG/KG) bei Beginn (T1) im Verlauf weitgehend konstant bleiben. Stets zeigt sich zwar ein Trend in erwarteter Richtung, aber er betrifft beide Gruppen nahezu gleich; er ist tendenziell in der ersten Phase der Behandlung stärker als in der zweiten und entspricht Prozessverläufen, wie sie in der Psychopharmakotherapie und auch in der Psychotherapie bekannt sind (Lueger 1995). Ein minimaler Ausprägungszuwachs zugunsten der Programmgruppe zeigt sich bei den Variablen *Angst als Eigenschaft, Sensitivität* und *Hoffnungslosigkeit.* Die Effektstärken liegen aber im Minimalbereich unter 10 % und sind nicht signifikant.

7.9.2 Resultate im univariaten Modell in Abhängigkeit von der Diagnose

Die nach Diagnosen geordneten Mittelwertvergleiche zeigen für viele Merkmale deutliche Unterschiede zwischen den drei Diagnosegruppen; sie können an den Graphiken der Abbildungen 7.18 - 7.31 im Folgenden direkt abgelesen werden und werden jeweils beschrieben.

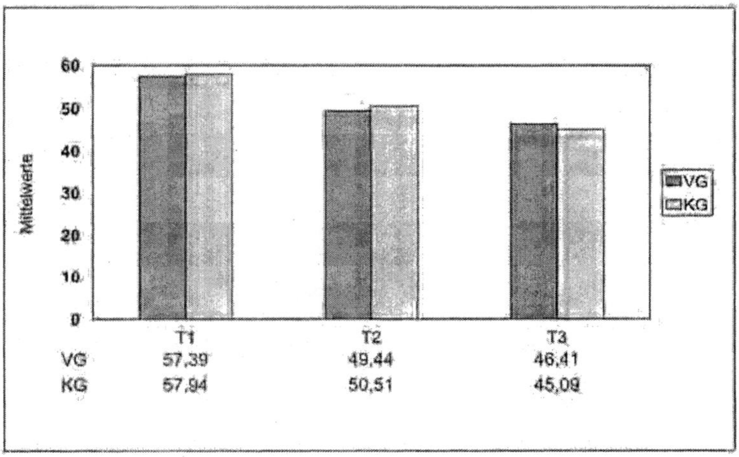

Abb. 7.18 Schizophrene Patienten (n=76), Psychopathologie-Skalen (BPRS), MP 1-3.
Unterschied zwischen VG und KG im Verlauf.
Greenhouse-Geisser-F-Test; p = 0,636 n.s.

BPRS (schizophrenietypische Psychopathologie)

Die schizophrenen Patienten zeigten im Durchschnitt zu Beginn deutlich erhöhte Mittelwerte (Wetzel et al 1991), und zwar nahezu gleich in der Verum- und Kontrollgruppe. Sie waren ernsthaft krank.

Nach zwei Wochen ist eine Reduktion um ca. 12 % (VG)/12,5 % (KG) zu verzeichnen, nach weiteren zwei Wochen zum Studienabschluss um insgesamt ca. 20 % . Zwischen den Gruppen besteht kein signifikanter Unterschied (F-Test nach Greenhouse-Geisser; p = 0.636).

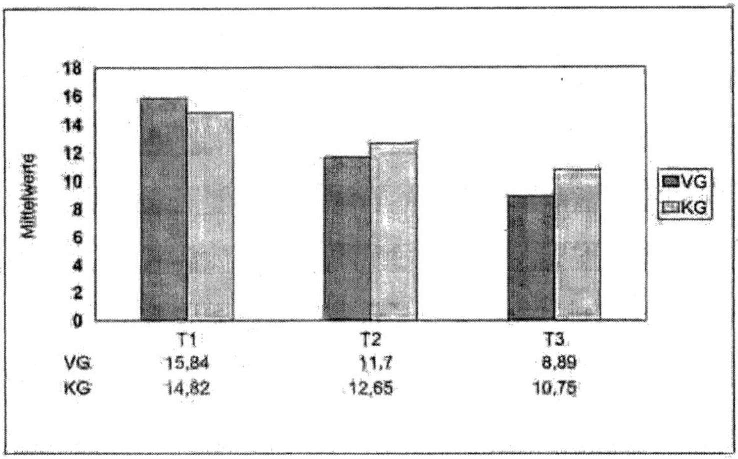

Abb. 7.19 Depressive Patienten (n=114), Psychopathologie-Skalen (BRME), MP
1-3.
Unterschied zwischen VG und KG im Verlauf.
Greenhouse-Geisser-F-Test; p = 0,030

BRME (Bech-Rafaelsen Melancholie-Skala)

Die (nur bei Patienten mit der Gruppendiagnose *Depressives Syndrom*) gemessene Ausprägung der depressiven Symptomatik liegt mit einem Mittelwert zu Beginn von 15,84 (VG)/14,82 (KG) mäßig hoch. Die Reduktion beträgt nach zwei Wochen 26,14 % (VG) bzw. 14,77 % (KG) und nach 4 Wochen insgesamt 43,87 % (VG) bzw. 27,46 % (KG). Der Unterschied zu Gunsten der Verumgruppe im Verlauf ist signifikant (F-Test; p = 0.030).

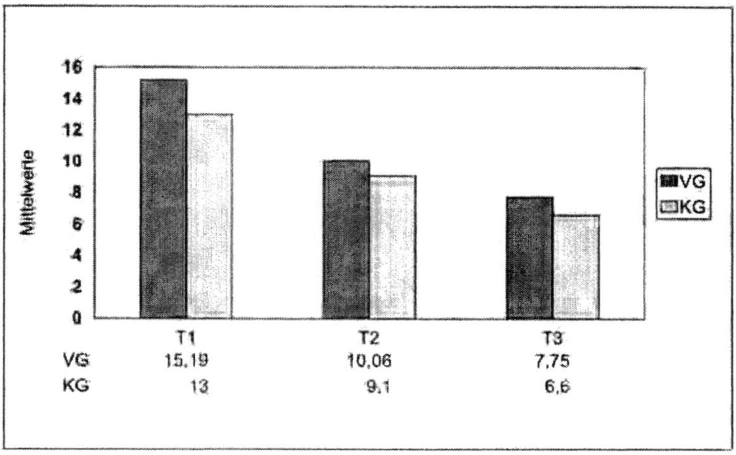

Abb. 7.20 Manische Patienten (n = 26), Psychopathologie-Skalen (BRMA), MP 1-3.
Unterschied zwischen VG und KG im Verlauf.
Greenhouse-Geisser-F-Test; p=0,789 n.s.

BRMA (Bech-Rafaelsen-Manie-Skala)

Hier findet sich ein fast linearer Remissionsverlauf von insgesamt knapp 50 % - ebenfalls ein eindeutiger Trend, wobei beide Gruppen sich nur wenig unterschiedlich verhalten (F-Test; $p = 0.789$).

Insgesamt zeigen diese Ergebnisse (nicht überraschend), dass die Patienten aller drei Diagnosengruppen unter komplexer psychiatrischer Behandlung signifikante Besserung ($p < 0.001$) hinsichtlich der *störungsspezifischen Psychopathologie* erfahren, wobei die Rate bei den schizophrenen Patienten am geringsten und bei den manischen am höchsten ist. Die Diagnose Depression, die im übrigen bezüglich der Untergruppen am heterogensten zusammengesetzt ist, nimmt eine Mittelstellung ein. Sie zeigt als einzige darüber hinaus signfikante Gruppenunterschiede im Verlauf zugunsten der Verumgruppe, die auf einen antidepressiven Effekt der Programmmaßnahme schließen lassen.

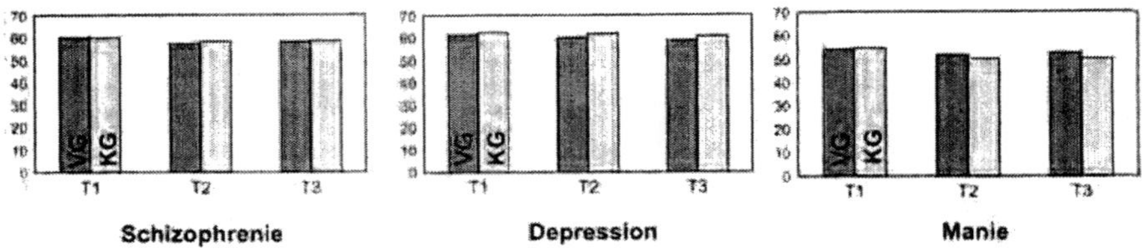

Schizophrenie

		T1	T2	T3
VG		59,88	57,20	57,88
	s	1,73	1,66	1,78
KG		59,71	58,09	58,43
	s	1,21	1,43	1,33

Depression

		T1	T2	T3
VG		61,19	59,76	58,49
	s	1,10	1,14	1,36
KG		62,25	61,57	60,49
	s	1,05	1,21	1,36

Manie

		T1	T2	T3
VG		54,06	51,56	52,33
	s	1,60	2,40	2,71
KG		54,50	50,00	50,00
	s	3,69	2,24	2,36

s: Standardfehler des Mittelwertes

Abb. 7.21 HSA T-Werte (Mittelwerte), MP 1-3.
Unterschied zwischen VG und KG im Verlauf. Greenhouse-Geisser-F-Test;
Schizophrenie: p=0.73 Depression: p=0.36 Manie: p = 0.774
alle n.s

Schizophrene und depressive Patienten haben einen im Vergleich zu einer Normstichprobe (Mittelwerte 12.3, SD 2.09, [Krampen 1994]) deutlich erhöhten Hoffnungslosigkeits-Score, der bei den Depressiven am ausgeprägtesten ist gegenüber Schizophrenen und Manikern. Die Werte nehmen weitgehend parallel und nicht signifikant bei Kontroll- und Verum-Gruppen im Verlauf ab, allerdings nur geringfügig.

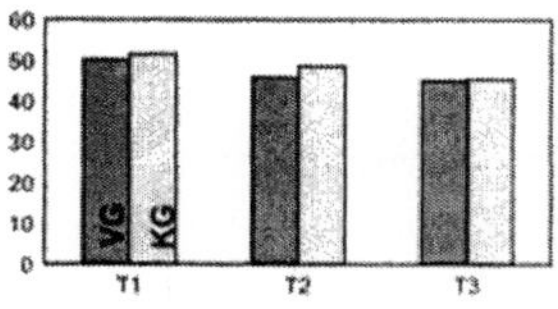

Schizophrenie

		T1	T2	T3
VG		50,34	45,95	45,20
	s	*1,66*	*2,04*	*1,97*
KG		51,51	48,71	45,57
	s	*1,50*	*2,12*	*2,01*

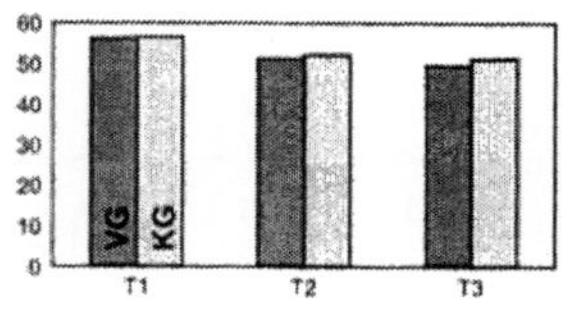

Depression

		T1	T2	T3
VG		56,17	51,29	49,56
	s	*1,33*	*1,55*	*1,70*
KG		56,51	52,08	51,08
	s	*1,46*	*1,63*	*1,69*

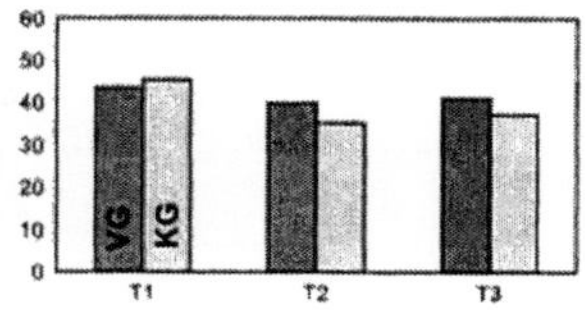

Manie

		T1	T2	T3
VG		43,56	40,06	41,12
	s	*2,40*	*2,23*	*2,39*
KG		45,30	35,20	37,20
	s	*3,78*	*2,62*	*3,79*

s: Standardfehler des Mittelwertes

Abb. 7.22 State-Angstskala, STAIX1-R-Werte (Mittelwerte), MP 1-3. Unterschied zwischen VG und KG im Verlauf. Greenhouse-Geisser-F-Test;
Schizophrenie: p=0.577 Depression: p=0.854 Manie: p=0.288 alle n.s

Die Zustandsangst ist bei Depressiven zu Beginn mehr als bei Schizophrenen erhöht. (Normwerte liegen für Zustandsangst nicht vor). Die Werte für Maniker liegen am tiefsten. Im Verlauf zeigen sich bei Schizophrenen und Depressiven etwa gleich starke Reduktionen, vor allem zwischen MP 1 und MP 2. Bei den Manikern reduziert sich die Zustandsangst vor allem in der Kontrollgruppe zwischen MP 2 und MP 3. Der Gruppenunterschied im Verlauf bei den Manikern ist nicht signifikant.

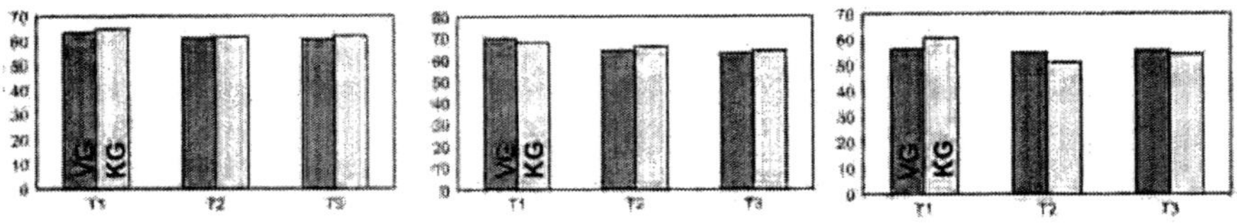

Schizophrenie

		T1	T2	T3
VG		63,44	61,27	60,44
	s	*1,64*	*1,89*	*1,91*
KG		64,57	61,65	61,91
	s	*1,30*	*1,50*	*1,60*

Depression

		T1	T2	T3
VG		69,65	64,33	63,03
	s	*1,16*	*1,27*	*1,41*
KG		67,86	66,00	64,18
	s	*1,25*	*1,31*	*1,36*

Manie

		T1	T2	T3
VG		56,25	54,94	55,69
	s	*2,07*	*2,54*	*1,90*
KG		60,60	51,10	54,40
	s	*3,73*	*3,18*	*3,49*

s: Standardfehler des Mittelwertes

Abb. 7.23 STAIX2- T-Werte (Trait-Angst), MP 1-3.
Unterschied zwischen VG und KG im Verlauf.Greenhouse-Geisser-F-Test;
Schizophrenie: p = 0.804 n.s. Depression: p = 0.048 Manie: p = 0.097 n.s.

Die Angst-Eigenschafts-(T)-Werte zeigen sich bei Schizophrenen am höchsten; sie bleiben auf diesem Niveau. Geringe aber signifikante positive Änderungen zu Gunsten der Verumgruppe bei etwa gleicher Ausgangshöhe zeigen sich bei den Depressiven (F-Test; p = 0.048). Die Schwankungen der beiden Gruppen bei den Manikern sind zwar deutlich, aber durch große Streuung und kleine Gruppengrößen nicht signifikant (F-Test; p = 0.097).

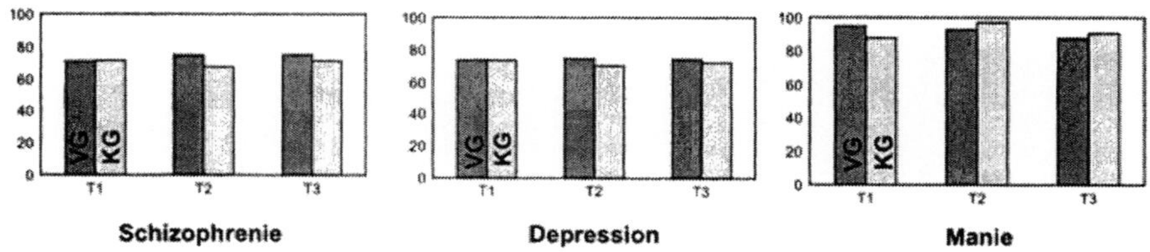

Schizophrenie

		T1	T2	T3
VG		70,66	74,46	74,72
	s	3,93	3,53	3,74
KG		71,15	67,35	70,94
	s	2,91	2,91	3,08

Depression

		T1	T2	T3
VG		73,54	74,57	74,08
	s	2,49	2,45	2,62
KG		73,43	69,84	71,84
	s	2,63	2,61	2,54

Manie

		T1	T2	T3
VG		94,87	92,94	87,81
	s	5,42	5,32	5,06
KG		87,90	87,10	90,70
	s	6,53	5,48	6,37

s: Standardfehler des Mittelwertes

Abb. 7.24 SSFSK-Werte (Mittelwerte), MP 1-3.
Unterschied zwischen VG und KG im Verlauf. Greenhouse-Geisser-F-Test;
Schizophrenie: $p = 0.120$ Depression: $p = 0.128$ Manie: $p = 0.173$
alle n.s

Schizophrene und Depressive liegen knapp im Normalbereich (< 65 = gestörte Kommunikabilität), wobei Schizophrene in der Verum-Gruppe einen nichtsignifikanten Anstieg zeigen (F-Test; $p = 0.12$), einem geringen Zuwachs an Kommunikabilität entsprechend. Deutliche positive Normabweichungen findet man bei den Manikern abwechselnd in beiden Gruppen als typischen Ausdruck gehobener Affekte und eines unkritisch-distanzarmen Kommunikationsverhaltens.

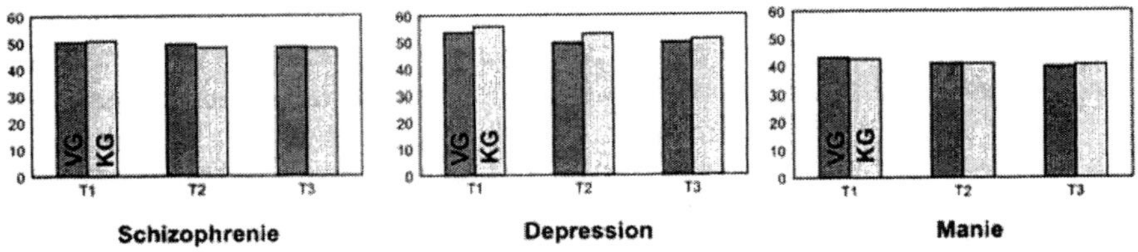

Schizophrenie

		T1	T2	T3
VG		50,22	49,34	48,07
	s	*1,81*	*1,78*	*1,78*
KG		50,54	47,97	47,66
	s	*1,89*	*1,94*	*2,04*

Depression

		T1	T2	T3
VG		53,57	49,43	49,62
	s	*1,23*	*1,27*	*1,22*
KG		55,55	52,78	50,82
	s	*1,25*	*1,51*	*1,47*

Manie

		T1	T2	T3
VG		43,06	41,00	39,81
	s	*2,03*	*1,84*	*1,57*
KG		42,40	40,80	40,50
	s	*2,74*	*2,71*	*2,48*

s: Standardfehler des Mittelwertes

Abb. 7.25 KASSL SK-Werte, (Mittelwerte), MP 1-3.
Soziale Kontaktstörungen (SK): Störungen im sozialen Bereich wie mangelndes Selbstvertrauen, Angst vor anderen Menschen, Minderwertigkeitsgefühle oder soziale Kontaktarmut.
Unterschied zwischen VG und KG im Verlauf. Greenhouse-Geisser-F-Test;
Schizophrenie: p = 0.73 Depression: p = 0.36 Manie: p = 0.774 alle n.s

Klagen über soziale Kontaktstörungen sind bei Manikern am geringsten ausgeprägt (um 40), bei Schizophrenen und Depressiven - sehr gering mehr bei den Depressiven - liegen die Werte um 50 in beiden Gruppen und zeigen eine sehr schwache Abwärtstendenz.

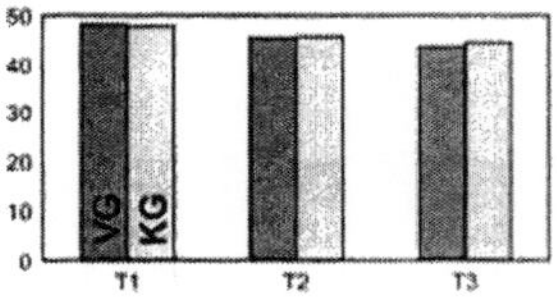

Schizophrenie

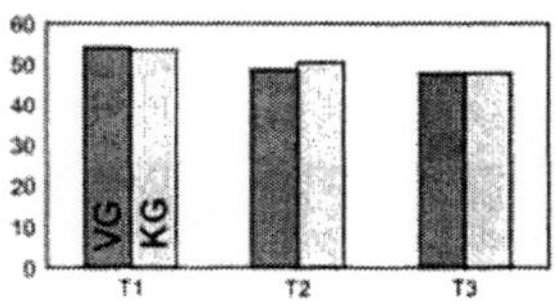

Depression

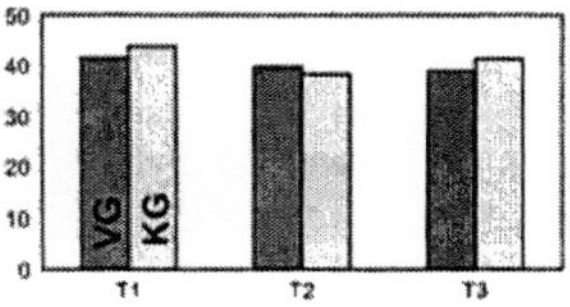

Manie

		T1	T2	T3
VG		48,20	45,34	43,59
	s	*1,64*	*1,76*	*1,69*
KG		47,77	45,60	44,51
	s	*1,54*	*1,85*	*1,60*

		T1	T2	T3
VG		54,10	48,65	47,67
	s	*1,20*	*1,15*	*1,25*
KG		53,47	50,51	47,76
	s	*1,18*	*1,46*	*1,53*

		T1	T2	T3
VG		41,56	39,75	39,00
	s	*2,59*	*1,08*	*1,96*
KG		43,80	38,20	41,40
	s	*3,38*	*1,65*	*2,53*

s: Standardfehler des Mittelwertes

Abb. 7.26 KASSL VE-Werte (Mittelwerte), MP 1-3.
Verstimmungsstörungen (Ve): Vorwiegend depressiv getönte Stimmungen und Stimmungsschwankungen wie Lebensüberdruss, Überlastungsgefühle, Gefühl der Schwermut, Gefühl der fortwährenden Anspannung u. a.
Unterschied zwischen VG und KG im Verlauf. Greenhouse-Geisser-F-Test;
Schizophrenie: p = 0.707 Depression: p = 0.247 Manie: p = 0.286
alle n.s

Depressiv getönte Verstimmungen und Gefühle der Anspannung dominieren bei Schizophrenen (48,20 VG/47,77 KG) und fallen im Verlauf eher einstufig zum MP 2 minimal ab. Bei Depressiven findet sich von etwas niedrigerem Ausgangspegel aus (54,1 VG/53,47 KG) ein schwach zweistufiger Abfall, wobei sich die Verum-Gruppe stabil, die Kontroll-Gruppe etwas instabiler verhält - ein Befund, der sich bei Schizophrenien und Manien wiederholt.

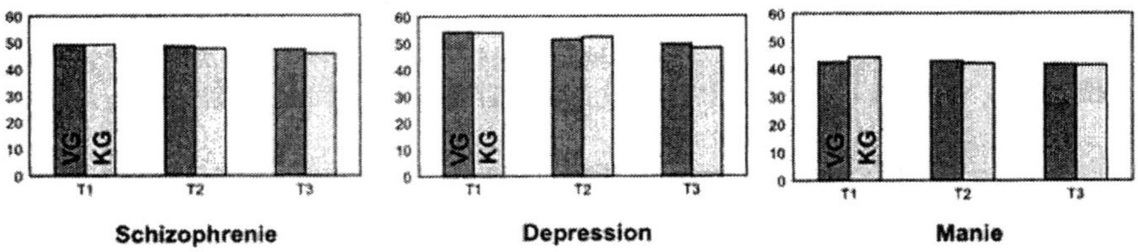

Schizophrenie

		T1	T2	T3
VG		49,27	48,41	47,27
	s	1,56	1,74	1,73
KG		49,20	47,60	45,69
	s	1,44	1,57	1,66

Depression

		T1	T2	T3
VG		54,08	51,35	49,54
	s	1,16	1,14	1,19
KG		53,71	52,16	48,06
	s	1,17	1,44	1,39

Manie

		T1	T2	T3
VG		42,50	42,81	41,75
	s	1,99	1,57	1,53
KG		44,30	42,00	41,30
	s	2,28	1,88	2,32

s: Standardfehler des Mittelwertes

Abb. 7.27 KASSL BE-Werte (Mittelwerte), MP 1-3.
Berufsschwierigkeiten (Be): Erfasst subjektive Einschätzungen berufsbezogener Probleme wie Gefühl der Haltlosigkeit, mangelndes Interesse am Beruf, Entschlusslosigkeit, berufliche Hemmungen u. a.
Unterschied zwischen VG und KG im Verlauf. Greenhouse-Geisser-F-Test;
Schizophrenie: p = 0.667 Depression: p = 0.314 Manie: p = 0.566 alle n.s

Berufsschwierigkeiten misst die KASSL am deutlichsten bei Depressiven (54,03 VG/53,71 KG) mit leichtem Abfall zu MP 3 (49,5 VG/48,06 KG). Maniker schätzen ihre Berufsschwierigkeiten erwartungsgemäß geringer ein (42,5 VG/44,3 KG) und halten sich damit praktisch konstant bis MP 3.

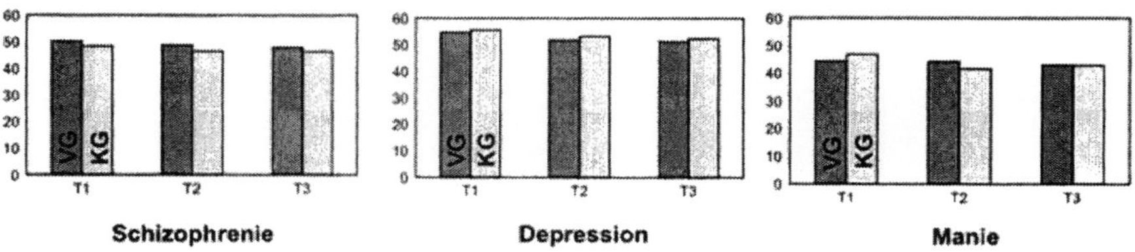

Schizophrenie

		T1	T2	T3
VG		50,24	48,68	47,83
	s	*1,32*	*1,58*	*1,66*
KG		48,23	46,46	46,40
	s	*1,61*	*1,64*	*1,50*

Depression

		T1	T2	T3
VG		54,70	51,63	51,24
	s	*1,18*	*1,19*	*1,30*
KG		55,53	53,12	52,24
	s	*1,18*	*1,42*	*1,30*

Manie

		T1	T2	T3
VG		44,38	44,31	43,06
	s	*1,85*	*1,76*	*1,10*
KG		46,80	41,60	42,80
	s	*2,26*	*2,23*	*3,32*

s: Standardfehler des Mittelwertes

Abb. 7.28 KASSL KL-Werte (Mittelwerte), MP 1-3.
Konzentrations- und Leistungsstörungen (KL): Erfasst tätigkeitsspezifische Störungen wie Konzentrationsschwierigkeiten, Leistungsschwäche, Versagensangst, Lernschwierigkeiten u. a.
Unterschied zwischen VG und KG im Verlauf. Greenhouse-Geisser-F-Test;
Schizophrenie: p=0.823 Depression: p=0.879 Manie: p=0.279 alle n.s

Depressive Patienten, vor allem zu Beginn der klinischen Behandlung, klagen am deutlichsten (54,7 VG/53,53 KG) über Konzentrations- und Leistungsstörungen - entsprechend den klinischen Erwartungen. Die Besserung ist in beiden Gruppen annähernd parallel und bescheiden: zu Messpunkt drei 51,2 VG/ 52,24 KG. Bei Schizophrenen finden sich etwas geringere Werte (50,24 VG/48,23 KG) zu Beginn mit sehr geringer zweistufiger Verbesserung. Die noch einmal geringeren Werte bei der Manie halten sich in der Verum-Gruppe nahezu konstant (von 44,36 bei MP1 auf 43,06 bei MP3), während die Kontrollen von 46,3 auf 42,8 abfallen.

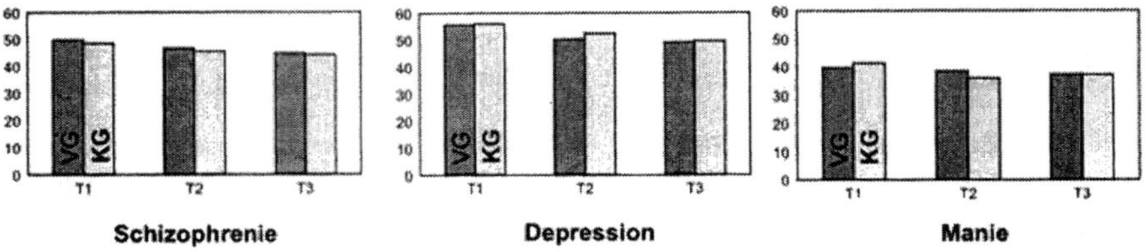

Schizophrenie

		T1	T2	T3
VG		49,80	46,61	44,78
	s	*1,95*	*2,31*	*2,30*
KG		48,37	45,51	44,23
	s	*1,92*	*2,29*	*2,16*

Depression

		T1	T2	T3
VG		55,60	50,27	49,06
	s	*1,28*	*1,41*	*1,42*
KG		55,96	52,35	49,39
	s	*1,27*	*1,74*	*1,69*

Manie

		T1	T2	T3
VG		39,75	38,56	37,38
	s	*2,55*	*1,62*	*1,60*
KG		41,40	36,00	37,30
	s	*3,48*	*2,82*	*3,25*

s: Standardfehler des Mittelwertes

Abb. 7.29 KASSL SB-Werte (Mittelwerte), MP 1-3.
Symptombelastung (Sb): Gesamtwert aus SK,Ve, Be, KL. Er erfasst Einschränkungen des Sozialverhaltens und Behinderungen im Arbeits- und Leistungsverhalten, die überwiegend durch Verstimmungsstörungen und unangenehme Gefühlszustände bedingt sind.
Unterschied zwischen VG und KG im Verlauf. Greenhouse-Geisser-F-Test;
Schizophrenie: p=0.860 Depression: p=0.416 Manie: p=0.355 alle n.s

Das Konstrukt Symptombelastung zeigt wiederum diagnosetypische Akzentuierungen mit stärkster Ausprägung bei den Depressiven vor Schizophrenen und Manikern. Es findet sich jeweils ein 2-stufiger gering deszendierender Verlauf, d. h. Verum- und Kontroll-Gruppe deszendieren von MP1 bis MP3 weitgehend parallel mit etwas unregelmäßigerem Verlauf bei den Manikern.

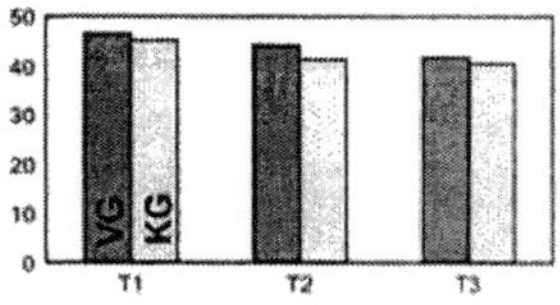

Schizophrenie

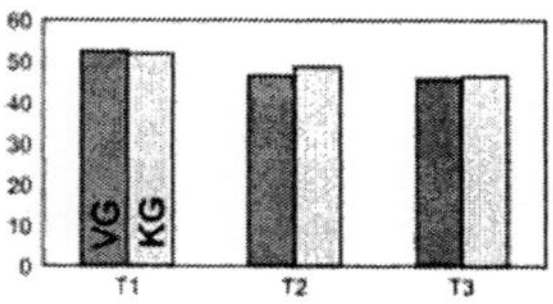

Depression

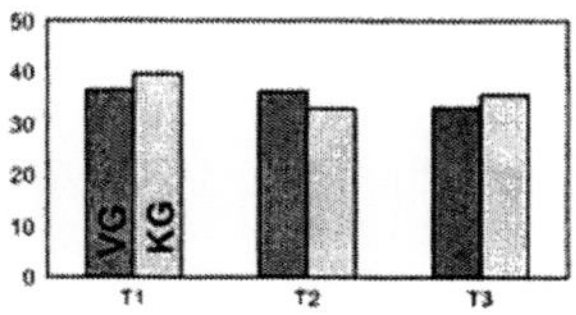

Manie

		T1	T2	T3
VG		46.61	44.27	41.85
	s	*1.90*	*2.21*	*2.28*
KG		45.26	41.43	40.54
	s	*1.76*	*2.13*	*2.10*

		T1	T2	T3
VG		52.44	46.67	45.70
	s	*1.40*	*1.49*	*1.47*
KG		51.94	48.63	46.41
	s	*1.21*	*1.66*	*1.98*

		T1	T2	T3
VG		36.50	36.25	33.12
	s	*3.01*	*1.92*	*1.90*
KG		39.60	32.90	35.50
	s	*3.24*	*2.60*	*3.33*

s: Standardfehler des Mittelwertes

Abb. 7.30 KASSL C2-Werte (Mittelwerte), MP 1-3.
Sensitivität (C2): Erfasst 16 Beschwerden, überwiegend durch Verstimmungsstörungen bedingte Einschränkungen im Leistungs-, Erlebens- und Verhaltensbereich.
Unterschied zwischen VG und KG im Verlauf. Greenhouse-Geisser-F-Test;
Schizophrenie: $p=0.686$ Depression: $p=0.392$ Manie: $p=0.192$ alle n.s

Einschränkungen im Leistungs-, Erlebens- und Verhaltensbereich werden überwiegend von Schizophrenen vor Depressiven und Manikern geklagt und haben einen geringen zweistufig deszendierenden Verlauf. Auffällig ist bei Depressiven eine langsamere Deszendenz der Kontrollen. Bei Manikern verhalten sich die Kontrollen unregelmäßiger: 39,5; 32,9; 35,5 von MP1 zu MP3. Zum Vergleich die Verum-Maniker: 35,5; 35,25; 33,12.

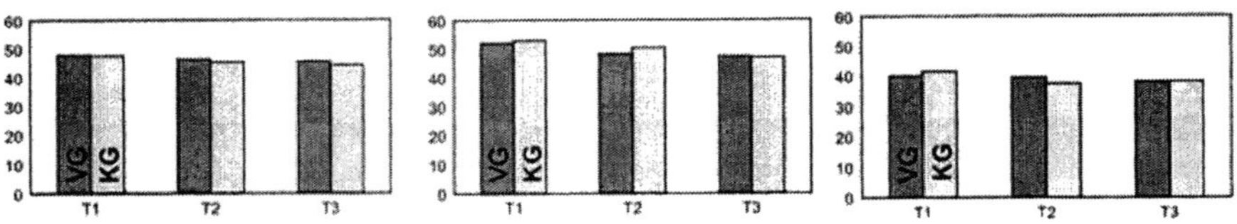

Schizophrenie | Depression | Manie

Schizophrenie

		T1	T2	T3
VG		47,95	46,41	45,63
	s	*1,65*	*1,71*	*1,84*
KG		47,66	45,43	44,26
	s	*1,72*	*1,91*	*1,70*

Depression

		T1	T2	T3
VG		52,03	48,24	47,33
	s	*1,07*	*1,13*	*1,13*
KG		52,84	50,33	47,02
	s	*1,13*	*1,53*	*1,32*

Manie

		T1	T2	T3
VG		40,19	39,62	38,19
	s	*2,17*	*1,32*	*1,15*
KG		41,60	37,50	38,20
	s	*2,53*	*2,55*	*2,72*

s: Standardfehler des Mittelwertes

Abb. 7.31 KASSL C5-Werte (Mittelwerte), MP 1-3.
Insensitivität (C5): Eine Zusammenstellung von 20 Items mit geringen Varianzen der Änderungswerte, die berufsbezogene Probleme und Störungen im Sozialbereich erfassen.
Unterschied zwischen VG und KG im Verlauf. Greenhouse-Geisser-F-Test;
Schizophrenie: p=0.766 Depression: p=0.175 Manie: p=0.431
alle n.s

Berufsbezogene Störungen und Probleme im Sozialbereich werden vor allem von Depressiven geklagt, wobei sich bei zweistufiger Deszendenz die Kontrollen deutlicher bessern, was sich, bei insgesamt etwas niedrigerem Niveau, auch von den Schizophrenen und den Manikern sagen lässt. Abgesehen von sehr geringen (unspezifischen) Unterschieden zwischen Verum- und Kontroll-Gruppen ist die Eindeutigkeit der Tendenz größerer Verbesserungen der Kontrollen bei allen Diagnosen doch interessant und fordert zu Interpretationen heraus; etwa der, dass die Befreiung von irgend organisierter Tätigkeit Gedanken an berufsbezogene Probleme und Störungen im Sozialbereich möglicherweise in den Hintergrund treten lässt.

7.9.3 Zusammenfassung univariate Resultate

Die dargestellten univariaten Analysen zusammenfassend können folgende Punkte hervorgehoben werden:

1. Die meisten Merkmalsausprägungen bzw. Verläufe von Zeitpunkt 1 bis 3 verhalten sich unterschiedlich in den Diagnosen. Sie sagen primär etwas über die Diagnose und deren Wirkungen auf Verhalten, Erleben, Selbstbeschreibung; sie zeigen sich mithin als *diagnoseabhängige* Variablen.

   Bei 13 Analysen - ausgenommen die Variable SSFS-KM (Kommunikabilität) - zeigten sich zusätzlich zumindest in einer diagnostischen Gruppe signifikante Unterschiede zwischen den Zeiten: es traten Merkmalsveränderungen im Sinne eines *Trends* auf.

2. Signifikante Verbesserungen der Verumgruppe im Gesamtverlauf gegenüber der Kontrollgruppe finden sich bei depressiven Patienten hinsichtlich depressiver Psychopathologie. Auch bei der Variable Angst als Eigenschaft (7.22) - einem eher als stabil geltenden Konstrukt - findet sich in der Gruppe der Depressiven eine signifikante Besserung bei der Verumgruppe im Gesamtverlauf. Ein mit hoher Wahrscheinlichkeit als Wirkung des Ergotherapie-Programms zu interpretierender Unterschied zugunsten der Programmgruppe liegt demnach bei den zusammengefassten Diagnosegruppen in folgenden beiden Fällen vor:

Depression:	Psychopathologie
Depression:	Angst als Eigenschaft

Im Übrigen kommt es zwischen den diagnoseabhängigen Verum- und Kontrollgruppen im Verlauf nicht zu signifikanten Unterschieden. Dennoch sind geringe Unterschiede bei einzelnen Variablen erkennbar und es gilt darum, gleichsam durch simultane Betrachtung der einzelnen Variablen bzw. Variablendifferenzen, aber auch durch Beachtung ihrer jeweiligen Wechselwirkung, für jeweils eine Diagnose den Gesamt-Gruppenunterschied (Kontroll/Verum) zu überprüfen. Er kann sich verstärken oder abschwächen.

Die Tatsache, dass sich in den durchgeführten Analysen bei allen Merkmalen bzw. Verläufen signifikante Unterschiede zwischen den *Diagnosegruppen* zeigten, ist auch für die weitere multivariate Datenanalyse ein Hinweis, die *Diagnosen getrennt voneinander zu betrachten.* Denn dieser Befund läßt die Erwartung zu, dass in jeder diagnostischen Untergruppe andere Merkmale (oder andere Merkmalsausprägungen) für die Darstellung möglicher Therapieeffekte in Frage kommen.

7.9.4 Bewertung der Maßnahmen durch die Patienten

Einen deutlichen Kontrast innerhalb der Ergebnisse im univariaten Variablenvergleich bilden die Bewertungen der Ergotherapie und der Selbstbeschäftigung aus der Sicht der Patienten (7.32):

Von den 40 schizophrenen Patienten in der Verumgruppe beurteilten 43% bzw.40% das Ergotherapieprogramm mit "sehr gut" bzw. "gut", (dagegen Selbstbeschäftigung = Kontrollgruppe [KG] n = 35: 17 % bzw. 46 %); von den depressiven Patienten der Verumgruppe (VG, n = 62) urteilten 52 % bzw.32 % mit "sehr gut" bzw. "gut" (KG n = 51: 26 % bzw.41 %) und von den manischen Patienten der Verumgruppe (n = 16) 44 % bzw. 56 % ebenfalls mit "sehr gut" bzw. "gut" (KG n = 10: 40 %bzw.20 %).

Die schlechteren Bewertungen ("mäßig gut" und "nicht gut") überwiegen deutlich in der Kontrollgruppe; Manische Patienten der Verumgruppe verteilen diese Bewertungen überhaupt nicht; allerdings urteilt auch kein schizophrener Patient der Kontrollgruppe mit "nicht gut" über die Selbstbeschäftigung. Die Gruppenunterschiede innerhalb der Diagnosen Schizophrenie und Depression sind signifikant (U-Test nach Mann-Whitney) und lassen auf eine deutlich bessere subjektive Bewertung der Ergotherapiemaßnahme schließen.

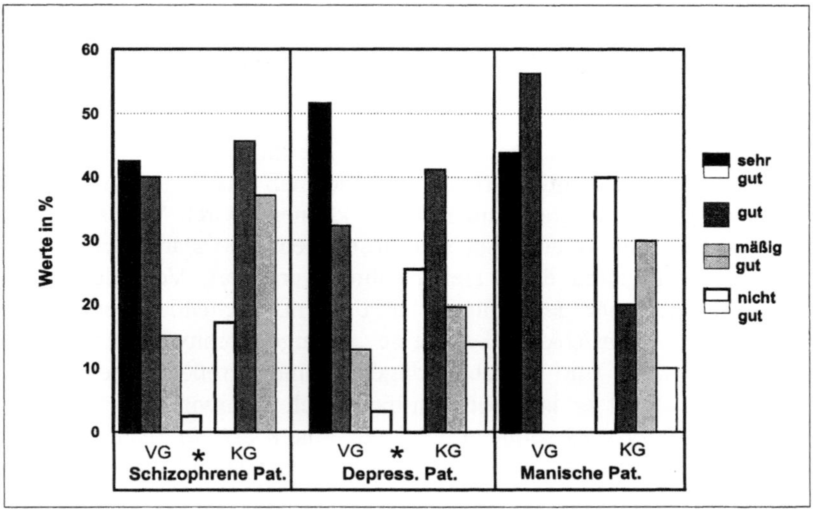

Abb. 7.32 Bewertung der Ergotherapie bzw. Selbstbeschäftigung durch die Patienten,
MP 3. U-Test; Schiz. Pat. p = 0.013, Depr. Pat. p = 0.002, Man. Pat. p = 0.229

7.9.5 Multivariate Analyse

Die im Einzelnen geringen, allerdings in der Summe der Einzelvariablen doch erkennbare Tendenz eines besseren Ergebnisses der Verumgruppe im Verlauf gab Anlass zur Durchführung einer Diskriminanzanalyse.

Diese komplexe multivariate Methode erfüllt hauptsächlich drei Aufgaben:

1. Feststellung eines multivariaten Gruppenunterschieds VG/KG:
   Es wird anhand aller Daten ein multivariates Abstandsmaß zwischen den Gruppen ermittelt (Mahalanobis-Abstand [vgl. Röhr et al 1983, Backhaus et al 2000]) und geprüft, ob dieser Abstand signifikant größer Null ist. (Dieser im diskriminanzanalytischen SPSS-Programm integrierte Basisschritt ist statistisch-methodisch eine *multivariate Varianzanalyse* [Sachs 2004]).
   Nur wenn ein signifikanter Gruppenunterschied existiert - diese Voraussetzung ist im Falle unserer Daten erfüllt (Tabelle 7.14) - ist es

sinnvoll, die weiteren Aufgaben der Diskriminanzanalyse zu rechnen. (Das Computerprogramm arbeitet alle Aufgaben ab, im Falle nichtsignifikanter Gruppendifferenzen sind aber die Ergebnisse der folgenden Schritte oft nicht sinnvoll interpretierbar).

2. Detektion trennwirksamer Merkmale (Merkmalsreduktion):
Zum erwähnten multivariaten Abstandsmaß leisten einige Merkmale einen großen Beitrag, andere einen kleinen. Durch Weglassen eines einzelnen Merkmals lässt sich feststellen, wie stark sich das Abstandsmaß durch diese Herausnahme verändert. Verändert es sich nicht oder sehr geringfügig, hat das entsprechende Merkmal eine „hohe Entbehrlichkeit" bzw. eine „geringe Trennwirksamkeit". Hat das Merkmal (die Variable) dagegen einen großen Anteil am Abstandsmaß, ist es unentbehrlich bzw. hoch trennwirksam. Die Diskriminanzanalyse ist somit in der Lage, eine *Merkmalsreduktion* zu bewirken, indem alle Variablen mit nichtsignifikanter Trennwirksamkeit eliminiert werden.
In unserem Fall ist allerdings nicht das Maß der Trennung entscheidend, sondern die Beschreibung des Unterschiedes. Dazu kommt es auf die Art und Ausprägung der gefundenen Merkmale an.

3. Zuordnung zu den Gruppen (Diskrimination):
Ermittelt man auf diese Weise die Gruppenzugehörigkeit (VG bzw.KG) für die in die Diskriminanzanalyse einbezogenen Patienten, so lässt sich durch Vergleich mit der tatsächlichen Gruppenzugehörigkeit feststellen, wie viele Patienten die Diskrimination den Gruppen richtig zuordnet. Der entsprechende Prozentsatz wird als *Reklassifikationsrate* bezeichnet. Sie ist umso höher, je deutlicher die Gruppenunterschiede ausfallen und je besser die Daten mit den Modellannahmen übereinstimmen (Ahrens und Läuter 1974).

Als Übersicht stellt die 7.33 das Schema der diskriminanzanalytischen Prozedur dar, der unsere Darstellungen bei den Schritten der Variablendetektion, der Trennmaß- bestimmung und der Reklassifikation/Klassifikation folgen.

Die Reklassifikationsrate ist eine optimistische Darstellung der Leistungsfähigkeit der Diskriminanzanalyse, da die Zuordnung jedes Patienten auf den Daten aller, auch denen des jeweils zuzuordnenden Patienten basiert. Deshalb haben wir der *Reklassifikation* die *kreuzvalidierte Klassifikation* gegenübergestellt (Sachs 2004): Durch sie wird jeder Patient aufgrund einer Diskriminanzfunktion klassifiziert, aus deren Berechnung er selbst ausgeschlossen wurde. Bei 216 Patienten sind demnach 216 verschiedene Diskriminanzfunktionen zu ermitteln, wobei jede ohne die Daten des jeweils zu klassifizierenden Patienten berechnet wird. Kein Patient kann somit an seiner eigenen Beurteilung mitwirken. Diese Methode führt intrinsisch zu eher pessimistischen Ergebnissen; wir haben zum Zweck der Kontrastierung beide benutzt; die realistischen Werte liegen annehmbar zwischen denen der Reklassifikation und der kreuzvaldierten Klassifikation. Die Prüfung auf Signifikanz erfolgte durch Vergleich der jeweiligen kreuzvalidierten Klassifikationsraten mittels des Vier-Felder-Chi-Quadrat-Tests (einseitige Fragestellung).

Tabelle 7.14 Irrtumswahrscheinlichkeit (p) der multivariaten Varianzanalyse. Wilks-Lambda

Ohne Persönlichkeitsmerkmale			
	Schizophrenie	Depression	Manie
Therapieunabh. Variablen	0.088	0.053	0.343
Therapieunabh. **und** –abh. Variablen	0.037*	0.001***	0.001***
Mit Persönlichkeitsmerkmalen			
	Schizophrenie	Depression	Manie
Therapieunabh. Variablen	0.075	0.022*	0.152
Therapieunabh. **und** –abh. Variablen	0.029*	0.001***	0.000***

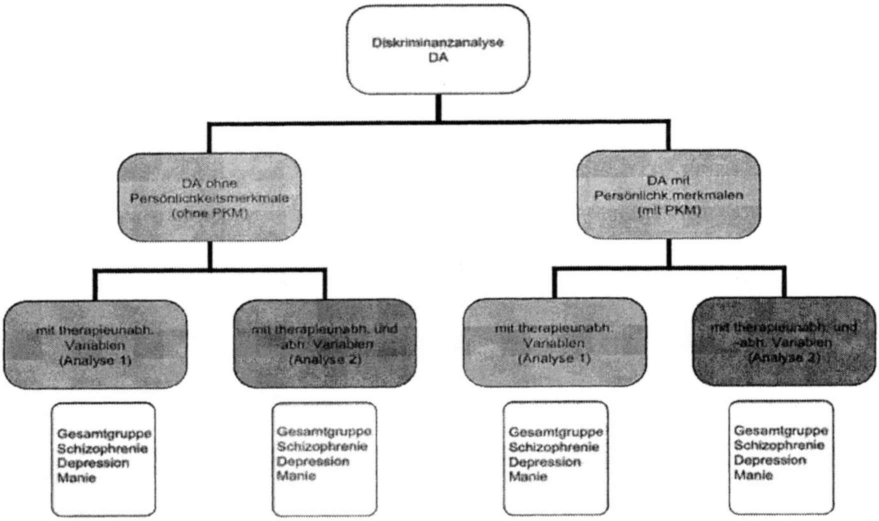

Abb. 7.33 Abfolgeschema der Diskriminanzanalysen

7.9.5.1 Multivariate Merkmalsdetektion

Durch schrittweise Variablenreduktion konnten diejenigen Variablen detektiert und in eine Rangordnung gebracht werden, die für die Unterscheidung der Verum- von der Kontrollgruppe bedeutsame Informationen liefern. Besonderes Interesse galt dabei den Gruppen-Vergleichen unter Berücksichtigung der Diagnosen. Da auf Einfluss der Programmmaßnahme abgehoben wurde, musste die Diskriminanzanalyse der therapieunabhängigen Variablen (DA 1) jeweils mit jener der therapieunabhängigen *und* therapieabhängigen (DA 2) verglichen werden. Insgesamt wurden acht Diskriminanzanalysen durchgeführt, zwei für die Gesamtgruppe und je zwei für jede der drei Diagnosen.

Die signifikant trennwirksamen Variablen (T-Werte, sofern nicht anders angegeben) - genauer: ihren Diskriminanzkoeffizienten - zeigen die 7.34 - 7.55. Die 7.34, 7.50, 7.52 und 7.54 veranschaulichen die Situation *ohne*, die 7.35, 7.51, 7.53 und 7.55 *mit* Einbeziehung der Persönlichkeitsmerkmale. Erwartungsgemäß erhöht die Berücksichtigung der Persönlichkeitsmerkmale regelhaft die Zahl der in summa signifikant trennwirksamen Variablen zwischen Verum- und Kontrollgruppe, allerdings mit geringeren Einzelstärken.

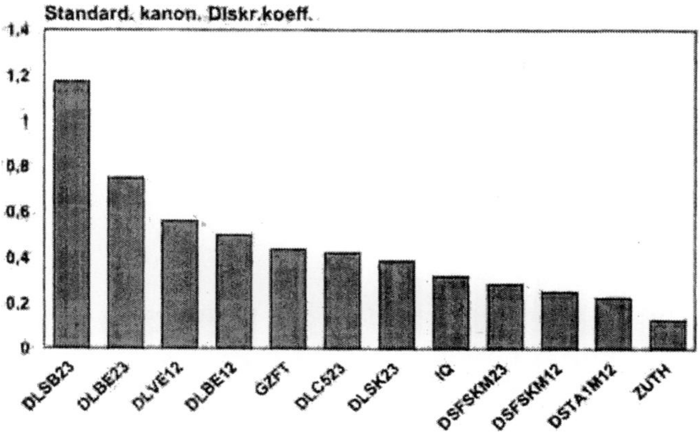

Abb. 7.34 Ohne PKM, Analyse 2, Diskriminanzkoeffizienten, Alle Patienten (Erläuterung der Abkürzungen s. folgende Seiten)

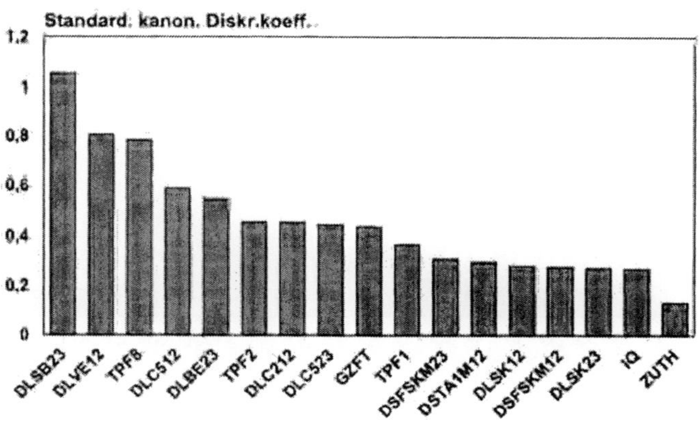

Abb. 7.35 Mit PKM, Analyse 2, Diskriminanzkoeffizienten, Alle Patienten

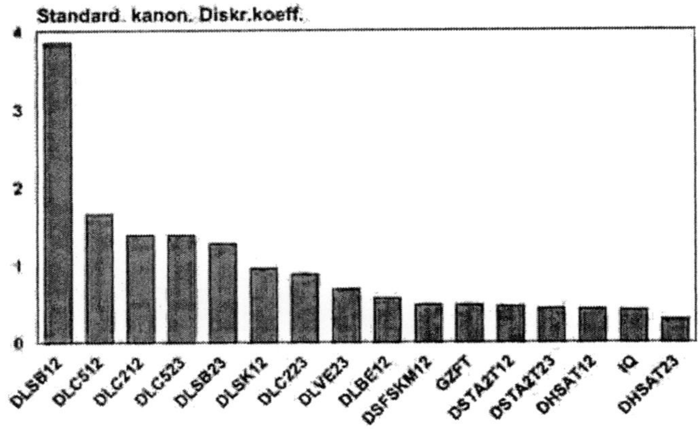

Abb. 7.36 Ohne PKM, Analyse 2, Diskriminanzkoeffizienten, Schizophrene Patienten

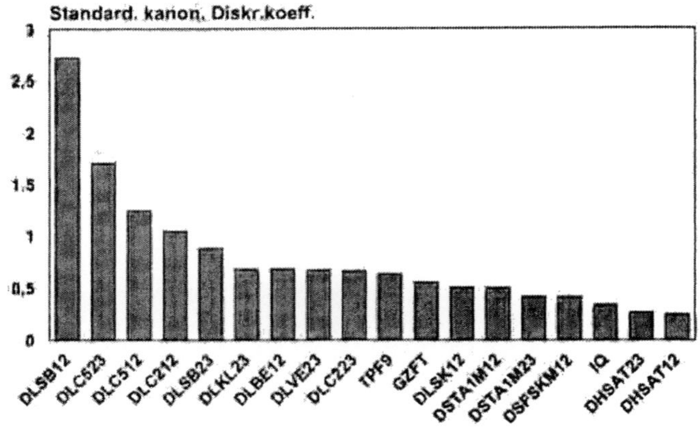

Abb. 7.37 Mit PKM, Analyse 2, Diskriminanzkoeffizienten, Schizophrene Patienten

In der Reihenfolge ihre Stärke handelt es sich bei den *schizophrenen* Patienten um:

DLSB 12	*Symptombelastung* (KASSL), Messpunkt (MP) T1- Messpunkt T2 (D = Differenz)
DLC5 23	*Insensitivität:* Zusammenstellung von 20 Items mit geringen Varianzen der Änderungswerte, die berufsbezogene Probleme und Störungen im Sozialbereich erfassen (KASSL), T2-T3
DLC5 12	*Insensitivität* (wie oben): T1-T2
DLC2 12	*Sensitivität:* die Skala misst Angst vor anderen Menschen, Gefühl ständiger Stimmungsschwankungen, Gefühl, den Alltagsanforderungen nicht mehr gewachsen zu sein, Angst zu versagen u. a. (KASSL), T1-T2
DLSB 23	*Symptombelastung (Sb):* Gesamtwert aus SK,Ve, Be, KL. Er erfasst Einschränkungen des Sozialverhaltens und Behinderungen im Arbeits- und Leistungsverhalten, die überwiegend durch Verstimmungsstörungen und unangenehme Gefühlszustände bedingt sind (KASSL), T2-T3
DLKL 23	*Konzentrations- und Leistungsstörungen (KL):* Erfasst tätigkeitsspezifische Störungen wie Konzentrationsschwierigkeiten, Leistungsschwäche, Versagensangst, Lernschwierigkeiten u. a., (KASSL), T2-T3
DLBE 12	*Berufsschwierigkeiten (Be):* Erfasst subjektive Einschätzungen berufsbezogener Probleme wie Gefühl der Haltlosigkeit, mangelndes Interesse am Beruf, Entschlusslosigkeit, berufliche Hemmungen u. a. (KASSL), T1-T2
DLVE 23	*Verstimmungsstörung* (KASSL), T2-T3
DLC 23	*Sensitivität* (die Skala misst Angst vor anderen Menschen, Gefühl ständiger Stimmungsschwankungen, Gefühl, den Alltagsanforderungen nicht mehr gewachsen zu sein, Angst zu versagen u. a. (KASSL), T2-T3

TPF 9 — *Liebesfähigkeit*, mit dem Konstrukt „Seelische Gesundheit“ hoch korreliert
(Trierer Persönlichkeitsfragebogen TPF), nur T3

GZF-T — *Konzentration* (d2-Test, T-Gesamtleistungswert), nur T1

DLSK 12 — *Soziale Kontaktstörung* (KASSL), T1-T2

Differenzen im Verlauf reflektieren in den oberen (trennwirksameren) Rängen die änderungssensitiven und eher unspezifischen Konstrukte der KASSL im ersten oder (bei den schwächer trennwirksamen) im 2. Behandlungsabschnitt (T1 - T2 bzw. T2 - T3). Liebesfähigkeit als Persönlichkeitsmerkmal, Konzentration und soziale Kontaktstörung markieren bereits den Übergang zu den für die Unterscheidung unmaßgeblichen Faktoren.

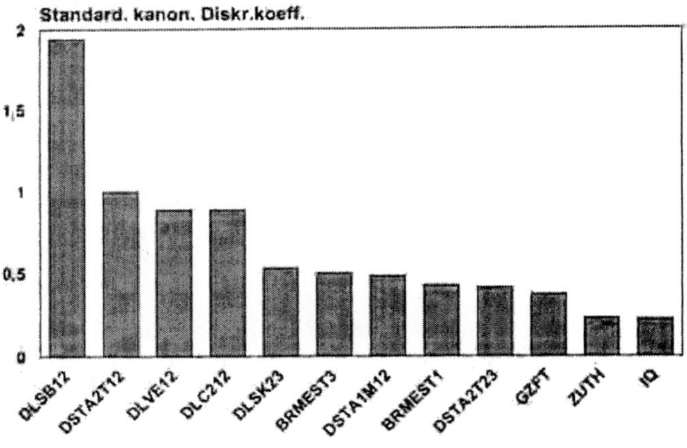

Abb. 7.38 Ohne PKM, Diskriminanzkoeffizienten, Depressive Patienten, Analyse 2

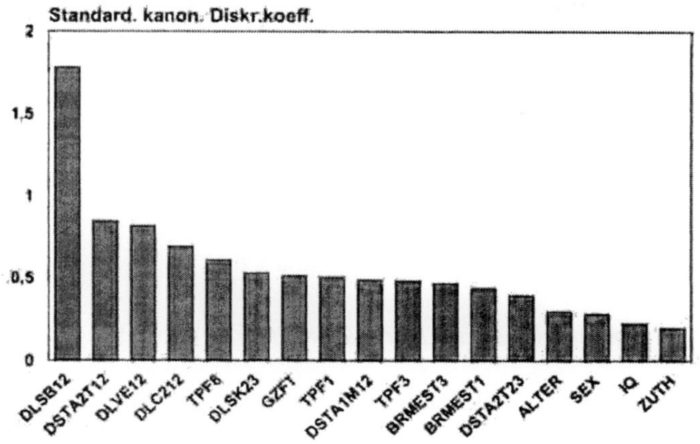

Abb. 7.39 Mit PKM, Diskriminanzkoeffizienten, Depressive Patienten, Analyse 2

In der Reihenfolge ihre Stärke handelt es sich bei den *depressiven* Patienten um:

DLSB 2 *Symptombelastung* (KASSL), Messpunkt T1 - Messpunkt T2

DSTA2 T12 *Trait-Angst,* T1 - T2

DLVE 12 *Verstimmungsstörung* (KASSL), T1 - T2

DLC2 12 *Sensitivität* (die Skala misst Angst vor anderen Menschen, Gefühl ständiger Stimmungsschwankungen, Gefühl, den Alltagsanforderungen nicht mehr gewachsen zu sein, Angst zu versagen u. a.(KASSL), T1 - T2

DLSK 23 *Soziale Kontaktstörung* (KASSL), T2 - T3

BRMES T3 *Depressive Psychopathologie* (BRMES) zu T3

DSTA1 T12 *State-Angst*, (Rohwerte) T1 - T2

BRMES T1 *Depressive Psychopathologie* (BRMES) zu T1

DSTA2T 23	*Trait-Angst,* (T-Werte) T2 - T3
GZFT	*Konzentration* (d2-Test, T-Gesamtleistungswert)
ZUTH	*Zusätzliche Psychotherapie*
IQ	*Intelligenzquotient*
TPF8	*Selbstwert* (Trierer Persönlichkeitsfragebogen TPF) nur T3
TPF1	*Verhaltenskontrolle* (TPF), nur T3
TPF3	*Sinnerfülltheit vs. Depressivität* (TPF), nur T3

Änderungen im Verlauf reflektieren auch hier vor allem die Konstrukte der KASSL, dabei mehr als bei Schizophrenen aber Verstimmungs- und Kontaktstörungen, doch auch Angst als Spurenangst. Die größeren Diskriminanzkoeffizienten laden im ersten Behandlungsabschnitt. Therapieunabhängige Faktoren wie Konzentration, IQ, Geschlecht tragen erwartungsgemäß weniger zur Trennung bei. Gleiches gilt für die therapieunabhängigen Persönlichkeitsfaktoren Verhaltenskontrolle, Sinnerfülltheit und Selbstwert.

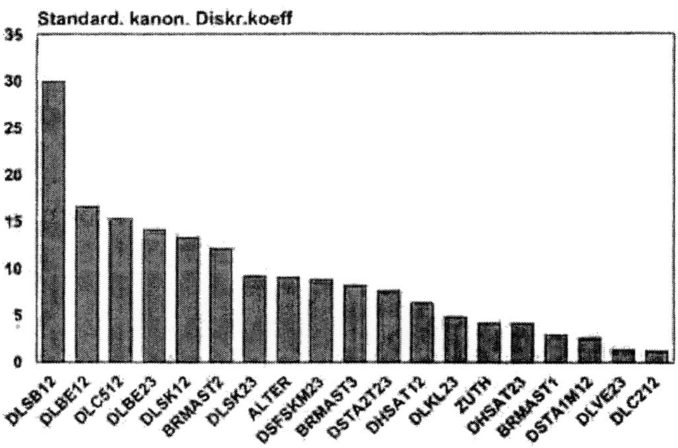

Abb. 7.40 Ohne PKM, Diskriminanzkoeffizienten, Manische Patienten, Analyse 2

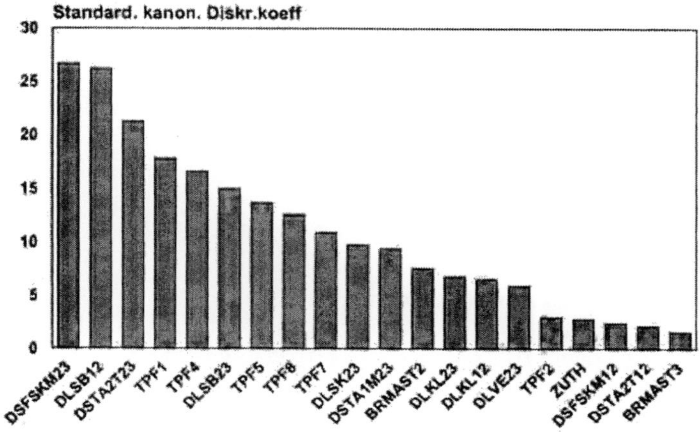

Abb. 7.41 Mit PKM, Diskriminanzkoeffizienten, Manische Patienten, Analyse 2

Bei den manischen Patienten zeigen sich deutlich höhere Werte der unterscheidenden Merkmale in folgender Rangfolge:

DSFSK 23 *gestörte Kommunikabilität* (soziale Funktionspotenzen (Schröder 1985), Messpunkt T2 - Messpunkt T3 (D = Differenz)

DLSB 12 *Symptombelastung* (KASSL), T1 - T2

DSTA2T 12 *Trait-Angst,* T1 - T2

TPF 1 *Verhaltenskontrolle* (Trierer Persönlichkeitsfragebogen TPF), nur T3

TPF 4 *Selbstvergessenheit* (Trierer Persönlichkeitsfragebogen TPF), nur T3

DLSB 23 *Symptombelastung (Sb):* Gesamtwert aus SK,Ve, Be, KL. Er erfasst Einschränkungen des Sozialverhaltens und Behinderungen im Arbeits- und Leistungsverhalten, die überwiegend

	durch Verstimmungsstörungen und unangenehme Gefühlszustände bedingt sind (KASSL), T2 - T3
TPF 5	*Beschwerdefreiheit* (Trierer Persönlichkeitsfragebogen TPF), nur T3
TPF 8	*Selbstwert* (Trierer Persönlichkeitsfragebogen TPF), nur T3
TPF 7	*Autonomie* (Trierer Persönlichkeitsfragebogen TPF), nur T3
DLSK 23	*Soziale Kontaktstörung* (KASSL), T2 - T3
DSTA1M 23	*Zustandsangst,* (Rohwerte) T2-T3
BRMAST 2	*Manische Psychopathologie* (BRMAS), T2
DLKL 23	*Konzentrations- und Leistungsstörungen (KL):* Erfasst tätigkeitsspezifische Störungen wie Konzentrationsschwierigkeiten, Leistungsschwäche, Versagensangst, Lernschwierigkeiten u.a., (KASSL), T2 - T3
DLKL 12	idem, T1 - T2
DLVE 23	*Verstimmungsstörung* (KASSL), T2 - T3

Unterschiedsrelevant im Verlauf erweisen sich bei den *manischen* im Unterschied zu den schizophrenen und depressiven Patienten vor allem die Konstrukte Kommunikabilität, Spurenangst, dann aber auch mehrere Persönlichkeitsfaktoren: Verhaltenskontrolle, Selbstvergessenheit, Beschwerdefreiheit, Selbstwert und Autonomie. Im Weiteren spielen Zustandsangst, Konzentrations- und Leistungsstörungen, Verstimmungsstörungen sowie die manische Psychopathologie eine Rolle. Auch hier laden die stärkeren Veränderungen in der ersten Hälfte der Behandlung.

7.9.5.2 Multivariate Gruppentrennung

Um Patienten (oder allgemein Probanden) jeweils der Verum- bzw. der Kontrollgruppe zuzuordnen, rechnet das Programm mit den als trennwirksam detektierter Variablen bzw. ihres Diskriminanzkoeffizienten - trennunwirksame wurden im Prozess einer schrittweisen Merkmalsreduktion eliminiert - eine lineare Diskriminanzfunktion nach der Formel

$$y = d_1x_1 + d_2x_2 + d_3x_3 + \ldots + d_kx_k$$

wobei d_i = Diskriminanzkoeffizient und x_i = Variablenwert ($i = 1,\ldots,k$).

Die in je zwei verschiedenen Diskriminanzanalysen gewonnenen Werte sind in den nachfolgenden 7.42 - 7.71 graphisch dargestellt und zeigen die *Häufigkeitsverteilung der Diskriminanzfunktion in beiden Gruppen* (Verum- und Kontrollgruppe). Die Darstellung mittels Graphiken erfolgt nacheinander für die Gesamt- wie für die diagnostischen Untergruppen nach dem folgenden Schema (veranschaulicht in 7.33). Eine Erklärung folgt auf S.165.

1. a) Ohne Einbeziehung von Persönlichkeitsmerkmalen (PKM); Abstand aufgrund therapieunabhängiger Variablen (Analyse 1).
1. b) Ohne Einbeziehung von Persönlichkeitsfaktoren; Abstand aufgrund therapieunabhängiger *und* therapieabhängiger Variable (Analyse 2).
2. a) Mit Einbeziehung von von Persönlichkeitsfaktoren; Abstand aufgrund therapieunabhängiger Variablen (Analyse 1).
2. b) Mit Einbeziehung von Persönlichkeitsfaktoren; Abstand aufgrund therapieunabhängiger *und* therapieabhängiger Variablen (Analyse 2).

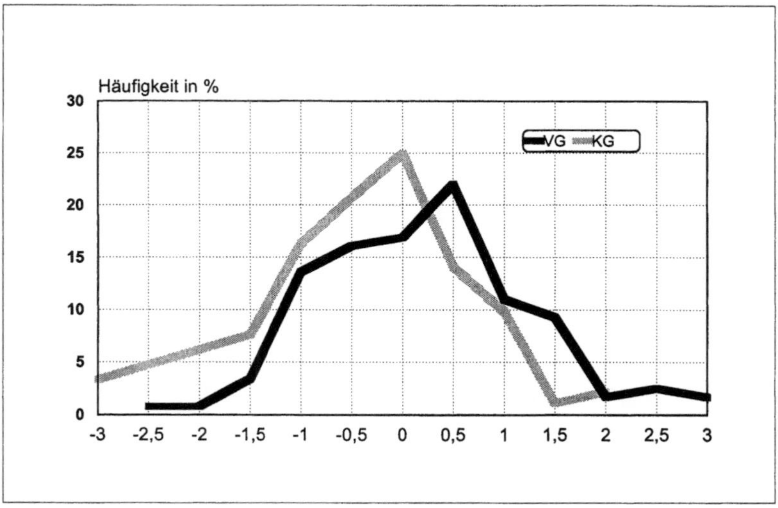

Abb. 7.42 Ohne PKM, Analyse 1, Häufigkeitsverteilung, Alle Patienten

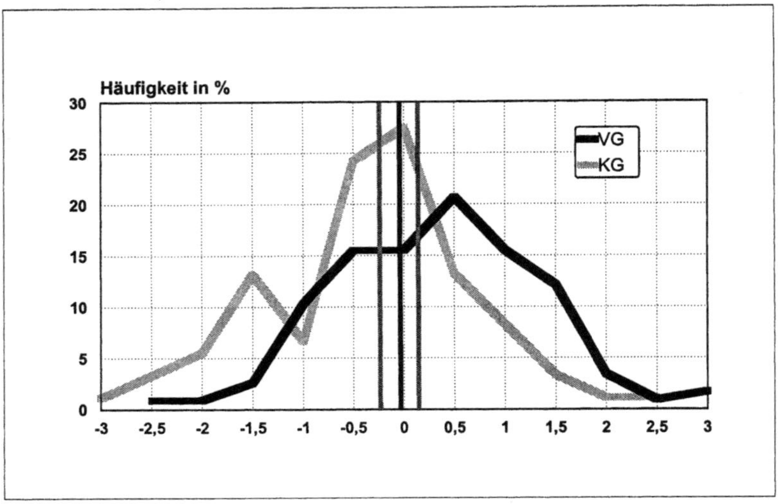

Abb. 7.43 Ohne PKM, Analyse 2, Häufigkeitsverteilung
Alle Patienten

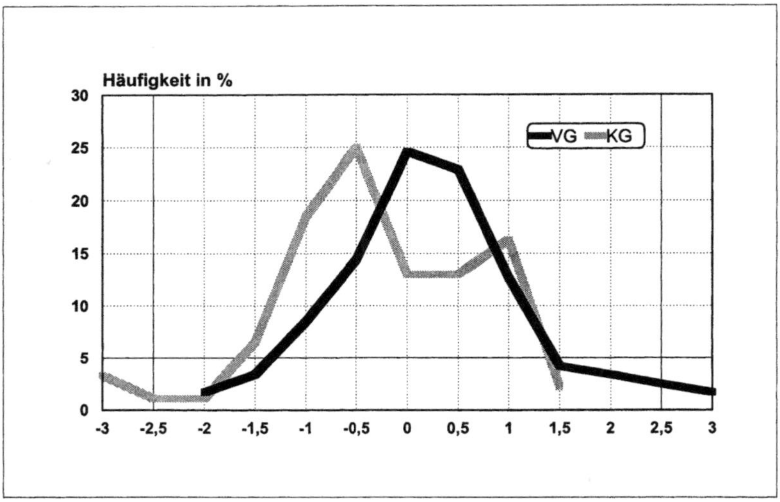

Abb. 7.44 Mit PKM, Analyse 1, Häufigkeitsverteilung
Alle Patienten

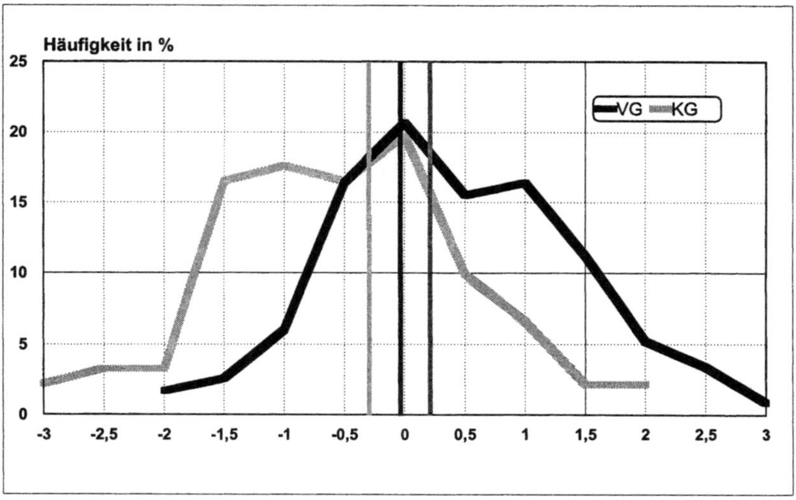

Abb. 7.45 Mit PKM, Analyse 2, Häufigkeitsverteilung
Alle Patienten

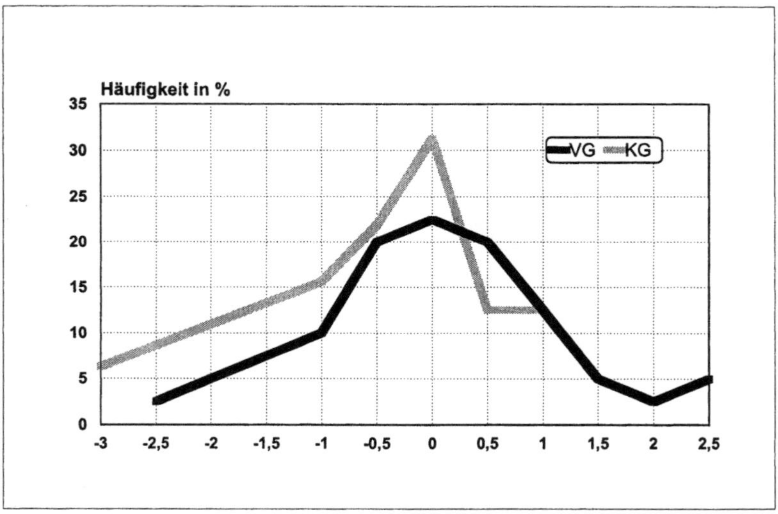

Abb. 7.46 Ohne PKM, Häufigkeitsverteilung, Analyse 1
Schizophrene Patienten

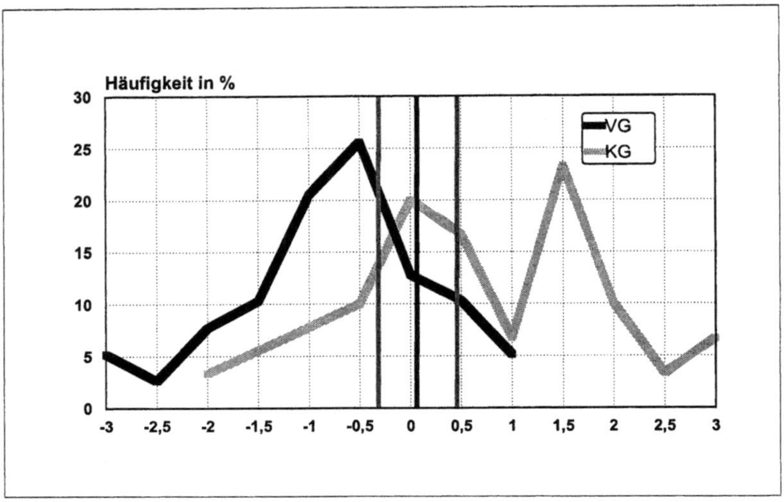

Abb. 7.47 Ohne PKM, Häufigkeitsverteilung, Analyse 2
Schizophrene Patienten

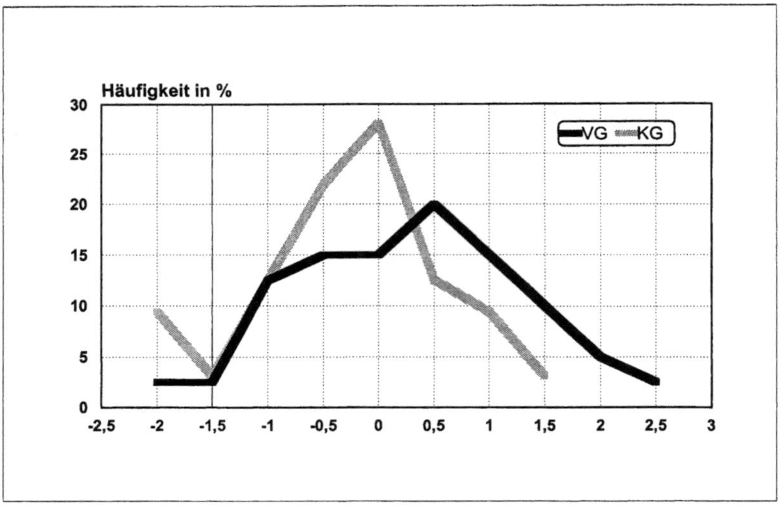

Abb. 7.48 Mit PKM, Häufigkeitsverteilung, Analyse 1
Schizophrene Patienten

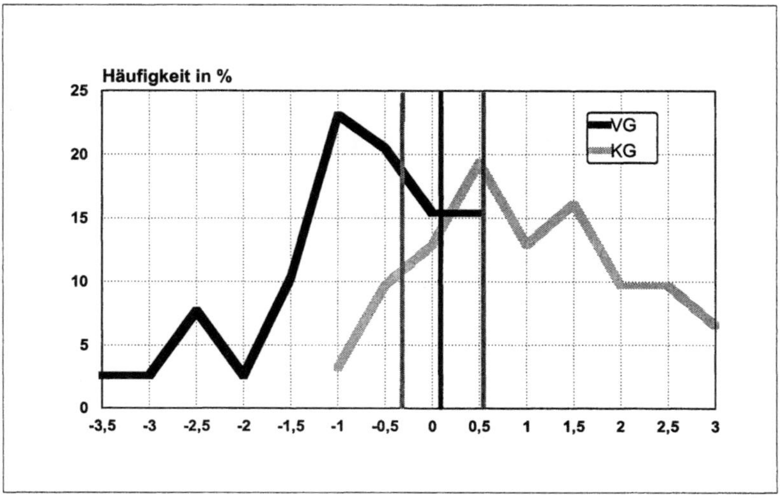

Abb. 7.49 Mit PKM, Häufigkeitsverteilung, Analyse 2
Schizophrene Patienten

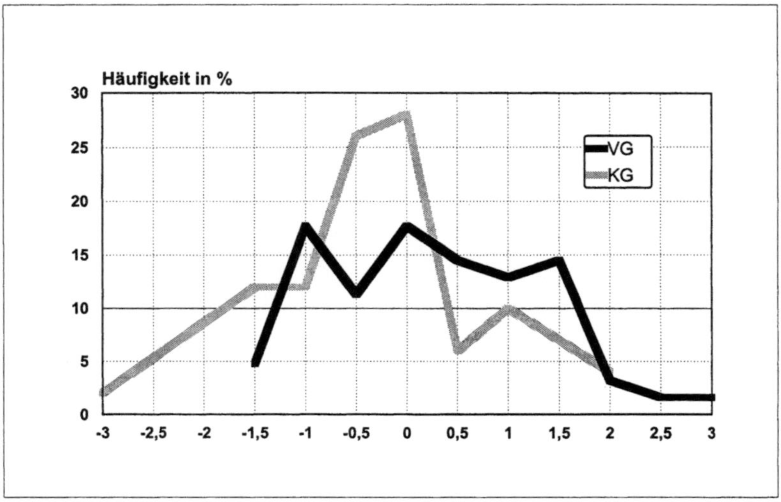

Abb. 7.50 Ohne PKM, Häufigkeitsverteilung, Analyse 1
Depressive Patienten

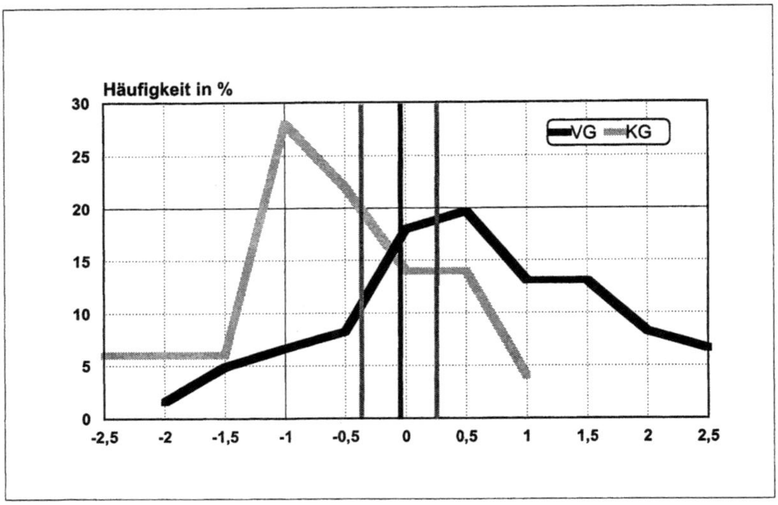

Abb. 7.51 Ohne PKM, Häufigkeitsverteilung, Analyse 2
Depressive Patienten

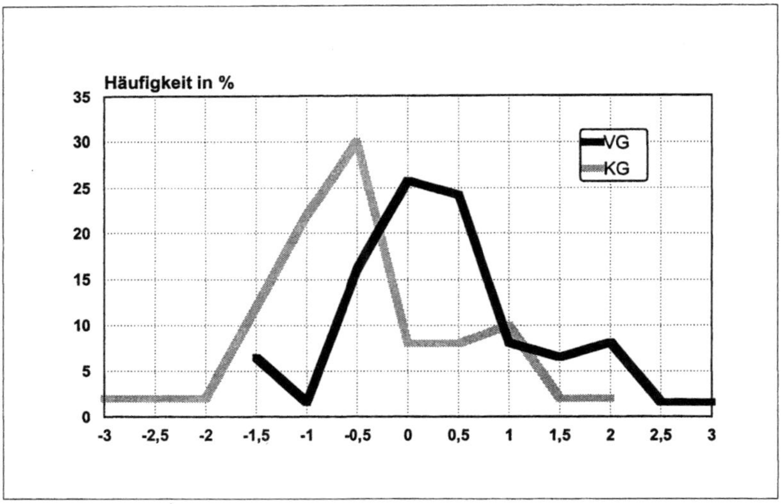

Abb. 7.52 Mit PKM, Häufigkeitsverteilung, Analyse 1
Depressive Patienten

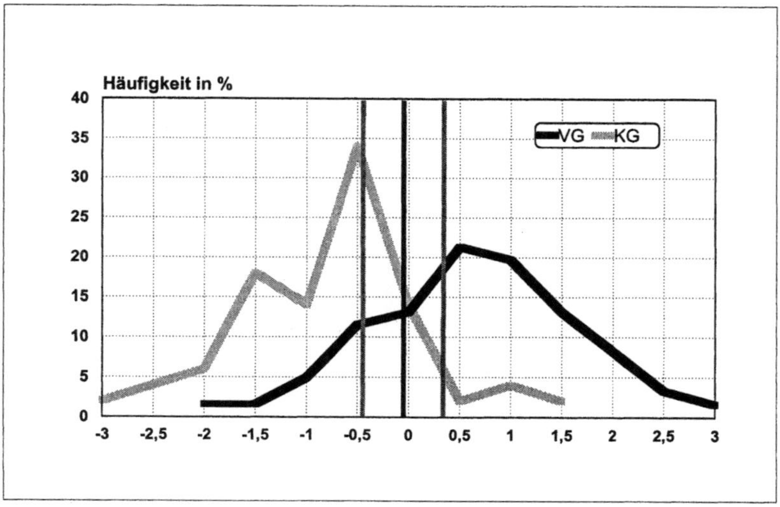

Abb. 7.53 Mit PKM, Häufigkeitsverteilung, Analyse 2
Depressive Patienten

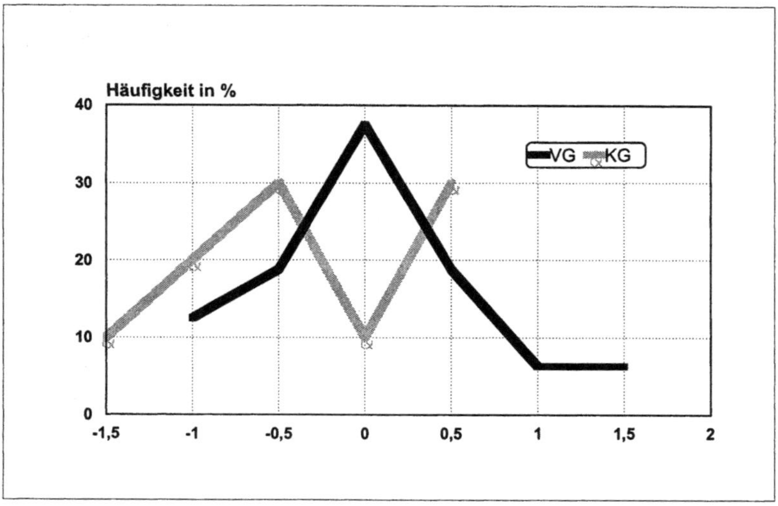

Abb. 7.54 Ohne PKM, Häufigkeitsverteilung, Analyse 1
Manische Patienten

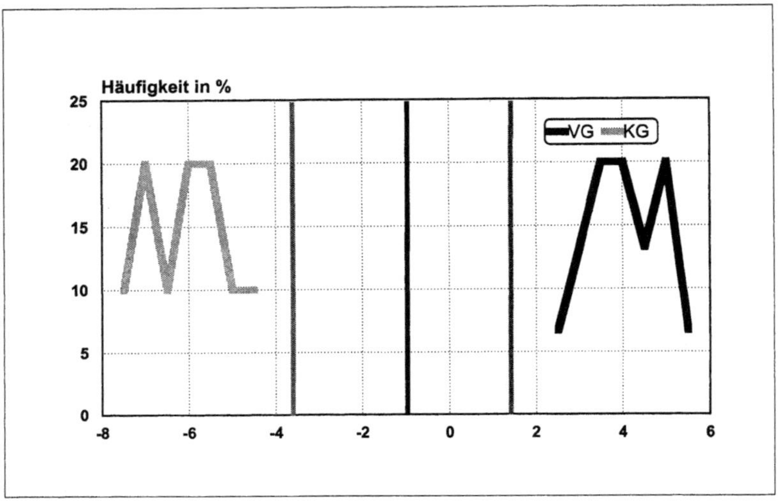

Abb. 7.55 Ohne PKM, Häufigkeitsverteilung, Analyse 2
Manische Patienten

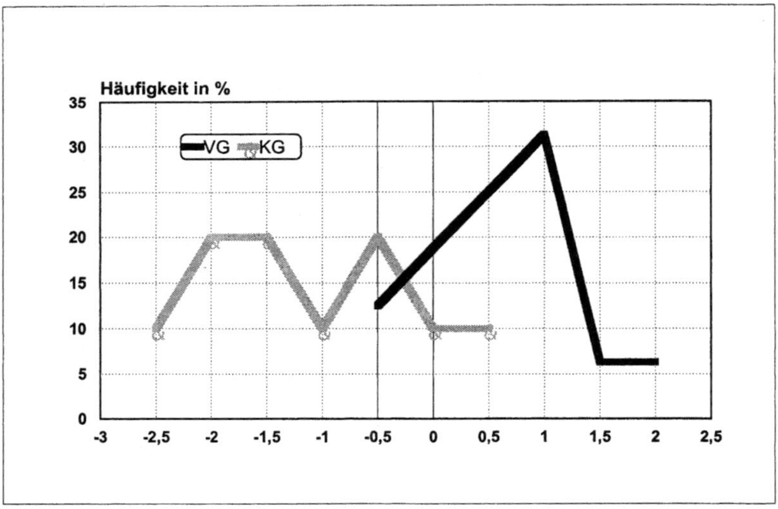

Abb. 7.56 Mit PKM, Häufigkeitsverteilung, Analyse 1
Manische Patienten

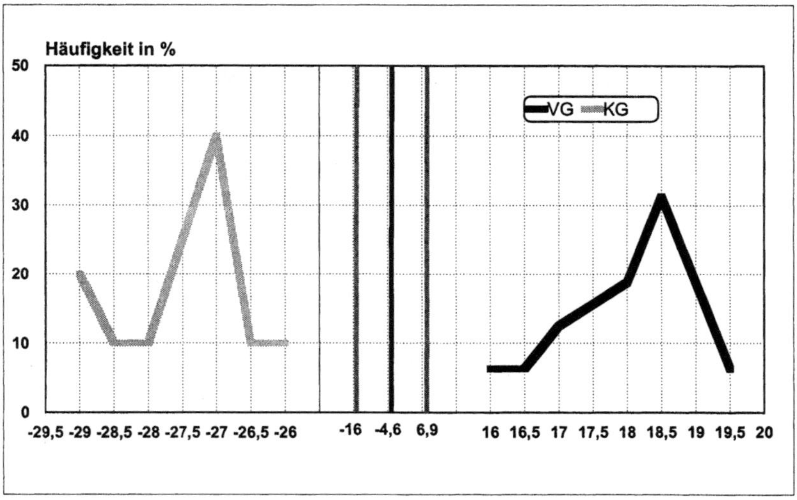

Abb. 7.57 Mit PKM, Häufigkeitsverteilung, Analyse 2
Manische Patienten

Je weiter in den vorstehenden Graphiken die beiden Kurven auseinanderliegen (und sich vom kritischen Diskriminanzwert, der von den beiden Senkrechten parallel der Mittellinie begrenzt ist, entfernen), desto deutlicher unterscheiden sich die beiden Gruppen hinsichtlich der Häufigkeitsverteilung der einzelnen Werte der Diskriminanzfunktion auf sie. Entscheidend für die hier behandelte Frage ist, dass der Zugewinn an Unterscheidbarkeit - der Vergleich macht dies jeweils deutlich - durch die Hinzunahme der *therapieabhängigen Variablen* entsteht. Die Einbeziehung der therapieabhängigen Variablen zeigt in allen Diagnosegruppen eine Zunahme des mittleren Abstandes der beiden Kurven (multivariater Mahalanobis-Abstand). Doch lässt sich stets auch erkennen, dass beide Kurven noch einen mehr oder minder großen Überlappungsbereich teilen, der zwischen den einzelnen Diagnosen und insbesondere zwischen Gesamtgruppe und diagnostischen Untergruppen deutlich schwankt. Im Ergebnis bleibt aber festzuhalten, dass in allen drei diagnostischen Gruppen die Zunahme des mittleren Abstandes zwischen Verum- und Kontrollgruppe *signifikant ist*, wie sich aus der nachfolgenden Reklassifikation sowie aus der initialen multivariaten Varianzanalyse (7.1) ergibt. Daraus kann auf einen echten Therapieeffekt der Programmmaßnahme im Verlauf geschlossen werden, und zwar mehr für die beiden affektiven Störungen als für Schizophrenie.

Die folgende Reklassifikation kann als Quantifizierung der Qualität des Trennmaßes verstanden werden. Sie ordnet jeden Patienten aufgrund seiner Daten der VG oder KG zu und berechnet den Prozentsatz richtiger Zuordnungen, wodurch wiederum ein Maß für die Unterscheidarkeit der Gruppen entsteht, das nicht identisch mit dem Trennmaß ist, sondern es unter dem konkreten Aspekt des Zuordnungsgewinns überprüft und ergänzt.

7.9.6 Ergebnisse der Klassifikation (Diskrimination)

Die *quantitative* Bewertung des Therapieeffektes erfolgte im letzten Schritt. Sein Prinzip besteht in der Ermittlung der Zuordnungsrate der Patienten zu ihrer tatsächlichen Gruppe. Die Berechnung erfolgte durch Reklassifikation und ergänzend durch kreuzvalidierte Klassifikation (Röhr et al 1983). Es lässt sich dabei feststellen, wie viele Patienten die Diskrimination den Gruppen richtig zuordnet. Ein gefundener signifikanter Unterschied bedeutet, dass die Hinzunahme der therapieabhängigen Merkmale den Unterschied zwischen den Klassifikationsraten von Verum- und Kontrollgruppe signifikant vergrößert, d. h. dass das Vorliegen eines Ergotherapieeffektes plausibel erscheint. Der entsprechende Prozentsatz wird als *Reklassifikationsrate* bzw. als *kreuzvalidierte Klassifikationsrate* bezeichnet. Die Raten sind umso höher, je deutlicher die Gruppenunterschiede ausfallen und je besser die Daten den Modellannahmen der Diskriminanzanalyse entsprechen. Eine Reklassifikationsqoute von $\geq$ 70 % gilt als gute, von $\geq$ 80 % als sehr gute Bestätigung einer Gruppentrennung (Lienert und Raatz 1994). Die bereits erwähnten Differenzen in der Schätzgenauigkeit von Reklassifikation und kreuzvalidierter Klassifikation sind zu beachten.

Die Prüfung auf Signifikanz erfolgte durch Vergleich der jeweiligen kreuzvalidierten Klassifikationsraten mittels des Vier-Felder-Chi-Quadrat-Tests (einseitige Fragestellung).

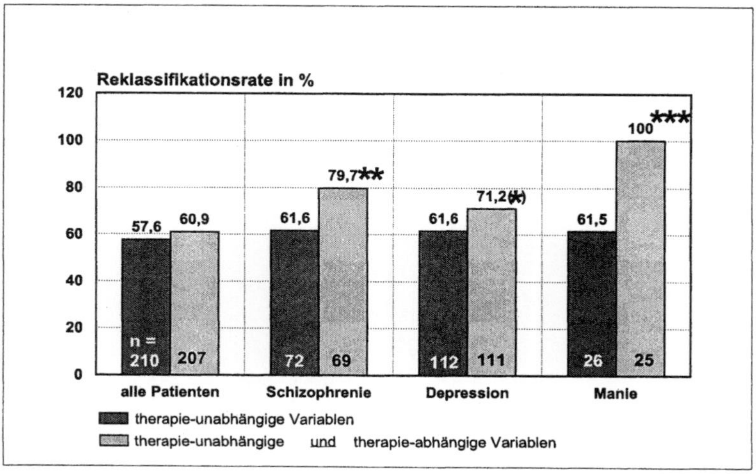

Abb. 7.58 Reklassifikationsraten ohne Persönlichkeitsmerkmale (PKM) Schizophrenie $z = 2.424$; $p < 0.01$. Depression $z = 1.511$; $p < 0.10$.
Manie $z = 3.458$; $p < 0.001$

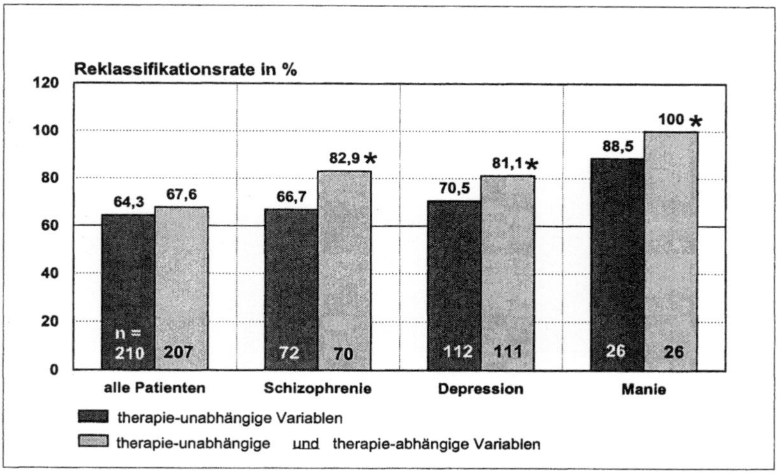

Abb. 7.59 Reklassifikationsraten mit Persönlichkeitsmerkmalen (PKM) Schizophrenie $z = 2.217$; $p < 0.05$. Depression $z = 1.838$; $p < 0.05$
Manie $z = 1.784$; $p < 0.05$

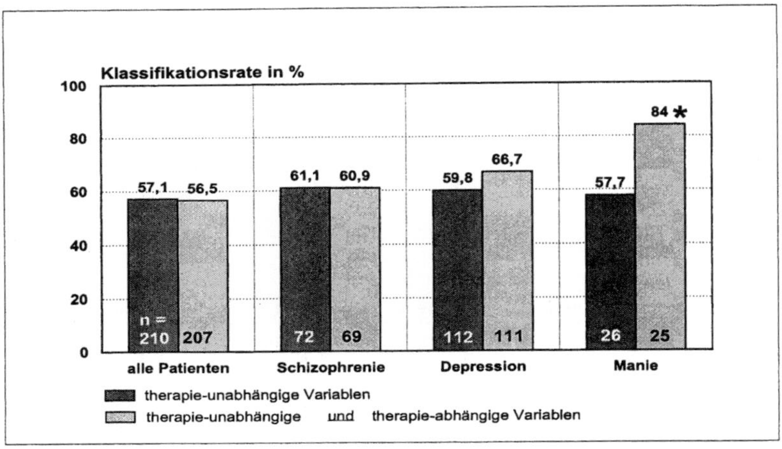

Abb. 7.60 Kreuzvalidierte Klassifikationsraten ohne PKM
Schizophrenie n.s. Depression z= 1.060; n.s.
Manie z = 2.016; p < 0.05

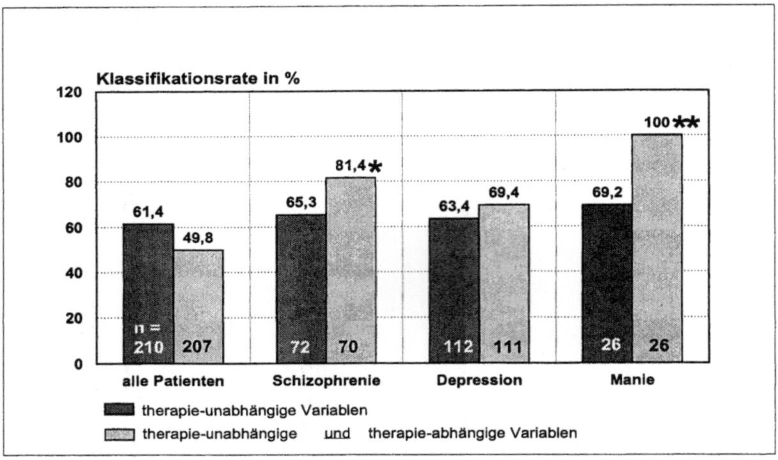

Abb. 7.61 Kreuzvalidierte Klassifikationsraten mit
Persönlichkeitsmerkmalen
(PKM) Schizophrenie z= 2.173; p < 0.05.
Depression z = 0.945 ; n.s.
Manie z= 3.075; p < 0.01

Bei der ***Gesamtstichprobe*** ohne Einbeziehung der Persönlichkeitsmerkmale (PKM) erreicht die Diskriminanzanalyse eine kreuzvalidierte Klassifikationsrate von 57,1 %; durch Einbeziehung der therapieabhängigen Variablen erreicht sie 56,5 %. Unter Berücksichtigung der PKM geht sie von 61,4 % auf 49,8 % zurück. Es gibt somit keinen signifikanten Zuwachs in der Klassifikationsrate weder durch die methodisch gebotene Einbeziehung der therapieabhängigen Merkmale noch durch die fakultative von Persönlichkeitsmerkmalen.
Der fehlende Zuwachs bei der Gesamtgruppe zeigt noch einmal sehr klar, dass die Zusammenführung der Daten alle Unterschiede verwässert, da sich die Patienten in den Diagnosegruppen sehr unterschiedlich verhalten.

Differenziert nach Diagnosen ergibt sich dagegen Folgendes: Bei den **Schizophrenen** bleibt die *Klassifikationsrate* ohne PKM praktisch konstant: 61.1 % vs. 60,9 %. Durch Einbeziehung der PKM - in diesem Fall handelt es sich allein um den mit seelischer Gesundheit assoziierten Faktor „Liebesfähigkeit“ (vgl. 7.40, TPF 9) ergibt sich ein Anstieg der Klassifikationsrate um 16,1 % von 65,3 % auf 81,4 %. Dies bedeutet einen deutlichen und signifikanten Zuwachs ($z = 2.173$; $p < 0.05$). Er ist im optimistischeren Modell der Reklassifikation noch deutlicher, und zwar sowohl mit als auch ohne Berücksichtigung der PKM (Abb. 7.60 und 7.61).

Bei den **Depressiven** erhöht sich die *Klassifikationsrate* durch die therapieabhängigen Variablen von 59,8 % auf 66,7 % ohne PKM und von 63,3 % auf 69,4 % mit PKM. Diese Differenz ist nicht signifikant. Auch hier findet sich aber eine Steigerung der *Reklassifikationsrate*, die ohne PKM knapp unter und mit Einbeziehung der PKM knapp über dem Signifikanzniveau von 5 % liegt (Abb. 7.58 und 7.59). Die PKM sind gemäß der diskriminanzanalytischen Variablendetektion (7.39) die Faktoren Selbstwert (TPF 8), Verhaltenskontrolle (TPF1) und Sinnerfülltheit vs. Depressivität (TPF 3).

Bei den **Manikern** erfolgt durch Einbeziehung der therapieabhängigen Variablen ein Klassifikationsanstieg von 57,7 % auf 84 % ohne PKM und von 69,2% auf 100% mit PKM (Abb. 7.61 bzw. Abb. 7.60). Der Unterschied ist signifikant, ebenso wie in den beiden Reklassifikationen mit und ohne PKM (Abb. 7.58 und 7.59). Bei den PKM handelt es sich im Falle der Maniker um Verhaltenskontrolle (TPF1), Selbstvergessenheit (TPF4), Beschwerdefreiheit (TPF5), Selbstwert (TPF 8) und Autonomie (TPF7). Bis auf den Faktor Autonomie zeichnet sich im Falle der Maniker die Verumgruppe durch *geringere* Werte aus (7.41), wobei wie bei den anderen Diagnosen offen bleiben muß, ob die Persönlichkeitsmerkmale, weil einmalig zum Messpunkt 3 erhoben, vielleicht doch Therapieeffekte widerspiegeln, obwohl sie als stabile Faktoren gelten.

Versteht man den Klassifikationsgewinn als Ausdruck der Ergotherapiewirkung, so lässt sich sagen, dass die Maniker eindeutig von der Therapie zu profitieren scheinen, die Schizophrenen dagegen nur unter Einschluss der PKM in der Klassifikation und mit als auch ohne PKM in der Reklassifikation. Im Modell der Klassifikation ohne PKM zeigt sich hingegen kein Effekt. Für die Gesamtgruppe der Depressiven sieht das Ergebnis am ungünstigsten aus: Ein signifikanter Anstieg um 10,6 % wird nur in der Reklassifikation unter Einschluss der PKM erkennbar. Im strengeren Modell der kreuzvalidieten Klassifikation gewinnen die Depressiven mit einem Zuwachs von ca. 6,9 % mit PKM und 6,0 % ohne PKM nur mäßig.

7.9.6.1 Differenzierung nach längerer und kürzerer Krankheitsdauer bei Schizophrenie und Depression

Da die Patienten ursprünglich nicht nur hinsichtlich der Diagnosen, sondern auch der Erkrankungsdauer gematcht wurden, haben wir die depressiven und schizophrenen Patienten bei der Reklassifikation unter diesem Aspekt noch einmal differenziert:

1. Schizophrene Patienten mit einer Krankheitsdauer ≤ 6 Monate
2. Schizophrene Patienten mit einer Krankheitsdauer > 6 Monate und/oder mit mehrfacher Hospitalisierung
3. Depressive Patienten mit einer Krankheitsdauer ≤ 6 Wochen
4. Depressive Patienten mit einer Krankheitsdauer > 6 Wochen

Dabei zeigt sich Folgendes:

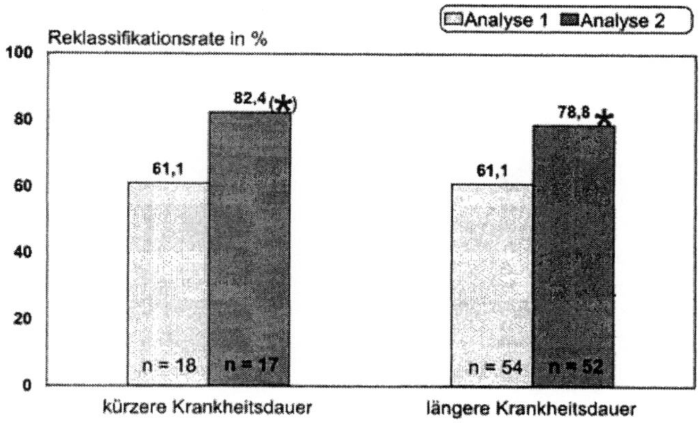

Abb. 7.62 Schizophrene Patienten
Reklassifikationsraten ohne Persönlichkeitsmerkmale
kurz z=1.390; $p < 0.10$ (*) lang z = 1.988; $p < 0.05$*

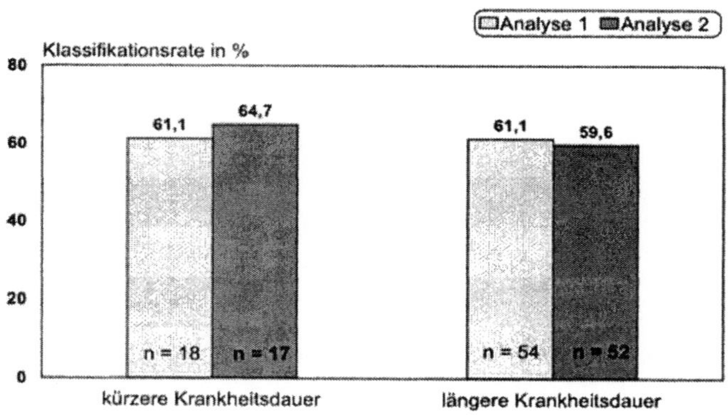

Abb. 7.63 Schizophrene Patienten
Kreuzvalidierte Klassifikationsraten ohne Persönlichkeitsmerkmale
kurz z = 0.270; n.s. lang z = 0.157; n.s.

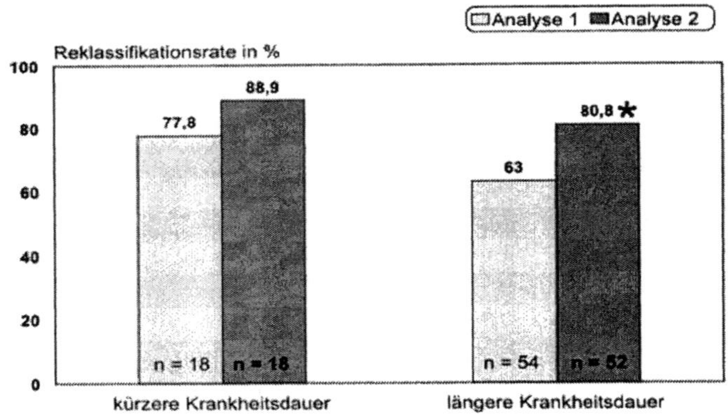

Abb. 7.64 Schizophrene Patienten
Reklassifikationsraten mit Persönlichkeitsmerkmalen
kurz z = 0.849; n.s. lang z = 2.034; $p < 0.05$

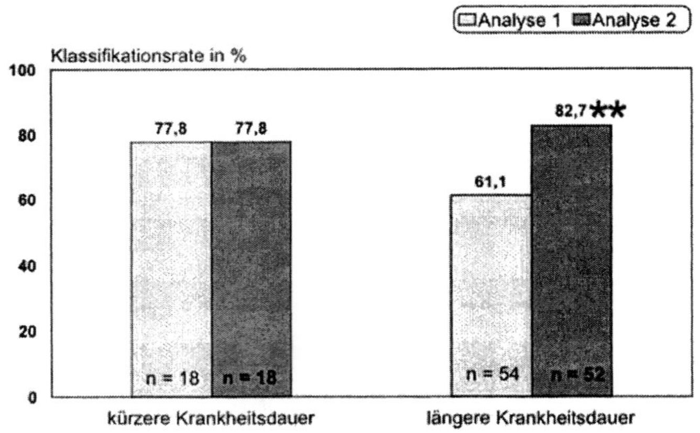

Abb. 7.65 Schizophrene Patienten
Kreuzvalidierte Klassifikationsraten mit Persönlichkeitsmerkmalen
kurz n.s. lang z = 2.446; $p < 0.01$

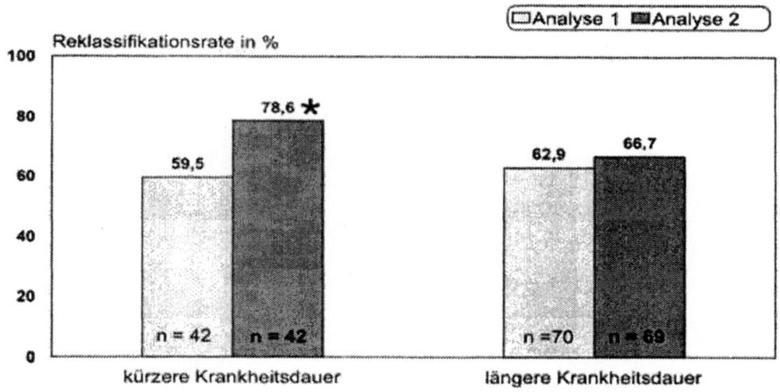

Abb. 7.66 Depressive Patienten
Reklassifikationsraten ohne Persönlichkeitsmerkmale
kurz $z = 1.888$; $p < 0.05$ lang $z = 0.470$; n.s.

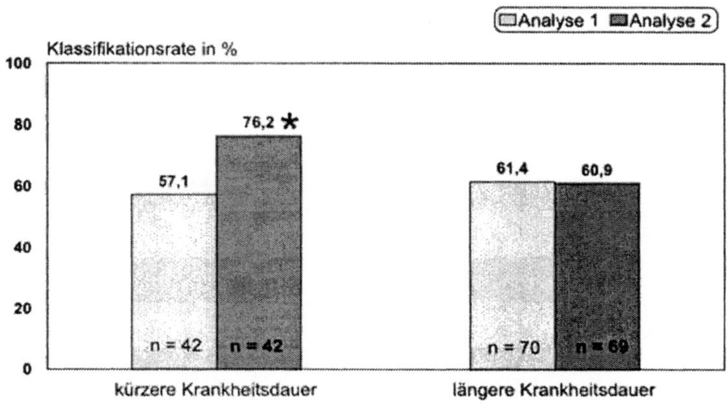

Abb. 7.67 Depressive Patienten
Kreuzvalidierte Klassifikationsraten ohne Persönlichkeitsmerkmale
kurz $z = 1.852$; $p < 0.05$ lang $z = 0.068$; n.s.

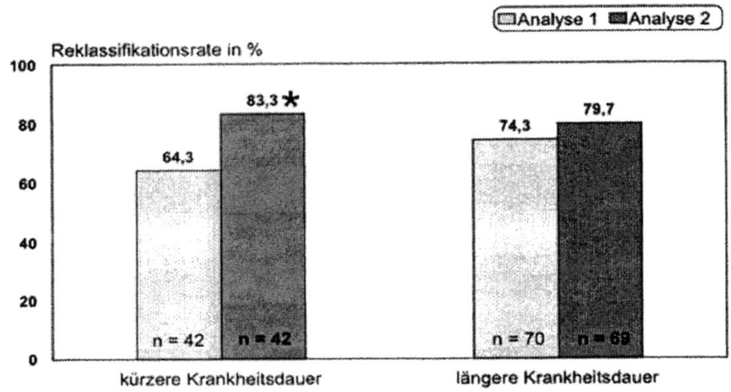

Abb. 7.68 Depressive Patienten
Reklassifikationsraten mit Persönlichkeitsmerkmalen
kurz $z = 1.985$; $p < 0.05$ lang $z = 0.760$; n.s

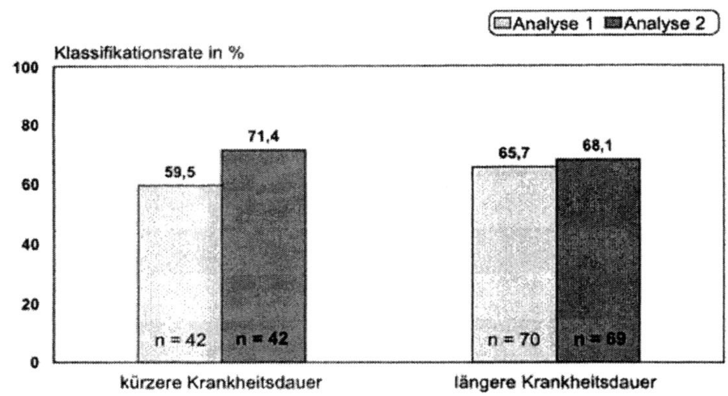

Abb. 7.69 Depressive Patienten
Kreuzvalidierte Klassifikationsraten mit Persönlichkeitsmerkmalen
kurz $z = 1.147$; $p < 0.10$ lang $z = 0.301$; n.s

7.9.6.1.1 Ergebnisse kürzere versus längere Krankheitsdauer bei Schizophrenie

Der für die Gesamtgruppe schizophrener Patienten zu konstatierende signifikante Gruppenunterschied zugunsten der Programmgruppe sowohl in der Reklassifikation als auch der kreuzvalidierten Klassifikation unter Rückgriff auf trennwirksame Persönlichkeitsmerkmale, wird überwiegend von der Untergruppe der Patienten mit einer längeren Krankheitsdauer (> 6 Monate) bewirkt. Sie ist quantitativ mit n = 54 drei mal größer als die Untergruppe der kürzer Kranken. Findet sich in der *Reklassifikation* mit PKM ein Anstieg in der Gruppe der länger Kranken um 17,8 % ($z = 2.034$; $p < 0.05$), so sind es in der kreuzvalidierten *Klassifikation* mit PKM 21,6 % ($z = 2.446$; $p < 0.01$). Ohne PKM ergibt die *Reklassifikation* für dieselbe Untergruppe ebenfalls ein signifikantes Ergebnis für die Programmgruppe, nicht aber die Klassifikation, die keine signifikanten Differenzen in beiden Untergruppen erbringt. Wie an den Abbildungen 7.62 bis 7.65 erkennbar, handelt es sich bei der Gruppe > 6 Monate um eine relativ große Anzahl (n = 54/52), so dass dieses Ergebnis statistisch mehr Beachtung verdient im Gegensatz zur kleinen Gruppe der kürzer Kranken (≤ 6 Monate, n = 18/18 bzw.18/17). Es gibt einen *Hinweis* darauf, dass die für alle schizophrenen Patienten sich abbildende Wirkung tendenziell von den länger Kranken konsumiert wird

7.9.6.1.2 Ergebnisse kürzere versus längere Krankheitsdauer bei Depression

Betrachtet man die Gesamtgruppe der depressiven Patienten, deren richtige Zuordnungsraten durch die Reklassifikationen knapp signifikant und durch die kreuzvalidierten Klassifikationen nur mäßig zugunsten der Programmgruppe ausfallen, ebenfalls getrennt nach Untergruppen mit kürzerer Krankheitsdauer (< 6 Wochen) und mit längerer Krankheitsdauer (≥ 6 Wochen), so zeigt sich: dieser Effekt wird für die Gruppe der kürzer Kranken deutlich höher und erreicht in der Reklassifikation mit und ohne PKM Signifikanz ($z = 1.985$; $p < 0.05$ bzw. $z = 1.888$; $p < 0.05$). Auch die kreuzvalidierten Klassifikationsraten zeigen für diese Untergruppe noch einen beträchtlichen Anstieg: er ist ohne PKM signifikant ($z = 1.852$; $p < 0.05$) und mit PKM knapp untersignifikant ($z = 1.147$; $p<0.10$).
Insgesamt kann also der nachweisbare Nutzen für die Depressiven eindeutig auf das Konto der Patienten mit einer Krankheitsdauer < 6 Wochen gebucht werden.

7.9.6.2 Zusammenfassung und Diskussion aller Ergebnisse nach Diagnosen

7.9.6.2.1 Schizophrenie

Univariat lässt sich für die Gruppe der schizophrenen Patienten kein signifikanter Einfluss der Ergotherapiemaßnahme auf irgend eines der Zielmerkmale feststellen. Insgesamt ist eine Tendenz zu besserem Outcome an den meisten Merkmalen zwar zu erkennen, aber sie ist gering. Doch besteht sie immerhin auf der Seite der Programmgruppe und nicht der Kontrollgruppe (Selbstbeschäftigung).
Die *Bewertung* zeigt hingegen einen klaren Vorsprung für die Programmgruppe, d. h. deren Zufriedenheit mit der durchgeführten Ergotherapie ist insgesamt signifikant besser als die Bewertung der Selbstbeschäftigung durch die Kontrollgruppe. Dieser Befund stützt die Resultate von Ziemann (2002, 2000) aus unserer Arbeitsgruppe an einer größeren Stichprobe hospitalisierter psychiatrischer Patienten. Schizophrene Patienten unterschieden sich dort weder von depressiven noch von Patienten mit Persönlichkeitsstörungen (vgl. auch Reuster 2004).

Durch die *Diskriminanzanalyse* bilden sich signifikante Trenneffekte zwischen Verum- und Kontrollgruppe zugunsten der Verumgruppe ab, und zwar zunächst durch das vergrößerte Abstandsmaß und weiter in der Reklassifikation ohne und mit Einbeziehung der PKM und in der kreuzvalidierten Klassifikation (nur) mit Einbeziehung der PKM. Dabei fällt auf, dass aus dem Trierer Persönlichkeitsfragebogen allein der Faktor 9 „Liebesfähigkeit" in die Reihe der (zusammen) signifikant trennwirksamen Variablen aufgenommen wird, im Unterschied etwa zu den Depressiven, wo mehrere Persönlichkeitsmerkmale zur Trennung beitragen.

Die drei signifikanten Ergebnisse der Reklassifizierung erfahren eine Relativierung allerdings dadurch, dass sich in der kreuzvalidierten Klassifikation *ohne* PKM kein Trenneffekt zeigt, woran auch die weitere Differenzierung in kürzere und längere Krankheitsdauer nichts ändert. Doch ergeben sich durch diese Differenzierung insgesamt Hinweise darauf, dass die länger kranken schizophrenen Patienten von der Maßnahme der kompetenzzentrierten Ergotherapie mehr profitieren - bei einem doch *insgesamt deutlichen Nutzentrend* der Maßnahme für schizophrene Patienten.

Die traditionelle psychiatrische Einschätzung der Ergotherapie ruht fraglos auf der Überzeugung ihrer therapeutischen Potenz in der Schizophreniebehandlung, unabhängig davon, ob Schizophrenie überhaupt als heilbar oder, wie z. B.von Simon (1931, 1986), grundsätzlich als unheilbar verstanden wurde. Beringers (1936) differenzierte Beschreibung hielt sie vor allem bei „frischen Fällen" im Sinne einer Progressionsbremse und einer Sekundärprophylaxe für indiziert - freilich in der vorneuroleptischen Ära und deshalb mit unseren pharmakologisch-antipsychotisch-mehrdimensional und relativ kurzzeitig behandelten Klinikpatienten nicht vergleichbar. Doch lassen die stärkeren Einflüsse der Ergotherapie in den ersten beiden Wochen die Vermutung zu, dass ein schneller komplementärer Einsatz bei akuten Fällen jedenfalls sinnvoll ist. Für die aktuelle internationale wissenschaftliche Ergotherapieliteratur ist diese spezielle Frage zur Anwendung von *occupational therapy* auch nach neuerlicher Medline-Recherche am 14.02.04 kein diskutiertes Thema. Sie fokussiert eindeutig und quantitativ bescheiden auf die Begleitung und Behandlung chronisch kranker und ambulant behandelter schizophrener Patienten mit speziellem Betätigungsdefizit und diskutiert Langzeit-Programme namentlich in Abgrenzung zum Skills-Training (vgl. Liberman 1998). Unsere Ergebnisse stehen also vorerst singulär und bedürfen differenzierter Überprüfung.

7.9.6.2.2 Depression

Bezüglich der depressiven Patienten ist die Ergebnissituation komplexer und für uns überraschend: Hier ergibt die Untersuchung deutliche Hinweise auf klinisch relevante Behandlungseffekte der Ergotherapiemaßnahme. Am klarsten treten sie hinsichtlich der *depressiven Psychopathologie* im *univariaten* Vergleich zu Gunsten der Programmgruppe hervor. Ein signifikanter Gruppenunterschied zum Ende der Untersuchungszeit ist mit hoher Wahrscheinlichkeit auf den Einfluss des Ergotherapieprogramms zurückzuführen, da die Verteilung therapieunabhängiger Variablen (mit Ausnahme der Konzentration s.u.) keine wesentlichen Unterschiede zwischen den Gruppen zeigt.

Die darüber hinaus aus den Ergebnissen der *Diskriminanzanalyse* ableitbaren Therapieeffekte lassen sich entsprechend der Komplexität des statistischen Verfahrens nicht pur auf einzelne Variablen beziehen, weil deren Wechselwirkungen in die Berechnung eingehen. Doch zeigen die trennwirksamsten Variablen an, dass und woran sich Therapiewirkungen niederschlagen: am Rückgang von Symptombelastung, Verstimmungsstörungen, Angst, sozialen Kontaktstörungen sowie Sensitivität - d.h. durch Verstimmung bedingte Einschränkungen im Leistungs-, Erlebens- und Verhaltensbereich, (welche besonders auf Gesprächspsychotherapie sensibel reagieren sollen).

Eine Verstärkung des Effektes zeigt sich bei Berücksichtigung der Persönlichkeitsfaktoren. Obwohl im direkten Vergleich der Gruppen keine nennenswert unterschiedlichen Verteilungen der Persönlichkeitsfaktoren auffallen (Abb. 7.15 - 7.17), tragen sie in der Diskriminanzanalyse zur Trennung erheblich bei. Das könnte bedeuten, dass ihr Trenneffekt im Hinblick darauf eine Rolle spielt, wie effektiv Ergotherapie genutzt werden kann.

Insgesamt kann durch die Diskriminanzanalyse - vor allem durch die signifikante Vergrößerung des Trennmaßes - ein deutlicher Einfluss der Ergotherapie sowohl auf die psychische Befindlichkeit im beschriebenen Sinn als auch speziell den psychopathologischen Befund wahrscheinlich gemacht werden.

Die *Differenzierung nach Krankheitsdauer* zeigt im Weiteren einen stärkeren Effekt für Patienten mit einer Krankheitsdauer < 6 Wochen, der im optimistischen Modell der Reklassifikation signifikant ist (vgl. Abb. 7.66 und 7.68). Aber auch in der pessimistischen Variante der kreuzvalidierten Klasssifikation ergibt sich ein immer noch markanter Anstieg von 59,5 auf 71,4 % richtig zugeordneter Patienten nach Berücksichtigung der therapieabhängigen Variablen (Abb. 7.69 und 7.67). Der Effekt ist im Falle der Patienten mit längerer Krankheitsdauer (> 6 Wochen) erheblich geringer; anders ausgedrückt: Der für depressive Patienten nachweisbare Behandlungseffekt wird im Wesentlichen von den Patienten mit *kürzerer* Krankheitsdauer konsumiert.

Der Befund ist klinisch wenig plausibel und findet seine Erklärung teilweise wahrscheinlich darin, dass 47,8 % der Verumgruppe ($p = 0.107$) der kürzer kranken depressiven Patienten gegenüber 25 % in der Verumgruppe ($p = 1.0$) der länger kranken Patienten (> 6 Wochen) ein psychotherapeutisches Zusatzverfahren mit 1 bis 2 Wochenstunden erhielten. Im Übrigen konnten wir aber durch weitere statistische Vergleiche ausschließen, dass dieses Ergebnis durch andere (therapieunabhängige) Kovariablen wie positivere Bewertung der Maßnahme, geringere Psychopathologie oder bessere Konzentrationsfähigkeit konfundiert ist. Die Konzentrationsfähigkeit war nicht bei den kürzer, sondern bei den länger Kranken besser ($p = 0.018$). Allerdings sollten diese Ergebnisse durch größere Untergruppen abgesichert werden.

7.9.6.2.2.1 Bewertung der Maßnahmen durch die depressiven Patienten

Der oben erwähnte signifikante Vorteil hinsichtlich der Bewertung der Ergotherapiemaßnahme wird für die Gesamtgruppe und Untergruppen der Depressiven noch einmal gesondert dargestellt (U-Test; z = 3.04; p = 0.018, Abb. 7.70 - 7.72). Die schlechteren Bewertungen ("mäßig gut" und insbesondere "nicht gut") überwiegen stark in der Kontrollgruppe.

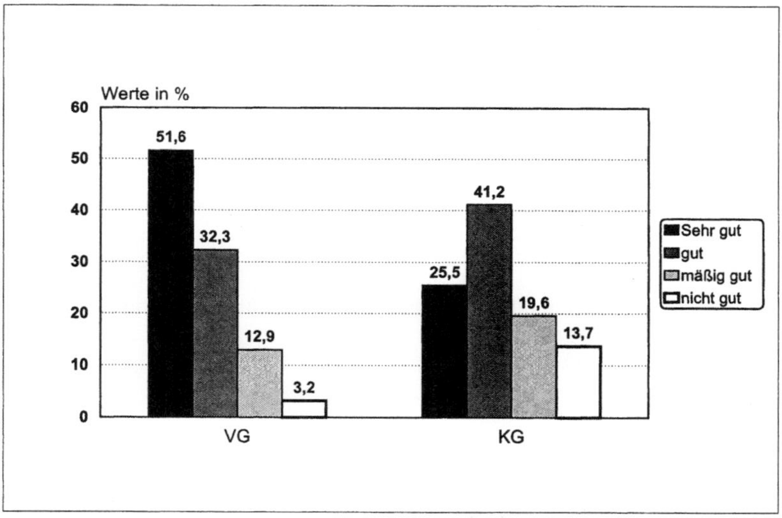

Abb. 7.70 Bewertung der Ergotherapie bzw. Selbstbeschäftigung durch die Patienten;
Depressive Patienten *insgesamt*
U-Test; p = 0.002

Die in den folgenden Abb. 7.71 und 7.72 veranschaulichten Bewertungen *der kürzer und länger kranken Depressiven* unterscheiden sich ebenfalls zugunsten beider Verumgruppen (p = 0.259 für die kürzer Kranken, p = 0.003 für die länger Kranken). Durch die einzelnen Antwortkategorien ergibt sich für die verschiedenen Gruppen allerdings ein recht unterschiedliches Antwortprofil, namentlich hinsichtlich der verhältnismäßig positiven Bewertung der Selbstbeschäftigung durch die kürzer Kranken, deren Bewertung der Programmmaßnahme nur ein geringes, nichtsignifikantes Plus aufweist.

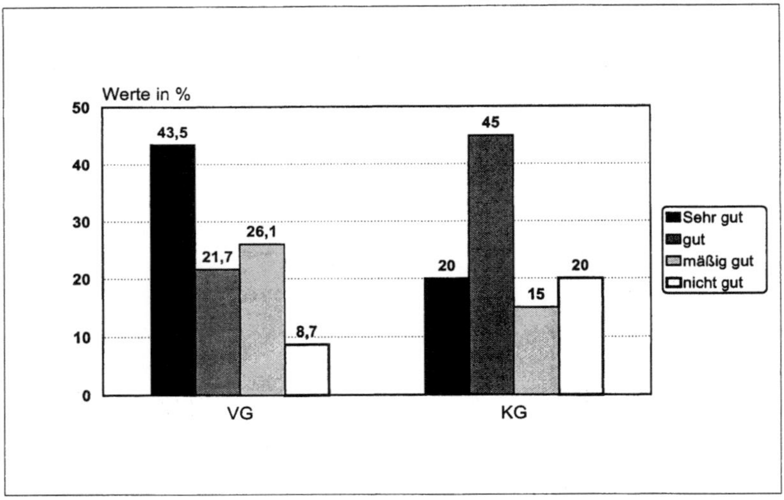

Abb. 7.71 Bewertung der Ergotherapie bzw. Selbstbeschäftigung durch die Patienten
Depressive Patienten mit *kürzerer* Krankheitsdauer
U-Test; p = 0.259

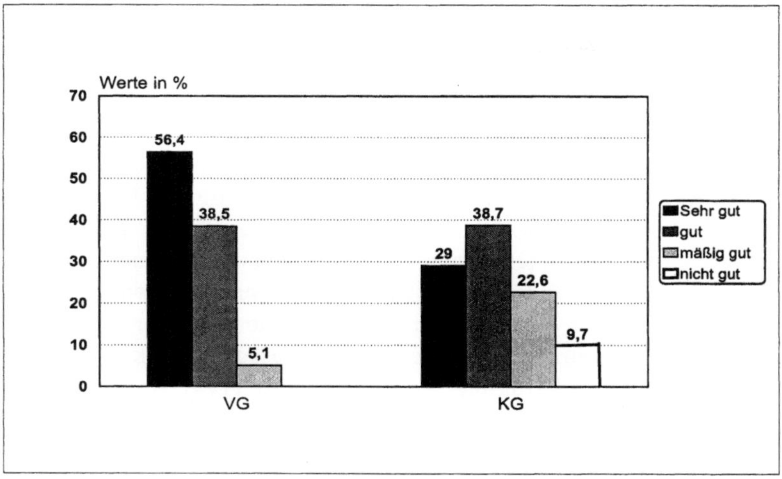

Abb. 7.72 Bewertung der Ergotherapie bzw. Selbstbeschäftigung durch die Patienten
Depressive Patienten mit *längerer* Krankheitsdauer
U-Test; p = 0.003

Das hier für die depressive Gesamtgruppe gefundene Resultat erstaunt nicht. Es steht in Einklang mit unseren eigenen Befunden bei anderen, nämlich schizophrenen Patienten (s. o., Reuster 2004) und konnte speziell auch an einer größeren Stichprobe von Ziemann (2002) gezeigt werden. Ergotherapie wird danach von depressiven Patienten im Vergleich zu psychologischer und somatischer Therapie besonders wertgeschätzt. Interessant an unserer vorliegenden Studie ist der Befund, dass die kürzer Kranken, die mehr von Ergotherapie zu profitieren scheinen, die Maßnahme subjektiv negativer einschätzen als die Patienten aus der Gruppe der länger Kranken, deren Gewinn objektiv geringer ausfällt. Das Argument, das sich aus der Patienten-Zufriedenheitsforschung ableiten ließe: Wer Ergotherapie gut findet, hat davon auch bevorzugt einen (objektiven) Gewinn - lässt sich mit diesem speziellen Befund nicht stützen (Gruyters und Priebe 1994, Williams 1994). Vielmehr entspricht er anderen Mitteilungen (Angermeyer und Matschinger 1999) und auch der klinischen Erfahrung, wonach sich hinsichtlich einer Therapie Nutzen für und Wertschätzung durch die Patienten durchaus gegensätzlich verhalten können.

7.9.6.2.3 Manie

Das grundsätzliche Problem bezüglich der Gruppe der manischen Patienten in unserer Untersuchung besteht in der geringen Stichprobengröße (n=26). Diese Tatsache nötigt zu großer Zurückhaltung in der Beurteilung der Ergebnisse. Sie sind insgesamt überaus positiv: Wie in den Abb. 7.20, 7.21 - 7.24, 7.30, und 7.31 erkennbar, verhalten sich die therapieabhängigen Merkmale in den *univariaten* Vergleichen deutlich wechselhafter („unruhiger") als in den beiden anderen diagnostischen Gruppen, ohne aber irgendeinen signifikanten Trend zugunsten der Verumgruppe hervorzubringen. Die *Bewertung* der beiden Maßnahmen durch die Patienten ist im Falle der Maniker nicht signifikant besser für die Programmmaßnahme. Anders gesagt: Maniker tolerieren die Maßnahme „Selbstbeschäftigung" am unkritischsten (vgl. Abb. 7.32).

In der *Diskriminanzanalyse* ist das Ergebnis zugunsten der Verumgruppe bzw. bezüglich des Gewinns durch die Ergotherapie am deutlichsten und hochsignifikant. Um das Resultat angemessen zu bewerten, ist nicht nur der Umfang dieser Gruppe zu gering und die Streuung der Variablen in vielen Fällen zu hoch; es fehlen auch hier Literaturvergleiche.

7.10 Methodenkritik

7.10.1 Probleme des Designs

1. Die randomisierte Zuteilung zu einer von zwei nicht verblindbaren Maßnahmen geht mit grundsätzlichen Problemen einher. In unserem Falle wurden, wie gezeigt werden konnte, Programm- und Kontrollmaßnahme zumindest von den schizophrenen und depressiven Patienten signifikant unterschiedlich ästimiert. Dieser Wertschätzungsunterschied weckte bei manchen Patienten im Verlauf den Wunsch, aus der weniger befriedigend erlebten „Selbstbeschäftigung" in die „echte" Ergotherapie zu wechseln. Auch wenn regelkonform dieser Wunsch dann nicht realisiert wurde, standen sie der eigenen Maßnahme erkennbar reservierter gegenüber. Diese Einstellung könnte im Sinne eines negativen Outcome-Prädiktors zu werten sein (Priebe und Gruyters 1995). Andererseits zeigt sich bei den kürzer kranken depressiven Patienten im Vergleich zu den länger Kranken zwar ein größerer therapeutischer Gewinn durch die Programmmaßnahme, aber dennoch eine verhältnismäßig schwache Zustimmung zu dieser, so dass einem Ergebnis der Patienten-Zufriedenheitsforschung: wer eine Maßnahme positiv sieht, profitiert mehr

von ihr, mit Williams (1994) nur vorsichtig und relativierend zugestimmt werden soll. Nicht wenige depressiv erkrankte Patienten demonstrieren dem Kliniker immer wieder dasselbe paradoxe Phänomen: Die Patienten müssen gegen einen gewissen Widerstand zur Ergotherapie geschickt oder besser: begleitet werden (vgl. Schützwohl 2000, der die reale Inanspruchnahme ergotherapeutischer Verordnungen evaluiert), sie sind aber unmittelbar nach der Maßnahme zufrieden und dankbar. Zukünftige Studien sollten versuchen, das Problem des subjektiven Therapievergleichs durch noch klarere Trennung der Therapieorte oder den Ausschluss ergotherapeutisch Vorerfahrener zu minimieren.

2. Die Standardisierung der Intervention - also der Programmmaßnahme im Sinne der kompetenzzentrierten Methode in der offenen Werkgruppe - gelingt allenfalls in zeitlicher, räumlicher und in arbeitstechnischer Hinsicht. Auch die Gruppe der zuständigen ErgotherapeutInnen war in unserem Design als Gruppe ein stabiler Faktor. Doch kommen subjektive Faktoren ins Spiel: Die Therapie muss individuell appliziert - besser: vermittelt - werden, wobei die Patienten unterschiedliche Voraussetzungen hinsichtlich Persönlichkeit, Krankheit und Motivation mitbringen. Diese Unschärfe ist nicht zu umgehen; sie liegt in der Natur der auf die Kompetenz des Einzelnen bezogenen Herangehensweise der Ergotherapeutin bzw. des Ergotherapeuten. Genau besehen ergibt sich ein intersubjektives und kaum berechenbares Geflecht zwischen den *behandelt handelnden* Patienten und den *handelnd behandelnden* ErgotherapeutInnen (vgl. auch Schüpbach 2002). Würden aber alle Patienten zur gleichen Zeit mit gleichen Materialien die gleiche Arbeitstechnik absolvieren, wären zum einen die subjektiven Faktoren höchstens verdünnt, aber nicht völlig aus dem Spiel, und es handelte sich zum anderen nicht mehr um Ergotherapie im beschriebenen Sinne der kompetenzzentrierten Methode. In der Kontrollgruppe klingt dieser subjektive Faktor ebenfalls an, wie die Bezeichnung „*Selbst*-Beschäftigung" verrät: Personen, die sich beschäftigen, tun dies auf je ihre Weise. Sie *be*handeln sich und sie *handeln,* sie agieren simultan im subjektiven Modus der Wahrnehmung und der Handlung.
Auch die ErgotherapeutInnen bringen ihrerseits einen subjektiven Faktor in das Design ein, der sich einer Beschreibung und Kontrolle weitgehend entzieht. Objektive TherapeutInnenvariablen wie Alter, Geschlecht, Ausbildung, können zwar dokumentiert werden (siehe Anhang A 5), sagen aber z. B. nichts darüber aus, in welchem Maße eine Therapeutin Patienten motivieren oder sogar begeistern kann. Durch den Plural eines 5-köpfigen Teams von ErgotherapeutInnen wären freilich - falls überhaupt aufgetreten - stärkere einzelne Normabweichungen in Verhalten und Umgangsstil bzw. deren Wirkungen tendenziell ausgeglichen worden.

3. Im Zusammenhang mit psychologischen Veränderungsmessungen sind experimentelle Fehlerquellen, wie eine selektive Ausgangsstichprobe, Stichprobenveränderung, Zeit als Störfaktor, Testungsfaktoren und Einflüsse der Testinstrumente grundsätzliche und deshalb nur minimierbare, nicht eliminierbare Störungsquellen (Petermann 1978).

7.10.2 Methodische Anmerkung

Die statistische Prozedur führt grundsätzlich zu Plausibilitäts- bzw. Wahrscheinlichkeitsaussagen, nicht aber zu bewiesenen Kausalschlüssen. Dieser im Grunde selbstverständliche Hinweis scheint deshalb angebracht, um solchen im Umkreis von Ergotherapie bestehenden „lebensweltlich"-praktischen Erwartungen entgegenzutreten, die mit einer wissenschaftlichen Untersuchung inkompatibel sind. Es ist auch klar, dass die hier erhaltenen Resultate einer Überprüfung bedürfen, bevor sie als gesichertes Wissen gelten können.

Unsere Methodik sagt im Übrigen auch darüber nichts aus, *wie* Ergotherapie wirkt. In dieser Hinsicht hatte sie nicht den Anspruch, spezielle Hypothesen zu ihren Wirkmechanismen zu prüfen. Für den psychiatrischen Bereich geben aktuell darüber nur heuristische Konzepte Auskunft (Linke-Vieten 1997, Scheepers et al 1999, Scheiber 1995, Kielhofner 1997, Jerosch-Herold et al 1999, Sumsion 2002). Allerdings lässt sie an den beschriebenen Merkmalen erkennen, woran sich die Wirkung der Programmmaßnahme bei einzelnen Diagnosen niederschlägt. Für einzelne ergotherapeutische Modelle könnten damit Plausibilitätskriterien gewonnen sein; dies wäre gesondert zu prüfen.

7.11 Zusammenfassung, Diskussion und Ausblick

Die Frage war, ob und wie sich mit Hilfe statistischer Methoden die Wirkung einer routinenahen Maßnahme Ergotherapie im Rahmen psychiatrischer Komplexbehandlung, zu der vor allem Psychopharmako- und Psychotherapie gehören, nachweisen, d. h. wahrscheinlich machen lässt. Programm- und Kontrollmaßnahme dauerten 4 Wochen und wurden 5 mal wöchentlich zwei Stunden durchgeführt. Überprüft wurde die Hypothese an allgemeinpsychiatrisch relevanten und mit einschlägigen Instrumenten messbaren klinischen Merkmalen - also nicht an solchen eines speziell durch Ergotherapie geübten Könnens im Sinne einer speziellen ergotherapeutischen Leistungstestung.

Die Gesamtstichprobe wurde aus regulär aufgenommenen unausgelesenen Patienten unserer Klinik mit den Diagnosen Schizophrenie (ICD10:F20), depressives Syndrom (F31-33) und Manie (F30) entsprechend den Einschlusskriterien rekrutiert. Sie bestand aus 262 Patienten; die Drop-out-Quote lag bei 17,6 %, zur statistischen Auswertung bei On-treat-Analyse gelangten 216 Patienten.

Ein statistischer Goldstandard zur Prüfung unserer speziellen Frage existiert bislang nicht. Vielmehr wird argumentiert, empirischer Erkenntnisgewinn im soziotherapeutischen Feld lasse sich am ehesten durch Repetition und Kumulation von Studien mit mutmaßlich geringen Einzeleffekten langsam anreichern. Bezüglich Ergotherapie in der Psychiatrie gibt es bislang keine vergleichbare Outcome-Studie. Insofern ist unser methodischer Weg nicht vorgezeichnet und auch nicht frei von Risiken (siehe Methodenkritik). Prinzipiell haben wir aber mit
hohem Aufwand versucht, Bedingungen zu schaffen, unter denen auftretende Effekte mit großer Wahrscheinlichkeit der Programmmaßnahme und nicht anderen Therapiearten oder unabhängigen Größen zugerechnet werden können.

Im Sinne dieser Ceteris-paribus-Voraussetzung war die Homogenität der randomosierten (Diagnose-) Gruppen (VG und KG) zu prüfen, wobei bis auf eine Ausnahme[2] keine signifikanten Unterschiede auffielen bei: Alter, Geschlecht, psychotroper Medikation (Antipsychotika, Antidepressiva, Anxiolytika und speziell Lorazepam, Sedativa), beruflicher Qualifikation, Erwerbsstatus, psychotherapeutischer Zusatztherapie, IQ sowie Persönlichkeitsmerkmalen.

Die Ergebnisse unserer Studie sind vor diesem Hintergrund bemerkenswert. Im univariaten Vergleich der beiden Hauptgruppen (KG und VG) zeigt sich über die 4-wöchige Behandlungszeit kein verwertbarer Unterschied zugunsten der Programmgruppe. Dagegen kommt es in beiden Gruppen zu Besserungen, die sich an unterschiedlichen Variablen mehr oder weniger deutlich ablesen lassen und die auf eine Wirkung der Gesamtmaßnahme *klinische Komplexbehandlung* mit den starken Einflussgrößen Psychopharmaka und allgemeinpsychiatrische Psychotherapie schließen lassen. Wirksamkeitsbelege für Psy-

---

[2]) Die Konzentrationsfähigkeit war in der Gesamtgruppe und der depressiven Untergruppe zwar jeweils zu Gunsten der Verumgruppe signifikant verschoben, doch hat sie, wie es sich am Beispiel der kürzer kranken depressiven Patienten erwiesen hat, auf deren besseren Programmnutzen offenbar keinen Einfluss. Mit einer semiquantitativen Kategorisierung der Konzentration (gestört/ungestört) auf Grundlage der GZF-T-Werte war im Übrigen kein signifikanter Unterschied zu erkennen, so dass die klinische Relevanz der quantitativen Gruppendifferenz wahrscheinlich unerheblich ist (vgl.Anhang).

chopharmakotherapie bei unseren untersuchten Störungsbildern allein oder in Kombination mit Psychotherapie liegen vielfältig vor, fundieren die einschlägigen Leitlinien und erscheinen dem psychiatrischen Kliniker hoch plausibel. Ein (ethisch unvertretbarer) Verzicht darauf hätte klinisch deutliche und negative Reaktionen provoziert.

Durch den Verzicht auf eine Ergotherapiemaßnahme (Kontrollgruppe) konnte eine analoge Reaktion weder erwartet werden - Ergotherapie ist eine komplementäre, keine essentielle Therapieform - noch ließ sie sich klinisch in einer vergleichbaren Form zeigen.

Deutlich wurde in der *univariaten* Testung aber Folgendes:
1.
Eine *Differenzierung nach Diagnosen* ist von wegweisender Bedeutung, weil jeder Störung sensible aber unterschiedliche Variablen korrespondieren, die auf die Programmmaßnahme stärker oder schwächer reagieren. Dies gilt für die Programmmaßnahme ebenso wie für das Kontroll-Setting. So reagiert die Gruppe der Depressiven und Maniker überhaupt sensibler auf die therapeutischen Gesamtmaßnahmen als schizophrene Patienten. Bedeutsam für unsere Fragestellung ist aber die Feststellung, dass die depressiven Patienten der Programmgruppe spezifisch und signifikant besser mit der speziellen Psychopathologie und mit dem Konstrukt Eigenschaftsangst reagieren und an den entsprechenden Merkmalen sehr wahrscheinlich vom ergotherapeutischen Programm profitieren. Da es sich um psychiatrische Schlüsselmerkmale handelt, ist dies ein beachtlicher Befund. Er scheint uns angesichts des großen Umfangs dieser diagnostischen Untergruppe verhältnismäßig valide, auch wenn in Rechnung zu stellen ist, dass die depressive Verumgruppe in einem geringfügig höheren (nichtsignifikanten) Anteil psychotherapeutische Zusatzangebote erhielt als die Vergleichsgruppe.

Weitere signifikante Gruppenunterschiede konnten bezüglich der therapieabhängigen Variablen im Zeitverlauf nicht gefunden werden; auch dies ist ein wesentlicher Ertrag der univariaten Testung, der klar benannt werden kann und der zeigt, dass Unterschiede bzw. Effekte sich im Wesentlichen nicht makroskopisch und in deutlichen Gruppenunterschieden, sondern, wie sich hier bereits andeutet, in geringen Einzeleffekten (und vermutlich in deren Wechselwirkungen) ausprägen.

2.
Klar und eindeutig fällt der univariate Vergleich der Bewertungen von Programm- und Kontrollmaßnahme durch die jeweils betroffenen Patienten aus. Schizophrene und depressive Teilnehmer an der Maßnahme Ergotherapie

bewerten diese subjektiv am Ende der Untersuchungszeit hochsignifikant positiver als Patienten, die keine Ergotherapie erhielten und die Kontrollmaßnahme „Selbstbeschäftigung“ bewerteten, an der sie zu den gleichen Zeiten teilnahmen. Bei den manischen Patienten besteht eine nichtsignifikante Tendenz in dieselbe Richtung; nicht unerwartet bewerten sie die Kontrollmaßnahme unkritischer.

Die *Diskriminanzanalyse* als statistisches Verfahren im Falle eines Gruppenvergleichs mit vielen Variablen, die mutmaßlich geringen Einzelwirkungen unterliegen, erbrachte durch Bestimmung des Trennmaßes sowie durch die verschiedenen Reklassifikationen und kreuzvalidierten Klassifikationen zwar ebenfalls nicht für die Gesamtgruppe, aber für jede diagnostische Untergruppe Hinweise auf eine im Verlauf zunehmende Verschiedenheit der Vergleichsgruppen zugunsten der jeweiligen Programmgruppe. Der *deutlichste und hochsignifikante Effekt* ergab sich für die Gruppe der *manischen Patienten*, deren mäßige Anzahl mit insgesamt 26 Patienten die Generalisierbarkeit allerdings einschränkt.

Die diagnostische Gruppe der *Schizophrenen* zeigt in drei der vier Reklassifikationsvarianten signifikante Zuordnungsgewinne bei Berücksichtigung der therapieabhängigen Variablen, in der Klassifikation ohne PKM - der pessimistischsten Variante - zeigt sich hingegen kein Effekt, was das Ergebnis relativiert. Doch spricht auch der schwach signifikante Zugewinn an mittlerem Gruppenabstand im Vergleich der Diskriminanzfunktionen dafür, dass es sich insgesamt um eine positive Wirkung handelt. Sie spielt sich offenbar vor allem in der reaktiv-erlebenden subjektiven Befindlichkeit ab, da sie überwiegend in den „weichen“ und befindenssensitiven Variablen der KASSL sich bekundet, welche die Diskriminanzanalyse als trennwirksam detektiert hatte. Dieser Effekt ist in unserer Stichprobe bei länger kranken schizophrenen Patienten (> 6 Monate) deutlicher ausgeprägt, doch ist ein umgekehrter Schluss auf geringeren Nutzen bei den kürzer Kranken wegen zu geringer Anzahl dieser Untergruppe in unserer Studie nicht zulässig.

Für die *depressiven Patienten* zeigt sich im diskriminanzanalytischen Verfahren eine hochsignifikante Vergrösserung des Abstandsmaßes zwischen Verum- und Kontrollgruppe in Abhängigkeit von den therapieabhängigen Variablen. Der Befund wird bestätigt durch den Reklassifikationsgewinn der Verumgruppe, und zwar deutlich und am überzeugendsten (in drei von vier Reklassifikationsvarianten signifikant und in der vierten knapp untersignifikant) in der Untergruppe der kürzer Kranken (≤ 6 Wochen). Dies kann als Einfluss im Sinne einer echten Wirkung der Ergotherapie interpretiert werden. Insbesondere profitieren demnach depressive Patienten mit kürzerer Krankheitsdauer, worin eine klinische Bestätigung der gewählten ergotherapeutischen Methode gesehen werden darf. Umgekehrt scheint diese Methode für länger Kranke weniger erfolgreich. Über die Ursachen kann derzeit nur spekuliert werden. Mögliche naheliegende Konfundierungen durch Konzentration, Psychopathologie oder Einstellung gegenüber der Maßnahme konnten wir ausschließen; jedoch spielt möglicherweise eine Rolle, dass diese Untergruppe etwas mehr (aber nicht signifikant mehr) psychotherapeutische Zusatzmaßnahmen erhielt als die länger Kranken.

Für die Gruppe der *manischen Patienten* erbringt die *Diskriminanzanalyse* zugunsten der Verumgruppe die deutlichsten und hochsignifikanten Resultate. Insofern können wir für diese Gruppe zwar eine klare therapeutische Wirkung der Ergotherapie annehmen; das Ergebnis für unsere Studienpatienten ist eindeutig. Es lässt sich aber aufgrund des geringen Umfangs sowie der zum Teil großen Streuung der Variablenwerte nur bedingt verallgemeinern. Doch bildet sich klar eine Wirktendenz ab, die Anlass zur Überprüfung mittels größerer Stichproben gibt.

Ein Literaturvergleich muss für die Resultate bei unseren manischen Patienten ebenso wie die für schizophrene und depressive Patienten derzeit Desiderat bleiben, da vergleichbare Untersuchungen nicht vorliegen. Sie können aber - insbesondere durch die Aktivität des CORE - The Center of Outcomes Research and Education (vgl. oben 6.) - für die Zukunft erwartet werden. Eine erste randomisierte Studie zur Ergotherapie im ambulanten Bereich wurde erwähnt (Buchain et al 2003). Sie ergibt mit kleiner Stichprobe und bescheidenem Design signifikante Effektstärken einer ergotherapeutischen Behandlung. Um das Resultat angemessen zu bewerten, ist jedoch der Umfang dieser Gruppe entschieden zu gering; zudem fehlen auch dafür Literaturvergleiche.

Wirkungstendenzen der Ergotherpie stellen sich in unserer Untersuchung für alle Diagnosegruppen mit unterschiedlicher Stärke dar. Das bedeutet umgekehrt: „Selbstbeschäftigung“, wobei die Patienten sich mit hobbyartigen Tätigkeiten beschäftigen, die sie individuell selbst gewählt haben, ergibt spiegelbildlich diese Effekte jeweils nicht. Es macht offenbar einen messbaren klinischen Unterschied, ob sich Patienten mit *irgend etwas* beschäftigen oder ob sie sich im Rahmen eines professionell-ergotherapeutisch angeleiteten und strukturierten Tuns im beschriebenen Setting betätigen. Hohe Evidenz ergibt sich für die Besserung der depressiven Psychopathologie sowie Abnahme der Spurenangst bei ergotherapeutisch mitbehandelten depressiven Patienten. Hohe Evidenz kommt weiterhin dem Ergebnis der deutlichen Überlegenheit der Ergotherapie über die „Selbstbeschäftigung“ im Spiegel ihrer Bewertungen durch die konsumierenden Patienten zu. Die ausgeprägte Beliebtheit der

Ergotherapie bei hospitalisierten Patienten ist im Übrigen auch von Ziemann (2002) gezeigt worden. Alle weiteren Ergebnisse sind positiv für die Ergotherapie, doch für die drei Diagnosegruppen mit unterschiedlicher Überzeugungskraft. Signifikante Gruppentrennungen und Reklassifikationsraten sind klare Effekt*hinweise*, aber keine *Beweise*. Doch sind die Ergebnisse unserer Studie Richtungszeiger und eine seriöse Basis für weitere empirische Arbeiten zur Ergotherapie.

Im Hinblick auf die Einbeziehung der Persönlichkeitsmerkmale in die Diskriminanzanalyse kann gesagt werden, dass dies zur Gruppentrennung zwar beiträgt, dass aber ihre Einflüsse insgesamt gering sind und das Ergebnis an keiner Stelle deutlich konfundieren.

Bezüglich der methodischen Gütekriterien unserer Studie haben wir uns von den Empfehlungen der Consort-Study-Group leiten lassen und sie - abgesehen von der Intention-to-treat-Empfehlung (s. o.) - in allen für diese Untersuchung wichtigen Punkten erfüllt. Empirische Ergebnisse sind stets an das Design und die Methode gebunden, mit denen sie generiert werden; dies versteht sich von selbst. Zu betonen ist hingegen, dass unsere Aussagen an die Behandlungssituation im psychiatrischen Krankenhaus gebunden sind und durch sie begrenzt werden. Sie beziehen sich auf die durchschnittliche Behandlungszeiten im modernen psychiatrischen Krankenhaus und seinen therapeutischen Standard. Ambulante Varianten der Ergotherapie oder längerfristige Behandlungsmaßnahmen werden von der Fragestellung dieser Untersuchung nicht berührt. Insbesondere kann nicht beurteilt werden, ob und worauf Ergotherapie unter Verzicht auf spezifische Primärtherapien - also als Monotherapie - positive Wirkungen entfaltet. (Psychopharmaka sind bei unseren untersuchten psychiatrischen Störungen fast ausnahmslos erste Option, weshalb es sich bei Verzicht darauf um unzeitgemäße und medizinisch unvertretbare oder atypische Behandlungsstrategien handeln würde).

Nach Abschluss dieser Untersuchung und nach Maßgabe des Erreichten lässt sich die Richtung weiteren Forschungsbedarfes wie folgt erkennen, um die Effekte der Ergotherapie als komplementäre oder Kotherapie bei psychisch kranken Menschen gezielter zu nutzen:

- Weitere Untersuchungen sollten versuchen, mit ähnlichen oder gleichen Instrumenten die vorgelegten Ergebnisse zu überprüfen. Im Wiederholungsfall gewinnen geringere Effektstärken an Validität. Gegenseitige Beeinflussung zwischen Ergotherapie-Patienten und Kontrollgruppen-Patienten sollte dabei vermieden werden (bessere räumliche Trennung; ggf. Ausschluss erfahrener Ergotherapie-

Patienten); ferner sollte eine Intention-to-Treat-Analyse bevorzugt werden, um die offenbar höhere Anzahl von Dropouts in der Kontrollgruppe (mit der in dieser Untersuchung nicht gerechnet wurde) auch bei Gruppenwechsel weiter zu verfolgen.

- Es sollten verschiedene ergotherapeutisch definierte Methoden für verschiedene Krankheitsgruppen - namentlich länger depressiv Erkrankte - empirisch überprüft werden, um dadurch zu evidenzbasierten Differentialindikationen zu kommen. Auch in dieser Studie ausgesparte Diagnosen - namentlich stationär behandelte Persönlichkeitsstörungen und Abhängigkeitserkrankungen - wären einzubeziehen. Dabei sollten nicht nur Fragen der ergotherapeutischen Methode, sondern auch solche der Dosis berücksichtigt werden (wer benötigt wieviel wovon?).

- Ergotherapiespezifische Instrumente - z. B. das COPM für Performanz – sollten mit dem klinischen Outcome verglichen werden. Dies könnte zur psychiatrischen Bewertung des klinischen Nutzens dieser Art von Instrumenten beitragen.

- Schließlich besteht aktueller Evaluationsbedarf auch im ambulanten oder auch tagesklinischen Setting. Dabei bietet sich unter Bezug auf seine praktische und theoretische Bedeutung als Kontrollmaßnahme Skills-Training an.

- Trotz praktischer Hürden sollten katamnestische Erhebungen durchgeführt werden.

Ergotherapie ist wahrscheinlich die älteste psychiatrische Methode zur Linderung seelischer Leidenszustände oder Krankheiten. Auch wenn heute potente und risikoarme psychiatrische Heilmittel zur Verfügung stehen, so stellt die Betreuung psychiatrischer Patienten über die Tage und Wochen eines klinischen Aufenthaltes immer noch Ansprüche an eine *Versorgung,* die den primären und effektiveren pharmako-, somato- und psychotherapeutischen Strategien ein jedenfalls effektiv unterstützendes und in der Hand professioneller ErgotherapeutInnen unschädliches Verfahren an die Seite stellt, das ein Gefühl von Sinn, Form, Wert und Gemeinschaft vermittelt - eine Probe davon, dass psychische Krankheit, wo sie den Spielraum lebensweltlichen Daseins einschränkt, ihn gleichwohl nicht suspendiert.

Auf die aktuelle Versorgungssituation gewendet, ist damit ein klares Votum für eine qualifizierte Ergotherapie am psychiatrischen Krankenhaus ausgesprochen. Aus Sicht des psychiatrischen Klinikers besteht ihre Leistung und Aufgabe primär in einem sinnvollen Beitrag zur *Versorgung*. Es bedarf dazu der ausgebildeten Fähigkeit, mit psychisch kranken Menschen verständnisvoll und handlungsbezogen pädagogisch umzugehen. Für Patienten ist die mit professionellen ErgotherapeutInnen verbrachte Zeit in den meisten Fällen objektiv wertvoll und im Falle unserer untersuchten Diagnosegruppen zumindest ein geringer Beitrag zur Gesundung im psychiatrischen Sinn. Daneben ist von (wahrscheinlich zunehmender) Bedeutung, dass sie subjektiv besonders ästimiert wird. Schließlich ist die kompetente ergotherapeutische Beobachtung eine wichtige Information für die behandelnden Psychiater und Psychotherapeuten, gewissermaßen ein Prüfstein für die alltagsnahe Kompetenzentwicklung der im multimodalen, vor allem psychopharmakologischen und -therapeutischen Behandlungsprozess befindlichen Kranken.

Es war nicht Absicht dieser Untersuchung, die unmittelbar handlungstherapeutischen, also an Zugewinn von Betätigungs-Performanz und -Kompetenz orientierten Resultate der Ergotherapie im psychiatrischen Krankenhaus mit ihren Ansprüchen zu vergleichen und zu überprüfen; dies ist ein Desiderat der wissenschaftlichen Ergotherapie. Das gezielte Handlungstraining im Sinne eines ergotherapeutischen Funktionstrainings ist freilich eine zweite, aber vom psychiatrischen Heilungsverlauf nur bedingt trennbare Aufgabe, die im speziellen Verantwortungsbereich der ergotherapeutischen Profession liegt. Sofern darin ein eigener Wert nicht nur vermutet wird, sondern für Patienten im Psychiatrischen Krankenhaus auch empirisch zu zeigen wäre, sollte er von einem generellen und heute unrealistischen Heilungsanspruch („healing through occupation") deutlich unterscheiden werden.

8 Literaturverzeichnis

Abreu BC (1985): Perceptual cognitive rehabilitation – An occupational therapy model. *Physical disabilities. Special interest section newsletter 8: 1.*

Abreu BC, Hinajosa J (1992): The process approach for cognitive perceptual and postural control dysfunction for adults with brain injuries. In: Katz N (ed), *Cognitive rehabilitation: Models for intervention in occupational Therapy.* Boston: Andover Medical.

Abreu BC, Toglia JP (1987): Cognitive rehabilitation: A model for occupational therapy. *Am J Occ Ther 41*: 439.

Abreu B, Peloquin SM, Ottenbacher K (1998): Competence in Scientific Inquiry and Research. *Am J Occ Ther* 52 (9): 751-759.

Ackerknecht EH (1967): *Kurze Geschichte der Psychiatrie.* 2. Aufl. Stuttgart: Ferdinand Enke Verlag.

Ahrens H, Läuter J (1974): *Mehrdimensionale Varianzanalyse. Hypothesenprüfung Dimensionserniedrigung Diskrimination.* Berlin: Akademie Verlag.

Aktion psychisch Kranke (Hrsg) (2001): *25 Jahre Psychiatrie-Enquete.* Bonn: Psychiatrie-Verlag.

Allen CK (1992): Cognitive disabilities. In: Katz N (ed), *Cognitive Rehabilitation. Models for Intervention in Occupational Therapy.* Boston: Andover Medical, pp 4-6.

Allen CK, Earhart CA (1992): *Occupational Therapy Treatment Goals for the Physically and Cognitively Disabled.* Rockville MD: American Occupational Therapy Association.

Ambrosi E, Schwartz KB (1995): The Profession's Image, 1917-1925, Part I and Part II: Occupational Therapy as represented in the Media. *Am J Occ Ther* 49: 715-719 (Part I) and 828-834 (PartII).

Angermeyer MC (2001): Wer, was, wieviel, wo? Eine Analyse der Publikationen deutscher Autoren zu sozialpsychiatrischen Themen in wissenschaftlichen Zeitschriften. *Psychiatrische Praxis* 28: 368-375.

Angermeyer MC, Matschinger H (1996): Public attitude towards psychiatric treatment. *Acta Psychiatr Scand* 94 (5): 326-336.

Angermeyer MC, Matschinger H (1999): Lay beliefs about mental disorders: a comparison between the western and the eastern parts of Germany. *Soc Psychiatry Psychiatr Epidemiol* 34 (5): 275-281.

Antonovsky A (1997): *Salutogenese. Zur Entmystifizierung der Gesundheit.* Tübingen: DGVT-Verlag.

Arendt H (1999): *Vita activa oder vom tätigen Leben.* 11.Aufl. München Zürich: Piper Verlag.

Aristoteles (1958): *Politik.* Übers. v. E. Rolfes. Philosophische Bibliothek Band 7. Hamburg: Verlag von Felix Meiner.

Bach O (1992): Soziotherapie bei affektiven Psychosen. Entwurf und Praxis mehrdimensionaler Therapie in der Psychiatrie. *Forum Medizin* 5: 17-25.

Bach O (1992a): Arbeit und psychische Erkrankung: Zur Rolle und zum Verständnis der arbeitstherapeutischen Rehabilitationsmaßnahmen in der ehemaligen DDR. In: Götze P, Mohr M (Hrsg), *Psychiatrie und Gesellschaft im Wandel.* Regensburg: S. Roderer; pp 195-204.

Bach O (1996): Pädagogische Aspekte in der Psycho- und Soziotherapie bei psychiatrischen Patienten. *Nervenheilkunde* 15: 127-130.

Bach O, Geyer M, Scholz M (2000): *Lehrbuch der Psych-Fächer.* Heidelberg Leipzig: GA Barth.

Bach O (2002): Psychiatrische Soziotherapie – eine Einführung. In: Reuster T, Bach O (Hrsg), *Ergotherapie und Psychiatrie. Perspektiven aktueller Forschung.* Stuttgart New York: Georg Thieme Verlag; pp1-4.

Backhaus K, Erichson B, Plinke W, Weiber R (2000): *Multivariate Analysemethoden. Eine anwendungsorientierte Einführung.* 9. Auflage. Berlin Heidelberg New York: Springer Verlag.

Bair J (1999): Skills Training or Occupational Therapy for Persistent Schizophrenia. Letter to the Editor. *Am J Psychiatry* 156 (8):1292.

Beck AT (1970): *Depression.* Philadelphia PA: University of Pennsylvania Press.

Beck AT (1972): The core-problem in depression. In: Massermann JH (ed), *Depression.* New York NY: Grune & Stratton; pp 47-55.

Becker P. (1989): *Der Trierer Persönlichkeitsfragebogen TPF. Handanweisung.* Göttingen Toronto Zürich: Hogrefe.

Becker P, Minsel B (1986): *Psychologie der seelischen Gesundheit. Band 2: Persönlichkeitspsychologische Grundlagen, Bedingungsanalysen und Förderungsmöglichkeiten*. Göttingen: Hogrefe.

Becker T, Hülsmann S, Knudsen HC, Martiny K, Amaddeo F, Herran A, Knapp M, Schene AH, Tansella, M, Thornicroft G, Vázquez-Barquero JL, and the EPSILON Study Group (2002): Provision of services for people with schizophrenia in five European regions. *Soc. Psychiatry Psychiatr. Epidemiol.* 37: 465-474.

Benkert O, Hippius H (2003): *Kompendium der Psychiatrischen Pharmakotherapie.* Unter Mitarb. v. I. Anghelescu, E. Davids, G. Gründer u. a., 4. überarb. Aufl. Berlin: Springer.

Bennett DH (1975): Techniques of Industrial Therapy, Ergotherapy and Recreative Methods. In: Kisker KP et al (Hrsg), *Psychiatrie der Gegenwart Band III.* Berlin: Springer.

Beringer K (1936): Erfahrungen mit der Einführung der Beschäftigungstherapie in der Klinik. *Zeitschrift für psychische Hygiene* 9: 156-177.

Birbaumer N, Schmidt RF (1999): *Biologische Psychologie.* 4. Aufl. Berlin Heidelberg New York usw: Springer.

Blankenburg W (1965): Werktherapie in der psychiatrischen Klinik. *Beschäftigungstherapie und Rehabilitation* 4 (3): 3-5.

Bleuler E (1921): *Das autistisch undisziplinierte Denken in der Medizin und seine Überwindung*. Berlin: Julius Springer.

Bond GR, Boyer SL (1988): Rehabilitation Programs and Outcomes. In: Ciardiello JA, Bell MD (eds), *Vocational Rehabilitation of Persons with Prolonged Psychiatric Disorders.* Baltimore London: John Hopkins University Press; pp 231-271.

Brenner HD, Merlo M, Genner R (1994): The new role of psychiatry in the management of mentally retarded patients. *Schweiz Arch Neurol Psychiatr* 145(4): 26-34.

Brickenkamp R (1994): *Test d2 Aufmerksamkeits-Belastungs-Test. Handanweisung.* 8. erweiterte und neu gestaltete Auflage. Göttingen Bern Toronto Seattle: Hogrefe.

Brill K-E (2000): *Gesundheits-Reform 2000 und die Psychiatrie.* http://www.psychiatrie.de/verlag/pdf/brill.pdf.

Brücher K (1986): Über die strukturellen Bedingungen psychotherapeutischer Prozesse. Ein Beitrag zu einer allgemeinen Theorie des therapeutischen Feldes. *Fundamenta Psychiatrica* 4: 228-238.

Buchain PC, Vizzotto ADB, Neto JH, Elkis H (2003): Randomized controlled trial of occupational therapy in patients with treatment-resistant schizophrenia. *Rev Bras Psiquiatr* 25 (1): 26-30.

Buchkremer G, Klingberg S (2001): Was ist wissenschaftlich fundierte Psychotherapie? Zur Diskussion um Leitlinien für die Psychotherapieforschung. *Nervenarzt* 72: 20-30.

Buchner O (1937): *Systematische Arbeits- und Beschäftigungstherapie. Für Gesunde, Nerven- und Geisteskranke.* Wien und Leipzig: Verlag von Carl Gerold's Sohn.

Bundesministerium für Gesundheit (1999): *Ambulante Soziotherapie. Evaluation und analytische Auswertung des Modellprojektes „Ambulante Rehabilitation psychisch Kranker" der Spitzenverbände der gesetzlichen Krankenkassen.* Baden-Baden: Nomos

Buntrock UL (2004): *Werde, der du bist. Pädagogische Aspekte der Ergotherapie und eine Studie zu ihrer Wirksamkeit in der Psychiatrie.* Dresden: Med. Diss. TU.

Bustillo JR, Lauriello J, Horan WP, Keith SJ (2001): The Psychosocial Treatment of Schizophrenia: An Update. *Am J Psychiatry* 158: 163-175.

Campbell RJ (1989): *Psychiatric Dictionary 6th edition.* New York Oxford: Oxford University Press, p 684.

Carlson M, Fanchiang SP, Zemke R, Clark F (1996): A Meta-Analysis of the Effectiveness of Occupational Therapy for Older Persons. *Am J Occ Ther* 50: 89-98.

Celsus AC (1938): *De medicina.* Boston: Harvard University Press.

Christiansen C (1996): (Nationally Speaking) Managed Care: Opportunities and Challenges for Occupational Therapy in the Emerging Systems of the 21st Century. *Am J Occ Ther* 50 (6): 409-412.

Cicero MT (1995): *Über den Staat.* Aus dem Lateinischen übersetzt von Martin Sontheimer. Stuttgart: Reclam.

Ciompi L (1994): Sozialpsychiatrie heute – was ist das? Versuch einer Klärung. *Schweizer Archiv für Neurologie und Psychiatrie* 145 (2): 7-16.

Ciompi L, Agué C, Dauweiler JP (1977): Ein Forschungsprogramm über die Rehabilitation psychisch Kranker. I. Konzepte und methodologische Probleme. *Nervenarzt* 48: 12-18.

Ciompi L, Agué C, Dauweiler JP (1978): Ein Forschungsprogramm über die Rehabilitation psychisch Kranker. II. Querschnittsuntersuchung chronischer Spitalpatienten in einem modernen psychiatrischen Sektor. *Nervenarzt* 49: 332-338.

Ciompi L, Dauweiler JP, Agué C (1979): Ein Forschungsprogramm über die Rehabilitation psychisch Kranker. III. Längsschnittuntersuchung zum Rehabilitationserfolg und zur Prognostik. *Nervenarzt* 50: 366-378.

Ciompi L, Hoffmann H, Broccard M (2001): *Wie wirkt Soteria? Eine atypische Psychosenbehandlung kritisch durchleuchtet.* Bern: Verlag Hans Huber.

CIPS Collegium Internationale Psychiatriae Scalarum (Hrsg) (1996): *Internationale Skalen für Psychiatrie.* 4. Aufl. Göttingen: Beltz-Test.

Clark FA, Parham D, Carlson ME, Frank G, Jackson J, Pierce D, Wolfe R, Zemke R (1991):
Occupational Science: Academic Innovation in the Service of Occupational Therapy's Future. *Am J Occ Ther* 45 (41): 300-310.

Clauß G, Finze F-R, Partzsch L (2002): *Statistik. Für Soziologen, Pädagogen, Psychologen und Mediziner. Grundlagen.* Frankfurt am Main: Wissenschaftlicher Verlag Harri Deutsch.

CORE (10.04.2003): *Center for Outcome Research and Education. Department of Cccupational Therapy.* Illinois: University of Chicago, http://www.uic.edu/ahs/OT/CORE/coreindex.htm.

Craik C (1998): Occupational Therapy in Mental Health: A review of the literature. *Brit J Occ Ther* 61: 186-192.

Craik C, Austin C, Chacksfield JD, Richards G, Schell D (1998): College of Occupational Therapists: Position Paper on the Way Ahead for Research, Education and Practice in Mental Health. *Brit J Occ Ther* 61 (9): 390-392.

Creek J (1997): The Truth is No Longer Out There. *British J Occ Ther* 60 (2): 50-52.

Dallal DE (2003): *The Little Handbook of Statistical Practice.* http://www.tufts.edu/~gdallal/LHSP.HTM am 05.09.2003.

Davies PL, Gavin WJ (1999): Quantitative Research Series - Measurement Issues in Treatment Effectiveness Studies. *The American Journal of Occupational Therapy* 53: 363-372.

Deister A (2000): Soziotherapeutische Ansätze. In: Möller H-J (Hrsg), *Therapie psychiatrischer Erkrankungen.* Stuttgart New York: Thieme; pp 112-138.

De Marè P (1972) : *Perspectives in Group Psychotherapy*. St Leonards: Allen and Unwin.

Der Spiegel (2001): *Aufrüstung der Laien*. Der Spiegel Nr.47; pp 246-248.

DGPPN (Hrsg) (1999): *Praxisleitlinien in Psychiatrie und Psychotherapie. Bd.1 Schizophrenie*. Darmstadt: Steinkopff.

DGPPN (Hrsg) (2005): *Praxisleitlinien in Psychiatrie und Psychotherapie. Band 7 Behandlungsleitlinie Psychosoziale Therapien*. Hrsg. Von Th Becker, Th Reker, W Weig. Redaktion: W Gaebel, P Falkai. Darmstadt: Steinkopff.

Die Deutsche Bibliothek (o.J): *Hochschulschriften 1945-1997 (Diss.-CD)*. Frankfurt a.M.: Buchhändler Vereinigung.

Diener G (1971): *Goethes „Lila". Heilung eines „Wahnsinns" durch „psychische Kur"*. Frankfurt/M: Athenäum.

Dilling H, Mombour W, Schmidt MH (Hrsg) (1991): Weltgesundheitsorganisation *Internationale Klassifikation psychischer Störungen ICD-10 Kapitel V (F)*. Bern Göttingen Toronto: Verlag Hans Huber.

Dilling H, Mombour W, Schmidt MH (Hrsg) (1994): Weltgesundheitsorganisation *Internationale Klassifikation psychischer Störungen ICD-10 Kapitel V (F). Forschungskriterien*. Bern Göttingen Toronto: Verlag Hans Huber.

Dörner K (1994): *Gütersloher Psychotherapie durch Arbeit bei Hermann Simon und heute. Vortrag, gehalten anlässlich der 100-Jahres-Feier des Psychiatrischen Krankenhauses Dziekanka, Gniezo* (http://pomosty.w.interia.pl/Pages/dialog1/doerner-n.pdf am 15.04.2001).

Dörner K, Plog U (1996): *Irren ist menschlich. Lehrbuch der Psychiatrie und Psychotherapie*. 1. Aufl. der Neuausgabe. Bonn: Psychiatrie-Verlag.

Dörner K (1996): Hermann Simon in Gütersloh. In: Deutscher Verband der Ergotherapeuten (Beschäftigungs- und Arbeitstherapeuten) e.V. (Hrsg), *Auf den Spuren von Hermann Simon*. Idstein: Schulz-Kirchner-Verlag; pp 7-15.

Dohm K, Raps W (1998): *Gesetz über den Beruf des Beschäftigungs- und Arbeitstherapeuten und Ausbildungs- und Prüfungsordnung*. 10. Aufl. Bonn: Reha-Verlag GmbH.

Dunn W, Foto M, Hinojosa J, Schell BAB, Thomson LK, Hertfelder SD (1995): Position Paper: Broadening the Costruct of Independence. *Am J Occ Ther* 49 (10): 1014-1019.

DVE - Deutscher Verband der Ergotherapeuten (Beschäftigungs- und Arbeitstherapeuten) e.V. (Hrsg) (1995): *Indikationskatalog Ergotherapie.* Idstein: Schulz-Kirchner Verlag.

Edelson M (1970): *Sociotherapy and Psychotherapy.* Chicago and London: The University of Chicago Press.

Egg R (1986): Zum Verhältnis von Psychotherapie und Soziotherapie in der sozialtherapeutischen Behandlung von Straffälligen. In: Schorr A, *Bericht über den 13. Kongress für angewandte Psychologie.* Bonn: Deutscher Psychologen Verlag; pp 370-373.

Eikelmann B (1997): Sozialpsychiatrisches Basiswissen – Grundlagen und Praxis. Stuttgart: Enke.

Eikelmann B, Reker T (2000): Ergotherapie: Arbeits- und Beschäftigungstherapie. In: Möller H-J (Hrsg), *Therapie psychiatrischer Erkrankungen.* Stuttgart New York: Thieme; pp 122-136.

Engel GL (1977): The need for a new medical model: A challenge for biomedicine. *Science* 196 (4286): 129-136.

Engel GL (1997): From biomedical to biopsychosocial. Being scientific in the human domain. *Psychosomatics* 38 (6): 521-28.

Engels F (20.03.2003): *Anteil der Arbeit an der Menschwerdung des Affen* (1876) http://www.sozialistische-klassiker.org/Engels/FE01.html.

Esquirol E (1838): *Die Geisteskrankheiten in Beziehung zur Medizin und Staatsarzneikunde* 2. Bd. (Kap. XVIII. Notizen über Gheel). Berlin: Verlag derVoss'schen Buchhandlung.

Evers SMA,Van Wijk AS, Ament AJH (1997): Economic Evaluation of Mental Health Care Interventions. A Review. *Health Economics 6: 161-177.*

Faust V (2002): *Psychiatrie. Ein Lehrbuch für Klinik, Praxis und Beratung.* 2. Aufl. Stuttgart Jena New York: Gustav Fischer Verlag.

Felber W, Reuster T (2002): Soziotherapie und Psychopharmaka. In: Reuster T, Bach O (Hrsg), *Ergotherapie und Psychiatrie. Perspektiven aktueller Forschung.* Stuttgart New York: Thieme; pp 35-39.

Fidler GS (1995): Position Paper: The Psychosocial Core of Occupational Therapy. *Am J Occ Ther* 49 (10): 1021-1022.

Fidler GS, Fidler JW (1978): Doing & becoming; Purposeful action and self-actualization.
American Journal of Occupational Therapy, 32 (5): 305-310.

Finzen A (1999): Psychiatrie und Soziologie. *Spektrum der Psychiatrie, Psychotherapie und Nervenheilkunde* 28: 62-79.

Foto M (1996): Nationally Speaking – Outcome studies: The what, why, how, and when.
American Journal of Occupational Therapy 50: 87-88.

Freyberger H, Stieglitz R, Spoerri T (1996): *Kompendium der Psychiatrie und Psychotherapie.* 10. Aufl. Basel: Karger.

Fritze J (2001): Sozialrechtliche Voraussetzungen und Perspektiven: Die Behandlungsleistungen der verschiedenen Professionen in der psychiatrischen Klinik sind grundsätzlich jetzt auch ambulant realisierbar. In: Aktion Psychisch Kranke (Hrsg), *25 Jahre Psychiatrie-Enquete Bd.2.* Bonn: Psychiatrie-Verlag; pp 54-65.

Gadamer H-G (1975): *Wahrheit und Methode.* 4. Aufl. Tübingen: J.C.B. Mohr (Paul Siebeck).

Gadamer H-G (1991): *Lob der Theorie.* 3. Aufl. Frankfurt: Suhrkamp.

Gaupp L (1930): „Regulativ über die Beschäftigungen und das Arbeitswesen in der Königl. Sächs. Heil- und Verpflegungsanstalt Sonnenstein vom 11ten Junius 1828“. Als historischer Beitrag zur Frage der Belehrung über Beschäftigungstherapie eingeleitet und erläutert von Dr. Ludwig Gaupp, Reg.-Med.-Rat an der Landesanstalt Sonnenstein. *Allgemeine Zeitschrift für Psychiatrie und Psychisch-Gerichtliche Medizin* 93: 171-189.

Gibson D (1984): The Dearth Of mental Health Research In Occupational Therapy. *The Occupational Therapy. Journal of Research* 4 (3): 131-149.

Gmür M (1986): *Schizophrenieverlauf und Entinstitutionalisierung.* Stuttgart: Enke.

Goethe JW (1968): *Maximen und Reflexionen.* dtv Gesamtausgabe Bd 21, München: Deutscher Taschenbuch Verlag; p 52.

Goethe JW (1986): *Wilhelm Meisters Lehrjahre.* Stuttgart: Philipp Reclam jun. Verlag.

Goldberg SC, Schooler NR, Hogarty GE, Roper M (1977): Prediction of Relapse in Schizophrenic Outpatients Ttreated by Drug and Sociotherapy. *Arch Gen Psychiatry* 34: 171-184.

Griesinger W (1964): *Pathologie und Therapie der psychischen Krankheiten* (Nachdruck der Ausgabe Stuttgart 1867). Amsterdam: E.J. Bonset.

Gross R, Löffler M (1998): *Prinzipien der Medizin. Eine Übersicht ihrer Grundlagen und Methoden.* Berlin Heidelberg New York usw.: Springer.

Gruyters T, Priebe S (1994): Die Bewertung psychiatrischer Behandlung durch die Patienten - Resultate und Probleme der systematischen Erforschung. *Psychiatrische Praxis* 21: 88-94.

Habermas J (2001): *Theorie des kommunikativen Handelns. 2Bde*. Frankfurt am Main: Suhrkamp.

Hacker WA (1998): *Allgemeine Arbeitspsychologie. Psychische Regulation von Arbeitstätigkeiten.* Bern: Verlag Hans Huber.

Häfner H. (2000): *Das Rätsel Schizophrenie. Eine Krankheit wird entschlüsselt.* München: C.H. Beck.

Hagedorn R (1999): Praxismodelle der Ergotherapie. In: Jerosch-Herold C, Marotzki U, Hack BM, Weber P (Hrsg) (1999): *Konzeptionelle Modelle für die ergotherapeutische Praxis.* Berlin Heidelberg: Springer; pp17-31.

Hagedorn R (2000): *Ergotherapie – Theorien und Modelle. Die Praxis begründen.* Stuttgart: Thieme.

Harlfinger H. (1968): *Arbeit als Mittel psychiatrischer Therapie. Schriftenreihe zur Theorie und Praxis der Medizinischen Psychologie.* Bd. 13. Stuttgart: Hippokrates.

Harre R, Clarke D, De Carlo N (1985): *Motives and mechanisms: An introduction to the psychology of action.* London: Methuen.

Harth A, Meyer A (2002): "Canadian Occupational Performance Measure" (COPM) – Ein nützliches Messinstrument für die Ergotherapie in der Psychiatrie? In: Reuster T, Bach O (Hrsg), *Ergotherapie und Psychiatrie. Perspektiven aktueller Forschung.* Stuttgart New York: Thieme; pp 25-33.

Hautzinger M (1998): *Kognitive Verhaltenstherapie bei psychischen Störungen.* 2.Aufl. Weinheim: Beltz/PVU.

Helmchen H und Arbeitskreis (1973): *Beschäftigungstherapie in der Psychiatrie. Eine Bestandsaufnahme.* Leverkusen Berlin: Fa. Bayer.

Heritier SR, Gebski VJ, Keech AC (2003): Inclusion of patients in clinical trial analysis: the intention-to-treat-principle. *MJC* 179 (8):438-440.

Hildenbrand B (1991): *Alltag als Therapie. Ablöseprozesse Schizophrener in der psychiatrischen Übergangseinrichtung*. Bern Stuttgart Toronto: Verlag Hans Huber.

Hinojosa J, Kramer P (1997): Statement - Fundamental Concepts of Occupational Therapy: Occupation, Purposeful Activity, and Function. *Am J Occ Ther* 51 (10): 864-866.

Hippius H (1965): Beschäftigungstherapie und moderner psychiatrischer Gesamtbehandlungsplan. *Beschäftigungstherapie und Rehabilitation* 4 (2): 10-12.

Höhl W, Großer J (2002): Psychiatrische Ergotherapie. Bisherige Entwicklung und aktuelle Umbruchsphase. *Krankenhauspsychiatrie* (1): 8-13.

Hogarty GE, Goldberg SC, Schooler NR (1974a): Proceedings: Drug and sociotherapy in the aftercare of schizophrenic patients. *Psychopharmacol Bull* 10 (4): 47.

Hogarty GE, Goldberg SC, Schooler NR (1974b): Drug and Sociotherapy in the Aftercare of Schizophrenic Patients II. Two-Year Relapse Rates. *Arch Gen Psychiatry* 31: 603-608.

Hogarty GE, Goldberg SC, Schooler NR (1974c): Drug and sociotherapy in the aftercare of schizophrenic patients. III. Adjustment of nonrelapsed patients. *Arch Gen Psychiatry* 31 (5): 609-18.

Hogarty GE, Schooler NR, Baker RW (1997): Efficacy versus Effectiveness. *Psychiatric Services* 48 (9): 1107.

Huber G (1999): *Psychiatrie.* 6.Aufl. Stuttgart New York: Schattauer.

Huffmann G (1979): Erkennung und Behandlung depressiver Zustände. *Fortschr Neurol Psychiat* 47: 520-537.

Ilberg G (1926): Von der Gründung der Irrenanstalt Sonnenstein im Jahre 1811 und der Behandlung der Seelenkranken daselbst vor 100 Jahren. *Allg Z f Psychiatrie* 84: 237-267.

Izkovich M, Elazar B, Averbuch S, Katz, N (1990): *LOTCA Loewenstein Occupational Therapy Cognitive Assessment Manua*l. Pequaalunock NY: Maddak.

Jackson J (1998): The Value of Occupation as the Core of Treatment: Sandy's Experience. *Am J Occ Ther* 52 (6): 466-473.

Jacobs K (1998): Innovation to Action Marketing Occupational Therapy. *Am J Occ.Ther* 52: 618-620.

Janssen PL (1978): Zu einigen psychotherapeutischen Aspekten der Beschäftigungstherapie in einer psychiatrischen Klinik. *Psychother med Psychol* 28: 183-193.

Jehn P (1979): *Professionalisierung. Ergotherapie und Rehabilitation 2; 1996: 125.*

Jentschura G, Janz H-W (1979): *Beschäftigungstherapie. Grundlagen und Praxis in 2 Bänden.* 3., neu bearbeitete und erweiterte Auflage. Stuttgart: Thieme.

Jerosch-Herold C, Marotzki U, Hack BM, Weber P (Hrsg) (1999): *Konzeptionelle Modelle für die ergotherapeutische Praxis.* Berlin Heidelberg: Springer.

Kallert TW (1991): Patientinnen mit depressiven Erkrankungen bewerten nach Entlassung die therapeutischen Angebote einer psychiatrischen Klinikbehandlung. *Psychiat Praxis* 18: 178-185.

Kallert TW, Becker T (2003): Europäische Studien zur psychiatrischen Versorgungsforschung. *Nervenarzt* 74, Suppl.2, S 77.

Kallert TW, Schützwohl M (2000): Hilfebedarfsermittlung in der gemeindepsychiatrischen Versorgung. *Psycho* 26: 375-380.

Kallert TW, Schützwohl M (2002): Randomisierte kontrollierte Studien in der psychiatrischen Versorgungsforschung: Probleme der Durchführungspraxis. *Fortschr Neurol Psychiat* 70: 647-656.

Kallert T, Priebe S, Schützwohl M, Briscoe J, Glöckner M and the EDEN-study group (2004): The role of acute day hospital treatment for mental health care: research context and practical problems of carrying out the international multi-center EDEN-study. In: Kirch W (ed): *Public Health in Europe. 10 Years EUPHA.* Berlin usw: Springer; pp153-171.

Kanner AD, Coyn JC, Schaefer C, Lazerus RS (1981): Comparisons of two models of stress measurement: Daily hassles and upliftes versus major live events. *Journal of Behaviour Medicine* 4: 1-39.

Kant I (1974): *Kritik der Urteilskraft.* Herausgegeben von Karl Vorländer. Philosophische Bibliothek Band 39a. Unver. Nachdruck der sechsten Auflage von 1924. Hamburg: Verlag von Felix Meiner.

Katschnig H (1995): Soziotherapeutische Strategien in der Langzeitbehandlung der Schizophrenie. In: Fleischhacker WW, Hinterhuber H, König P (Hrsg), *Die Behandlung schizophrener Erkrankungen. Neue Entwicklungen.* Wien: Verlag Integrative Psychiatrie; pp 91-102.

Kielhofner GA (ed) (1995): *A Model of Human Occupation, Theory and Application ed 2.* Baltimore: Williams and Wilkins.

Kielhofner GA (1980): A model of human occupation, part 2 and part 3. *Am J Occ Ther* 34: 657-663 bzw. 731-737.

Kielhofner GA (1986): A Review of Research on the Model of Human Occupation: Part One and Part Two. *Can J Occ Ther* 53 (2): 69-74 (Part I); *Can J Occ Ther* 53 (3): 129-134 (Part II).

Kielhofner GA (1995): *A Model of Human Occupation, Theory and Application 2nd ed.* Baltimore: Williams and Wilkins.

Kielhofner GA (1997): *Conceptional Foundation of Occupational Therapy*. Philadelphia: F.A. Davis Company.

Kielhofner GA, Dehnhardt B (1993): "Conceptual Foundations of OT". Der neue Grundgedanke in Kielhofners Theorie. Übertragen von Barbara Dehnhardt. *Ergotherapie und Rehabilitation* 5: 425-428.

Kielhofner GA, Nicol M (1989): The Model of Human Occupation: A Developing Conceptual Tool for Clinicians. *British J Occ Ther* 52 (6): 210-214.

Kielhofner G, Mentrup C, Niehaus A (1999): Das Model of Human Occupation (MOHO): Eine Übersicht zu den grundlegenden Konzepten und zur Anwendung. In: Jerosch-Herold C, Marotzki U, Hack BM, Weber P (Hrsg), *Konzeptionelle Modelle für die ergotherapeutische Praxis*. Berlin Heidelberg: Springer, pp 49-82.

Kisker KP (1999): Soziotherapie, fragmentarische Überlegungen zu ihrer Praxis und Ethik. *Sozialpsychiatrische Informationen* 2: 50-56.

Kleindienst-Vanderbeke G (1984): Information processing and benzodiazepines. *Neuropsychobiology* 12: 238-243.

Krampen G (1988): Toward an action-theoretical model of personality. *European Journal of Personality* 2: 39-55.

Krampen G (1994): *Skalen zur Erfassung von Hoffnungslosigkeit (H-Skalen). Deutsche Bearbeitung und Weiterentwicklung der H-Skala von A.T. Beck. Handanweisung*. Göttingen Bern Toronto Seattle: Hogrefe.

Kreißig M (1983): Die funktionale Diagnose als Grundlage der Therapie und Rehabilitation - Von der nosologischen zu einer umfassenderen psychiatrischen Diagnostik. *Psychiat Neurol med Psychol* 35 (5): 283-290.

Kretschmer E (1929): Psychotherapie der Schizophrenie und ihrer Grenzzustände. In: *Bericht über den IV. Allgemeinen Ärztlichen Kongress für Psychotherapie Bad Nau-*

heim, 11. - 14.April 1929. Allgemeine Ärztliche Gesellschaft für Psychotherapie. Leipzig: Verlag S. Hirzel; pp 78-88.

Kretschmer E (1966): *Der sensitive Beziehungswahn.* 4. Aufl. (1. Aufl.1927). Berlin Heidelberg New York: Springer-Verlag.

Krummenauer F (2002): *Grundlagen der Medizinischen Biometrie. Ein Leitfaden zur Aufbereitung und Publikation klinischer Daten.* Aachen: Shaker Verlag.

Kuhn T (1997): *Die Struktur wissenschaftlicher Revolutionen.* 14. Auflage. Frankfurt/M: Suhrkamp.

Kunze H, Kaltenbach L. (1996): *Psychiatrie-Personalverordnung.* 3. Aufl. Stuttgart: Kohlhammer.

Lakatos I, Musgrave A (eds.) (1970): *Criticism and the Growth of Knowledge.* Cambridge: Cambridge University Press.

Lamb HR (1994): A Century and a Half of Psychiatric Rehabilitation in the United States. *Hospital and Community Psychiatry* 10: 1015-1020.

Lander HJ (1990): Die Abschätzung von Interventionseffekten mittels einer linearen Prä-Posttest-Analyse (I und II). *Z Psychol* 198: 247-264 (I) und 381-389 (II).

Lange E (1966): Die Entwicklung der Psychiatrie in der DDR. Grundsätze - Ziele – Konsequenzen. *Das deutsche Gesundheitswesen* 21(23): 1089-1094.

Laux L, Glanzmann P, Schaffner P, Spielberger CD (1981): *Das State-Trait-Angstinventar. Theoretische Grundlagen und Handanweisung.* Weinheim: Beltz Testgesellschaft.

Law M, Baptiste S, Carswell-Opzoomer A, McColl M, Polatajko H, Pollock N (1991): *Canadian Occupational Performance Measure Manual.* Toronto: CAOT Publications.

Law M, Polatajko H, Carswell A, McColl M-A, Pollock N, Baptiste S (1999): Das Kanadische Modell der Occupational Performance und das Canadian Occupational Performance Measure. In: Jerosch-Herold C, Marotzki U, Hack B M, Weber P (Hrsg), *Konzeptionelle Modelle für die ergotherapeutische Praxis.* Berlin Heidelberg: Springer; pp 156-174.

Leff J (1979): Die Kombination von psychiatrischer Pharmakotherapie mit Soziotherapie *Nervenarzt* 50: 501-509.

Lehrl S (1989): *Mehrfach-Wortschatz-Intelligenztest: MWT-B. 2., überarbeitete Auflage.* Erlangen: Perimed-Fachbuch-Verlagsgesellschaft.

Lempke G (1989): *Beschäftigungstherapie in der Psychiatrie*. Stuttgart New York: Thieme.

Levy LL (1988): Psychosocial intervention and dementia, Part II: The cognitive disability perspective. *Occupational Therapy in Mental Health* 7: 13.

Leys R, Evens B (eds) (1990): *Defining American psychology: The correspondence between Adolf Meyer and Edward Bradford Titchener*. Baltimore: John Hopkins University Press.

Liberman RP, Wallace CJ, Blackwell G, Kopelowicz A, Vaccaro JV, Mintz J (1998): Skills Training Versus Psychosocial Occupational Therapy for Persons With Persistent Schizophrenia. *Am J Psychiatry* 155 (8): 1087-1091.

Lienert GA, Raatz U (1994): *Testaufbau und Testanalyse* 5. Aufl. Weinheim: Beltz.

Linke-Vieten E (1997): *Theoretischer Bezugsrahmen ergotherapeutischer Methoden in der Psychiatrie.* Idstein: Schulz-Kirchner-Verlag.

Looden I (o.J.): *Die Beschäftigungstherapie im Spiegel der Patienten*. Tübingen: Med. Diss.

Looden I (1971): Beschäftigungstherapie aus der Sicht des Patienten. *Z klin Psychol Psychother* 19: 116-144.

Luderer HJ (1998): Zur Geschichte der psychosozialen Versorgung. In: Baer R (Hrsg), *Themen der Psychiatriegeschichte*. Stuttgart: Enke.

Lueger RJ (1995): Ein Phasenmodell der Veränderung in der Psychotherapie. *Psychotherapeut* 40: 267-278.

Marotta G (1998): Mit Gadamer für ein Europa der Kultur. In: Figal, G, *Begegnungen mit H-G. Gadamer*. Stuttgart: Reclam; pp 21-32.

McColl MA., Law M., Stewart D (1993): *Theoretical basis of occupational therapy*. Slack, Thorofare, NJ.

McGurrin M (1994): An Overview of the Effectiveness of Traditional Vocational Rehabilitation Services in the Treatment of Long Term Mental Illness. *Psychosocial Rehabilitation Journal* 17: 37-65.

Melchinger H (1999): *Ambulante Soziotherapie. Evaluation und analytische Auswertung des Modellprojektes „Ambulante Rehabilitation psychisch Kranker" der Spitzenverbände der gesetzlichen Krankenkassen. Schriftenreihe des Bundesministeriums für Gesundheit.* Bd.115, Baden-Baden: Nomos Verlagsgesellschaft.

Merguet H. (1961): Psychiatrische Anstaltsorganisation. Arbeitstherapie, Milieugestaltung, Gruppentherapie. In: Gruhle HW, Jung R, Mayer-Gross W, Müller M (Hrsg), *Psychiatrie der Gegenwart. Bd. III. Soziale und angewandte Psychiatrie.* Berlin Göttingen Heidelberg: Springer.

Metzinger T (1990): Kriterien für eine Theorie zur Lösung des Leib-Seele-Problems. *Erkenntnis* 32: 127-145.

Metzinger T (16.03.2002): *Einleitung: Das Problem des Bewusstseins.* http://www.uni-gießen.de/~gm100/text/intro-d.htm.

Meyer FP, Walther H, Uchtländer M (1984): Zum Einfluss von Pharmaka auf die menschliche Diskriminationsfähigkeit. *Psychiatrie, Neurologie und medizinische Psychologie* 36: 464-471.

Mitscherlich A und Mielke F (1987): *Medizin ohne Menschlichkeit.* Frankfurt/M.: Fischer-Taschenbuch-Verlag.

Mittelstraß J et al (Hrsg) (1984): *Enzyklopädie Philosophie und Wissenschaftstheorie.* Bd 2, Mannheim Wien Zürich: B.I.-Wissenschaftsverlag; p 846.

Möller H-J (Hrsg) (2000): *Therapie psychiatrischer Erkrankungen.* 2.Aufl. Stuttgart New York: Thieme.

Mocellin G (1992): An Overview of Occupational Therapy in the Context of the American Influence on the Profession. Part I and II. *British J Occ Ther* 55 (1): 7-12/55-60.

Moher D, Schulz KF, Altman DG for the Consort Group (2001): The CONSORT statement: revised recommendations for improving the quality of reports of parallel-group randomised trials. *The Lancet* 357: 1191-1194.

Moll S, Cook JV (1997): "Doing" in Mental Health Practice: Therapists' Beliefs about "Why it Works". *Am J Occ Ther* 51 (8): 662-670.

Mosey AC (1974): An alternative: The biopsychosocial model. *Am J Occ Ther* 28: 137-140.

Mosey AC (1980): A Model for Occupational Therapy. *Occupational Therapy in Mental Health* 1: 11-31.

Mosey AC (1992): Partition of Occupational Science and Occupational Therapy. *Am J Occ Ther* 46 (9) 351-353.

Mühlig WG, Grube B (1991): Zur Effizienz der Arbeitstherapie im Psychiatrischen Krankenhaus. *Krankenhauspsychiatrie* 5: 7-20.

Müller M (1982): *Erinnerungen. Erlebte Psychiatriegeschichte 1920-1960.* Berlin Heidelberg New York: Springer.

Müller C (1972): Psychotherapie und Soziotherapie der endogenen Psychosen. In: Kisker KP et al (Hrsg), *Psychiatrie der Gegenwart II* .Berlin Heidelberg New York: Springer; 291-342.

Nelson DL (1988): Occupation: Form and Performance. *The American Journal of Occupational Therapy* 34: 633-641.

Nelson DL (1996): Therapeutic Occupation. A Definition. *Am J Occ Ther* 50 (10): 775-782.

Nelson DL (1998): Occupation, form and performance. *American Journal of Occupational Therapy* 42: 434-440.

Neistadt ME (1993): Perceptual retraining for adults with defuse brain injury. *Am J Occ Ther* 48: 225-233.

Neistadt ME (1994): The neurobiology of learning: Implications for treatment of adults with brain injury. *Am J Occ Ther* 48: 421-430.

Nestmann F (2002): Sozialtherapie: Pädagogische Wurzeln und sozialpädagogische Perspektiven. In: Reuster T, Bach O (Hrsg), *Ergotherapie und Psychiatrie. Perspektiven aktueller Forschung.* Stuttgart New York: Thieme; pp 109-121.

Nostitz und Jänckendorf von GAE (1829): *Beschreibung der Königl. Sächsischen Heil- und Verpflegungsanstalt Sonnenstein.* Dresden: Verlag der Waltherschen Buchhandlung.

Novalis (F v Hardenberg) (1981): *Novalis Werke.* Herausgegeben und kommentiert von Gerhard Schulz. 2. Aufl. München: C.H.Beck; p 525.

Oevermann U (1983): Hermeneutische Sinnkonstruktion: als Therapie und Pädagogik missverstanden, oder: das notorische strukturtheoretische Defizit pädagogischer Wissenschaft. In: Gart D, Kraimer K (Hrsg), *Brauchen wir andere Forschungsmethoden? Beiträge zu diskussioninterpretativen Verfahren.* Frankfurt: Monographien Pädagogik Bd.33., Scriptor; pp 113-155.

Olsen O (2001): Quality of Cochrane reviews: Assessment of sample from 1998. *BMJ* 323: 829-832.

Ornstein R, Sobel D (1989): *Healthy pleasures.* Reading MA: Eddison-Weslay.

Ottenbacher KJ, Maas F (1999): How to detect effects: statistical power and evidence-based practice in occupational therapy research. *Am J Occup Ther* 53: 181-188.

Overall JE, Gorham DR (1962): The Brief Psychiatric Rating Scale. *Psychol Rep* 10: 799-812.

Pascal B (o. J.): Gedanken (Pensées). *Nach der endgültigen Ausgabe übertragen von Wolfgang Rüttenauer.* Birsfelden-Basel: Verlag Schibli-Doppler.

Paul S (1996): Mental Health: An Endangered Occupational Therapy Speciality? *The American Journal of Occupational Therapy* 50 (1): 65-68.

Payk TR (2000): *Psychiater. Forscher im Labyrinth der Seele.* Stuttgart Berlin Köln: Verlag W. Kohlhammer.

Payk TR, Riedel T (1981): Beschäftigungstherapie und die Bedeutung der menschlichen Tastwelt. *Therapie der Gegenwart* 120 (1): 51-55.

Petermann F (1978): *Veränderungsmessung.* Stuttgart Berlin Köln Mainz: Verlag W. Kohlhammer.

Peters UH (1999): *Wörterbuch der Psychiatrie und Psychotherapie.* 5. Aufl. München Jena: Urban und Fischer.

Pieschl D (1986): *Schizophrene Verläufe unter Rehabilitationsmaßnahmen – Effektivität, Prognose und prädiktive Faktoren.* Stuttgart New York: Schattauer.

Presber W, Nève W de (1997): *Ergotherapie. Grundlagen und Techniken.* 3. Aufl. München Jena: Urban und Fischer.

Priebe S, Gruyters T (1995): Patients' Assessment of Treatment Predicting Outcome. *Schizophrenia Bulletin* 21 (1): 87-94.

Reil JC (1968): *Rhapsodien über die Anwendung der psychischen Curmethode auf Geisteszerrüttungen.* Unveränderter Nachdruck der Ausgabe Halle 1803. Amsterdam: E.J.Bonset.

Reilly M (1962): Occupational Therapy Can Be One of the Great Ideas of 20th Century. *Medicine American Journal of Occupational Therapy* 16: 1-9.

Reker T (1998): *Arbeitsrehabilitation in der Psychiatrie.* Darmstadt: Steinkopff.

Reker T (2002): Arbeitstherapie als soziotherapeutisches Verfahren. In: Reuster T, Bach O (Hrsg), *Ergotherapie und Psychiatrie. Perspektiven aktueller Forschung.* Stuttgart New York: Thieme; pp 13-24.

Reker T, Eikelmann B (1993): Die gegenwärtige Praxis der psychiatrischen Arbeitsrehabilitation – Ergebnisse einer repräsentativen Untersuchung in beschützten Arbeitsverhältnissen in der Region Westfalen-Lippe. *Psych Prax* 20: 95-101.

Renker K (1965): Rodewischer Thesen. Internationales Symposium über psychiatrische Rehabilitation vom 23.-25.5.1963 in Rodewisch (Vogtl.). *Z ges Hygiene* 9: 61-65.

Reuster T, Wadehn P, Bach O (1999): Efficiency of Occupational Therapy for Psychiatric Inpatients. *Curr Opin Psychiatry* 12, Suppl 1: 327.

Reuster T (2001): Zum Problem der Integration in Psychiatrie und Medizin. *Fundamenta Psychiatrica* 15: 97-102.

Reuster T, Bach O (Hrsg) (2002): *Ergotherapie und Psychiatrie. Perspektiven aktueller Forschung.* Stuttgart New York: Thieme.

Reuster T (2002): Effektivität der Ergotherapie im psychiatrischen Krankenhaus. In: Reuster T, Bach O (Hrsg), *Ergotherapie und Psychiatrie. Perspektiven aktueller Forschung.* Stuttgart New York: Thieme; pp 41-68.

Reuster T (2004): Klinische Ergotherapie für schizophrene Patienten – Therapie oder Zeitvertreib? In: Machleidt W, Garlipp P, Haltenhof H (Hrsg), *Schizophrenie. Behandlungspraxis zwischen speziellen Methoden und integrativen Konzepten.* Stuttgart: Schattauer; pp 245-251.

Richter D, Eikelmann B (2000): Verweildauerrückgang bei stationären Behandlungen in der Psychiatrie: positive oder negative Konsequenzen. *Spektrum* 29: 67-72.

Riedel M (1973): Arbeit. In: Krings H, Baumgartner HM, Wild C (Hrsg), *Handbuch philosophischer Grundbegriffe.* München: Kösel.

Roelcke V (20.05.2002): www.autonomes-zentrum.org/ai/texte/prinson.htm.

Röhr M, Lohse H, Ludwig R (1982): *Statistische Verfahren.* Thun und Frankfurt am Main: Verlag Harri Deutsch.

Rosenthal R, Jacobson L (1966): Teacher's expectancies: determinants of pupils IQ gains. *Psychol Rev* 19 (1): 115-118.

Runggaldier E (1996): *Was sind Handlungen? Eine philosophische Auseinandersetzung mit dem Naturalismus.* Stuttgart: Kohlhammer.

Sachs L (2004): *Angewandte Statistik Anwendung statistischer Methoden* 11. Auflage. Berlin Heidelberg New York: Springer Verlag.

Schaal M (1986): Ein Beitrag zur Geschichte der psychiatrischen Beschäftigungs- und Arbeitstherapie. *Beschäftigungstherapie und Rehabilitation* 5: 267-269.

Scheepers C (1994): Qualitätssichernde Maßnahmen in der Ergotherapie. *Ergotherapie und Rehabilitation* 6: 569-573.

Scheepers C (1995): *Begründung zur Novellierung der Berufsbezeichnung „Beschäftigungs- und Arbeitstherapeut/in" in „Ergotherapeut/in".* Vortrag, gehalten auf dem Ergotherapiekongress am 20. Februar 1995.

Scheepers C, Müller M (1992): Zur Lage der Ergotherapie in der Psychiatrie. *Ergotherapie und Rehabilitation* 6: 508.

Scheepers C, Steding-Albrecht U, Jehn P (Hrsg) (1999): *Ergotherapie. Vom Behandeln zum Handeln.* Stuttgart New York: Thieme.

Scheiber I (1995): *Ergotherapie in der Psychiatrie.* 2. Auflage. Köln München: Stam Verlag; Bardtenschläger-Verlag.

Schewior-Popp S (1994): *Krankengymnastik und Ergotherapie. Eine exemplarische Studie zur Entwicklung von Professionalisierungsprozessen und Ausbildung in den Berufen des Gesundheitswesens.* Idstein: Wissenschaftlicher Verlag Dr. Ullrich Schulz-Kirchner.

Schipperges H (1990): *Die Kranken im Mittelalter.* München: C.H. Beck.

Schmiedebach H-P, Beddies T, Schulz J, Priebe S (2000): Offene Fürsorge – Rodewischer Thesen – Psychiatrie-Enquete: Drei Reformansätze im Vergleich. *Psychiat Prax* 27: 138-143.

Schmuhl H-W (1992): *Rassenhygiene, Nationalsozialismus, Euthanasie. Von der Verhütung zur Vernichtung "lebensunwerten" Lebens 1890-1945.* 2. Aufl. Göttingen: Vandenhoeck und Ruprecht.

Schneider C (1939): *Behandlung und Verhütung der Geisteskrankheiten. Allgemeine Erfahrungen. Grundsätze. Technik. Biologie.* Berlin: Verlag von Julius Springer.

Schröder H (1985): Skalen zur Messung des Selbstbildes sozialer Funktionspotenzen (SSF In: Petermann H, Rogall T, Schröder H (Hrsg), *Datenerfassungsmethoden persönlichkeitspsychologischer Forschung.* Leipzig: Karl-Marx-Universität Leipzig; pp 28-37.

Schulte W (1962): *Klinik der „Anstalts"-Psychiatrie.* Stuttgart: Georg Thieme Verlag.

Schultz JH (1937): Übung und Schulung als biologische Grundprinzipien der Psychotherapie. *Verh der Ges deutscher Neurologen und Psychiater*: 384-402.

Schultz JH (1963): *Die seelische Krankenbehandlung (Psychotherapie). Ein Grundriß für Fach- und Allgemeinpraxis.* 8.Auflage. Stuttgart: Gustav Fischer Verlag.

Schuntermann MF (1995): Überblick über die seit ihrem Erscheinen aus der ICIDH entwickelten Untersuchungsinstrumente. In: Matthesius R-G, Jochheim K-A, Barolin GS, Heinz C (Hrsg), *ICIDH International Classification of Impairments, Disabilities, and Handicaps. Teil 1: Die ICIDH - Bedeutung und Perspektiven. Teil 2: Internationale Klassifikation der Schädigungen, Fähigkeitsstörungen und Beeinträchtigungen. Übersetzt von G-H Matthesius. World Health Organization*, Mosby Geneva, Berlin Wiesbaden: Ullstein.

Schüpbach H (2002): *Grundlagen der psychologischen Handlungstheorie für die Ergotherapie.* Unveröffentlichtes Manuskript.

Schützwohl M (2000): *Evaluation der Ergotherapie am psychiatrischen Krankenhaus. Ein empirischer Beitrag zum Qualitätsmanagement.* Berlin: Wissenschaftlicher Verlag.

Science Citation Index Journal Citation Reports (JCR) (2000): *A Bibliometric Analysis of Science Journals in the ISI Database.* Philadelphia PA: ISI Institute for Scientific Information.

Scott AH (1990): Review, Reflections and recommendations: Specialty Preference of Mental Health in Occupational Therapy. *Occ Ther in Mental Health* 10: 1-28.

Seidler E, Leven K-H (2003): *Geschichte der Medizin und der Krankenpflege.* 7. überarbeitete und erweiterte Auflage. Stuttgart: Verlag W.Kohlhammer.

Sheik AJ, Boultan D (1992): Why Occupational Therapy? *Psychiatric Bulletin* 16: 406-408.

Shepard G (1994): *Institutional Care and rehabilitation.* London: Longman.

Shorter E (1999): *Geschichte der Psychiatrie. (Amerikanische Originalausgabe: A History of Psychiatry. From the Era of the Asylum to the Age of Prozac.* John Wiley and Sons; New York: 1997). Berlin: Alexander Fest Verlag.

Simon H (1931): Fürsorge für Geisteskranke. In: Bumke O, Kolb G, Roemer H, Kahn E (Hrsg), *Handwörterbuch der psychischen Hygiene und der psychiatrischen Fürsorge.* Berlin und Leipzig: de Gruyter; pp 98-113.

Simon H. (1986): Aktivere Krankenbehandlung in der Irrenanstalt. Nachdruck aus dem Jahre 1929. Mit einem Vorwort von Asmus Finzen und Anmerkungen von Christine Teller. In: Finzen A, Kruse G, Plog U, Schädle-Deininger H, Seidel R (Hrsg), *Werkstattschriften zur Sozialpsychiatrie 41*. Bonn: Psychiatrie-Verlag.

Spielberger CD, Gorsuch R, Lushene RE (1970): *Manual for the Trait-State Anxiety Inventory*. Palo Alto:Consulting Psychologists.

Spiessl H, Krischker S, Spindler P, Cording C, Klein HE (1996): Patientenzufriedenheit im psychiatrischen Krankenhaus. *Krankenhauspsychiatrie 7*: 1-5.

Spiessl H, Leber C, Kaatz S, Cording C (2002): What do patients expect from a psychiatric department at a general hospital. *Psychiatr Prax* 29: 417-119.

Spitzer M (2002): Dopamin und Seidenmalerei. Von der Beschäftigung zur Kotherapie. *Nervenheilkunde* 9: 447-449.

Spitzer M (2003): *Verdacht auf Psyche. Grundlagen, Grundfragen und Grundprobleme der Nervenheilkunde.* Stuttgart: Schattauer.

Stein F (1999): Skills Training or Occupational Therapy for Persistent Schizophrenia. Letter to the Editor. *Am J Psychiatry* 156 (8): 1292-1293.

Steinböck H (1993): Soziotherapie im Bezirkskrankenhaus Haar. *Sozialpsychiatrische Informationen* 2 (2): 27-33.

Sterzer P (1989): Beschäftigungs- und Arbeitstherapie in der Rehabilitation psychisch Kranker. In: Hippius H, Lauter H, Ploog D, Bieber H, van Hout L, (Hrsg), *Rehabilitation in der Psychiatrie.* Heidelberg New York: Springer; pp 93-98.

Straub J, Werbing H (Hrsg) (1999): *Handlungstheorie. Begriff und Erklärung im interdisziplinären Diskurs.* Frankfurt New York: Campus Verlag.

Sumsion T (Hrsg) (2002): *Klientzentrierte Ergotherapie.Umsetzung in die Praxis.* Deutsche Übersetzung von Barbara und Jürgen Dehnhardt. Stuttgart New York: Thieme.

Sydath W (1971): Beschäftigungstherapie und Psychiatrie. Ein Beitrag zur Entwicklung und Problematik. In: Hils K (Hrsg), *Therapeutische Faktoren in Werken und Formen.* Darmstadt: Wissenschaftliche Buchgesellschaft; pp 144-157.

Teller C (1986): "Ich muss wirken, solange es Tag ist". Biographische Anmerkungen zu Hermann Simon. In: Simon H, *Aktivere Behandlung in der Irrenanstalt. Nachdruck aus dem Jahre 1929.* Bonn: Psychiatrie-Verlag, n. pag.

Teller C (1990): Carl Schneider. Zur Biographie eines deutschen Wissenschaftlers. *Gesch Gesell* 16: 464-478.

Theilemann S (1993): Beeinflussung kognitiver Störungen bei schizophrenen und schizoaffektiven Psychosen mit Hilfe kognitiver Therapie im Vergleich zur Soziotherapie.
Nervenarzt 64: 587-593.

Tölle R (1999): *Psychiatrie einschließlich Psychotherapie.* Berlin Heidelberg New York: Springer.

Toomey M, Nicholson D, Carswell A (1995): The clinical utility of the Canadian Occupational Performance Measure. *Can JOcc Ther* 62 (5): 242-249.

Tsang H (2000): Skills training versus psychosocial therapy: a reinterpretation. *Am J Occ Ther* 54 (4): 443-444.

Vargas S (1999): Skills Training or Occupational Therapy for Persistent Schizophrenia. Letter to the Editor. *Am J Psychiatry* 156 (8): 1293.

Vassantachart DS, Rice GT (1997): Academic Integration of Occupational Therapy Faculty: A Survey. *Am J Occ Ther* 51 (7): 584-588.

Voltaire - Friedrich der Große (1995): *Briefwechsel.* Ausgewählt, vorgestellt und übersetzt von Hans Pleschinski. München: Deutscher Taschenbuch Verlag.

Wadehn P (1999): Die Anfänge der Arbeits- und Beschäftigungstherapie im Land Sachsen am Beispiel der Heil- und Pflegeanstalt Pirna-Sonnenstein. In: Sächsische Wissenschaftliche Gesellschaft für Nervenheilkunde; Arbeitsgemeinschaft der Psychiatrischen Universitätskliniken Mitteldeutschlands (Hrsg), *Abstracts der 2.Mitteldeutschen Psychiatrietage.* Dresden, p 125.

Wadehn P (2001): *Ergotherapie als ein Element der Soziotherapie in der Psychiatrie.* Dresden: Med. Diss. TU.

Waldmann K-D (1998): Die Realisierung der Rodewischer Thesen zu DDR-Zeiten – Versuch einer Analyse aus heutiger Sicht. *Psychiatr Prax* 25: 200-203.

Walter B (2002): Hermann Simon – Psychiatriereformer, Sozialdarwinist, Nationalsozialist? *Nervenarzt* 73: 1047-1054.

Weig W (1994): Überlegungen zum Entwicklungsstand und den theoretischen Grundlagen der Ergotherapie in der Psychiatrie. *Sozialpsychiatrische Informationen* 4: 5-7.

Weissenberg R, Giladi N (1989): Home Economics Day: A program for disturbed adolescents to promote acquisition of habits and skills. *Occupational Therapy in Mental Health* 9: 89.

Wetzel H, von Bardeleben F, Holsboer F, Benkert O (1991): Zotepin versus Perazin bei Patienten mit paranoider Schizophrenie: eine doppelblind-kontrollierte Wirksamkeitsprüfung. *Fortschr Neurol Psychiat Suppl: 23-29.*

WHO (1946): (Definition of Health: Health is a state of complete physical, mental and social well-being and not merely the absence of disease or infirmity) *Preamble to the Constitution of the World Health Organization as adopted by the International Health Conference, New York, 19-22 June, 1946; signed on 22 July 1946 by the representatives of 61 States* (Official Records of the World Health Organization, no. 2, p. 100) and entered into force on 7 April 1948).

WHO (2001): ICF - International Classification of Functioning, Disabilities and Health. http://www3.who.int/icf/icftemplate.cfm am 29.12.2003.

Wiesenhütter E (1970):Zur Anthropologie der Arbeit. *Z Psychother Med Psychol* 20 (4): 129-138.

Wilcock AA (1998): Occupation for Health. *Brit J Occ Ther* 61 (8): 340-345.

Williams B (1994): Patients Satisfaction - A valid Concept?. *Soc Sci Med* 38: 509-516.

Wing JK (1987): Rehabilitation, Soziotherapie und Prävention. In: Kisker KP, Lauter H, Meyer J-E, Müller C, Strömgren E (Hrsg), *Psychiatrie der Gegenwart IV*, Berlin New York: Springer; pp 325-355.

Wing J (2001): Ethics and psychiatric research. In: Block S, Chodoft P (Hrsg), Psychiatric ethics. Oxford University Press: 1981. Zitiert nach: Helmchen H: Therapeutische Wirksamkeit – Wirkungen, Wirksamkeit und Wertigkeit therapeutischer Maßnahmen. *Nervenarzt* 72: 56-60.

Woopen C (2004): Medizinisches Handeln als Gegenstand von Ethik, Qualitätsmanagement und Gesundheitsökonomie. In: Lauterbach KW, Schrappe M (Hrsg), *Gesundheitsökonomie, Qualitätsmanagement und Evidence-based- Medicine. Stuttgart* New York: Schattauer; pp 10-23.

Yerxa EJ (1992): Some implications of Occuppational Therapy's History for its Epistemology, Values, and Relation to Medicine. *Am J Occ Ther* 46 (1): 79-83.

Yerxa EJ, Clark FA, Frank G, Jackson J, Parham D, Pierce D, Stein C, Zemke R (1989): An Introduction to Occupational Science, A Foundation for Occupational Therapy in the 21st Century. *Occupational Therapy in Health Care* 6 (4): 1-17.

Zielke M (1979): *Kieler änderungssensitive Symptomliste. Manual.* Weinheim: Beltz Testgesellschaft.

Ziemann G-H (2000): *Der Stellenwert der Ergotherapie im stationären psychiatrischen Therapiekonzept. Ergebnisse einer Befragung von Patienten und Angestellten.* Dresden: Med. Diss. TU.

Ziemann G-H (2002): Der Stellenwert der Ergotherapie im stationären psychiatrischen Therapiekonzept - Ergebnisse einer Befragung von Patienten und Angestellten. In: Reuster T, Bach O (Hrsg), *Ergotherapie und Psychiatrie. Perspektiven aktueller Forschung.* Stuttgart New York: Thieme; pp 85-98.

Abkürzungsverzeichnis

BRD	Bundesrepublik Deutschland
Be	Berufsschwierigkeiten (KASSL)
BPRS	Brief Psychiatric Rating Scale
BRMAS	Bech-Rafaelsen-Manie-Skala
BRMES	Bech-Rafaelsen-Melancholie-Skala
C3	Sensitivität (KASSL)
C5	Insensitivität (KASSL)
CMOP	Canadian Model of Occupational Performance
COPM	Canadian Occupational Performance Measure
CORE	Center for Outcome Research and Education
D	Differenz zwischen 2 Messzeitpunkten
DA	Diskriminanzanalyse
DDR	Deutsche Demokratische Republik
DGPPN	Deutsche Gesellschaft für Psychiatrie, Psychotherapie und Nervenheilkunde e.V.
DSM	Diagnostisches und Statistisches Manual Psychischer Störungen
DVE	Deutscher Verband der Ergotherapeuten (Beschäftigungs- und Arbeitstherapeuten)
EKT	Elektroheilkrampftherapie
F	Fehlerrohwert (d2-Test)
FH	Fachhochschule
GZ	Gesamtzahl (d2-Test)
GZF T	Gesamtleistung (d2-Test, T-Werte)
HPP	Handlungstheoretisches Partialmodell der Persönlichkeit (Krampen)
H-SA	Skalen zur Erfassung von Hoffnungslosigkeit (Krampen)
ICD	Internationale Klassifikation psychischer Störungen
ICF	International Classification of Functioning, Disabilities and Health
IPT	Interpersonale Therapie nach Klermann und Weissman
IQ	Intelligenz-Quotient
ITT	Intention-to-Treat
KASSL	Kieler änderungssensitive Symptom-Liste
KG	Kontrollgruppe
Kl	Konzentrations- und Leistungsstörungen (KASSL)
KL	Konzentrationsleistung (d2-Test)
LOTCA	Loewenstein Occupational Therapy Cognitive Assessment
MOHO	Model of Human Occupation
MP	Messzeitpunkt (Tag 0 = MP1, Tag 14 = MP2, Tag 28 = MP3)
MVA	Multivariate Varianzanalyse
MWT	Mehrfach-Wortwahl-Test (nach Lehrl)
OT	Occupational Therapy
PKM	Persönlichkeitsmerkmale

Sb	Symptombelastung (KASSL)
SB	Schwankungsbreite (d2-Test)
SGB	Sozialgesetzbuch der Bundesrepublik Deutschland
SK	Soziale Kontaktstörung (KASSL)
SSF	Skalen zur Messung des Selbstbildes sozialer Funktionspotenzen (Schröder)
STAI	State-Trait-Angstinventar (Laux)
T	Messzeitpunkt (T1 = Tag 0, T2 = Tag 14, T3 = Tag 28)
TPF	Trierer Persönlichkeits-Fragebogen (nach Becker)
USA	United States of America
Ve	Verstimmungsstörung (KASSL)
VG	Verumgruppe
WFOT	World Federation of Occupational Therapists
WHO	World Health Organization (Weltgesundheitsorganisation)
ZUTH	Zusätzliche Psychotherapie einzeln oder in der Gruppe

Anhang

A 1 Verordnete Psychopharmaka; quantitative und qualitative Notierungen

A 2 Konzentration in klinisch-qualitativer Hinsicht

A 1 Verordnete Psychopharmaka; quantitative und qualitative Notierungen

Verordnete Psychopharmaka während der Studie

Pat.	Messpunkt 1 Tagesdosis	mg/d mmol/d	Messpunkt 2 Tagesdosis	mg/d mmol/d	Messpunkt 3 Tagesdosis	mg/d mmol/d
1	Alprazolam	0,75	Alprazolam	0,75	Alprazolam	0,75
	Chlorprothixen	50	Chlorprothixen	50	Chlorprothixen	50
	Flupenthixol	5	Flupenthixol	8	Flupenthixol	8
			Zopiclon	7,5	Zopiclon	7,5
2	Lorazepam	3	Lorazepam	3	Lorazepam	2
	Olanzapin	20	Olanzapin	30	Olanzapin	20
3	Amitriptylin	150	Amitriptylin	175	Amitriptylin	175
	Chlorprothixen	100	Diazepam	7,5	Carbamazepin	600
	Diazepam	10	Haloperidol	4	Diazepam	7,5
	Haloperidol	4			Haloperidol	3
4	Nitrazepam	10	Promethazin	75	Promethazin	75
			Tetrazepam	50	Valproinsäure	600
5	Lorazepam	3	Lorazepam	3	Nimodipin	250
	Trimipramin	125	Nimodipin	250	Trimipramin	150
	Zopiclon	7,5	Trimipramin	150		
			Zopiclon	7,5		
6	Biperiden	6	Biperiden	6	Clozapin	500
	Haloperidol	15	Clozapin	175	Lorazepam	1
	Zopiclon	7,5	Haloperidol	12		
			Lorazepam	3		
7	Clozapin	600	Clozapin	600	Clozapin	600
	Zopiclon	7,5				
8	Lorazepam	3	Amitriptylin	125	Amitriptylin	125
	Trimipramin	100	Fluvoxamin	100	Fluvoxamin	150
			Lorazepam	3	Lorazepam	3
9	Lorazepam	3	Nimodipin	300	Nimodipin	300
	Nimodipin	150				
10	Alprazolam	0,75	Alprazolam	0,75	Alprazolam	0,75
	Doxepin	150	Doxepin	150	Zolpidem	7,5
11	Lithiumcarbonat	24	Maprotilin	250	Gamma-Hydroy-Buttersäure	20
	Maprotilin	250	Zopiclon	7,5	Lorazepam	2
	Zopiclon	7,5			Maprotilin	250
					Zopiclon	7,5
12	Lorazepam	3	Lorazepam	3	Lithiumcarbonat	24
	Paroxetin	40	Paroxetin	40	Lorazepam	3
					Paroxetin	40
13	Clozapin	400	Clozapin	500	Clozapin	500
	Lorazepam	1	Lorazepam	2	Lorazepam	2
			Zopiclon	7,5	Zopiclon	7,5
14	Doxepin	175	Doxepin	175	Doxepin	175
	Lorazepam	4	Lorazepam	3	Lorazepam	3
			Zopiclon	7,5	Zopiclon	7,5
15	Citalopram	40	Citalopram	40	Citalopram	40
	Lithiumcarbonat	32	Lithiumcarbonat	32	Lithiumcarbonat	32
	Lorazepam	3	Lorazepam	3	Lorazepam	3
	Zopiclon	7,5	Zopiclon	7,5	Zopiclon	7,5
16	Citalopram	40	Amitriptylin	250	Amitriptylin	250
	Lorazepam	3	Lorazepam	3	Lorazepam	3
	Zopiclon	7,5				
17	Levomepromazin	150	Lithiumcarbonat	32	Lithiumcarbonat	32
	Lithiumcarbonat	32				

Pat.	Messpunkt 1 Tagesdosis	mg/d mmol/d	Messpunkt 2 Tagesdosis	mg/d mmol/d	Messpunkt 3 Tagesdosis	mg/d mmol/d
18	Clozapin	250	Clozapin Zopiclon	400 7,5	Clozapin	600
19	Amitriptylin Lithiumcarbonat Lorazepam Zopiclon	150 24 3 7,5	Amitriptylin Lithiumcarbonat Lorazepam Zopiclon	150 24 3 7,5	Amitriptylin Lithiumcarbonat Lorazepam Mirtazapin Zopiclon	100 24 3 40 7,5
20	Alprazolam Paroxetin Zopiclon	0,5 30 7,5	Alprazolam Zopiclon	0,5 7,5	Alprazolam Zopiclon	0,5 7,5
21	Lorazepam Sertralin	3 100	Lorazepam Sertralin	3 100	Lorazepam Mirtazapin	3 30
22	Zuclopenthixol	50	Diazepam Zuclopenthixol	5 50	Diazepam Zuclopenthixol	5 50
23	Flupenthixoldecanoat Lorazepam Olanzapin	4 3 20	Flupenthixoldecanoat Lorazepam Olanzapin	4 3 20	Flupenthixoldecanoat Lorazepam Olanzapin	4 3 20
24	Lorazepam Sulpirid	4 1800	Lorazepam Olanzapin	4 40	Lorazepam Olanzapin	4 40
25	Lorazepam Sertindol	3 8				
26	Amitriptylin Lorazepam	150 2	Amitriptylin Lorazepam	150 1	Amitriptylin Lorazepam	150 1
27	Chloralhydrat Sulpirid Trimipramin	1000 200 100	Trimipramin	100	Trimipramin	100
28	Bromperidol Clozapin Lorazepam Propranolol	8 150 3 50	Clozapin Lorazepam Propranolol	500 3 50	Clozapin Fluvoxamin Propranolol	100 25 50
29	Flupenthixol Zopiclon	5 7,5	Flupenthixol Zopiclon	5 7,5	Flupenthixol Zopiclon	5 7,5
30	Opipramol Zopiclon	150 7,5	Opipramol Zopiclon	150 7,5	Opipramol Zopiclon	150 7,5
31	Carbamazepin	1600	Carbamazepin Tetrazepam	1600 30	Carbamazepin Tetrazepam	1600 30
32	Haloperidol Lorazepam	10 3	Haloperidol Lorazepam	8 3	Haloperidol Lorazepam	8 3
33	Amitriptylin Flupenthixol Lorazepam Propranolol Zopiclon	150 2 3 50 7,5	Amitriptylin Flupenthixol Lorazepam Propranolol Zopiclon	150 2 3 50 7,5	Amitriptylin Flupenthixol Lorazepam Propranolol Zopiclon	150 2 3 50 7,5
34	Carbamazepin Tetrazepam Zopiclon	1600 60 7,5	Carbamazepin Tetrazepam Zopiclon	1600 60 7,5	Carbamazepin Tetrazepam Zopiclon	1600 60 7,5
35	Carbamazepin Clozapin Lorazepam	1200 100 3	Clozapin Fluvoxamin	100 25	Carbamazepin Clozapin Fluvoxamin Lorazepam	1200 100 25 3
36	Carbamazepin Tetrazepam	1800 60	Carbamazepin Nimodipin	1800 200	Carbamazepin Lithiumcarbonat Nimodipin	1200 12,2 300

Pat.	Messpunkt 1 Tagesdosis	mg/d mmol/d	Messpunkt 2 Tagesdosis	mg/d mmol/d	Messpunkt 3 Tagesdosis	mg/d mmol/d
37	Clozapin Tetrazepam	400 60	Clozapin Tetrazepam	500 40	Clozapin	400
38	Nimodipin Tetrazepam	150 60	Nimodipin	300	Nimodipin	350
39	Trimipramin Zopiclon	250 7,5	Trimipramin Zopiclon	250 7,5	Trimipramin Zopiclon	250 7,5
40	Chlorprothixen Clozapin Olanzapin	150 300 20	Chlorprothixen Clozapin	150 500	Chlorprothixen Clozapin	150 500
41	Lithiumcarbonat	32	Lithiumcarbonat Lorazepam	32 1	Lithiumcarbonat	32
42	Carbamazepin Lorazepam	800 3	Carbamazepin Lorazepam Paroxetin	1200 3 20	Carbamazepin Lorazepam Paroxetin	800 2 40
43	Sertralin	100	Sertralin	100	Sertralin	100
44	Clomipramin Diazepam	150 8	Clomipramin Diazepam	150 8	Clomipramin Diazepam	150 8
45	Lorazepam	4	Lorazepam Paroxetin	3 40	Lorazepam Paroxetin	3 40
46	Chloralhydrat Lorazepam Olanzapin	500 3 30	Chloralhydrat Lorazepam Olanzapin	500 3 30	Chloralhydrat Lorazepam Olanzapin	500 3 30
47	Lorazepam Olanzapin	3 30	Olanzapin	40	Olanzapin	40
48	Sulpirid Tetrazepam	1400 60	Sulpirid	1400	Sulpirid Zopiclon	1800 7,5
49	Clozapin Lorazepam	300 0,5	Clozapin Lorazepam	600 1	Clozapin	650
50	Clozapin	100	Diazepam Clozapin	15 300	Diazepam Nimodipin	15 175
51	Chloralhydrat Lorazepam Zopiclon	500 3 7,5	Chloralhydrat Lorazepam Reboxetin	1000 3 4	Doxepin Lorazepam Reboxetin	50 4 4
52	Flunitrazepam Levomepromazin Lithiumcarbonat	2,5 200 32	Flunitrazepam Levomepromazin Lithiumcarbonat	1 200 96	Levomepromazin Lithiumcarbonat	50 84
53	Doxepin Lorazepam Zopiclon	50 3 7,5	Doxepin Lorazepam	100 1,5	Doxepin Lorazepam	100 1,5
54	Amitriptylin Levomepromazin Lorazepam Promethazin	150 25 5,5 25	Amitriptylin Lorazepam	150 4	Amitriptylin Lorazepam Promethazin	225 3,5 25
55	Carbamazepin Levomepromazin	200 150	Carbamazepin Diazepam Levomepromazin Zopiclon	800 15 70 7,5	Carbamazepin Diazepam Levomepromazin Zopiclon	800 5 225 7,5
56	Lithiumcarbonat Zopiclon	4 7,5	Lithiumcarbonat Pimozid	64 1	Lithiumcarbonat Pimozid	48 1

Pat.	Messpunkt 1 Tagesdosis	mg/d mmol/d	Messpunkt 2 Tagesdosis	mg/d mmol/d	Messpunkt 3 Tagesdosis	mg/d mmol/d
57	Pipamperon	45	Pipamperon	30	Lorazepam Olanzapin Pipamperon	4 30 45
58	Lorazepam Olanzapin Zopiclon	2,5 10 7,5	Lorazepam Olanzapin Zopiclon	3 20 7,5	Lorazepam Olanzapin Zopiclon	4 15 7,5
59	Nimodipin	150	Carbamazepin Nimodipin	400 50	Carbamazepin Nimodipin	600 50
60	Biperiden Valproinsäure	2 600	Clozapin Valproinsäure Zopiclon	225 600 7,5	Clozapin Valproinsäure	125 600
61	Lorazepam Zopiclon	1 7,5	Amitriptylin Lorazepam Zopiclon	125 1 7,5	Amitriptylin Lorazepam Zopiclon	175 0,5 7,5
62	Clozapin Zopiclon	100 7,5	Clozapin Zopiclon	500 7,5	Clozapin Zopiclon	500 7,5
63	Citalopram Zolpidem Zopiclon	20 10 7,5	Alprazolam Citalopram Olanzapin Zolpidem	1,5 20 10 10	Alprazolam Citalopram Doxepin Olanzapin Zolpidem	1,5 20 50 15 10
64	Clozapin Lorazepam	500 4	Clozapin Lorazepam	500 4	Clozapin Lorazepam	425 2
65	Clomipramin Lorazepam Zopiclon	50 3,5 7,5	Clomipramin Lorazepam Zopiclon	150 4 7,5	Chloralhydrat Lithiumcarbonat Lorazepam Promethazin Risperidon	500 24 3 100 4
66	Olanzapin Zuclopenthixol	10 33	Olanzapin Zuclopenthixol	25 50	Olanzapin Zuclopenthixol	25 50
67	Doxepin Lorazepam Zopiclon	100 1 7,5	Diazepam Levomepromazin Lithiumcarbonat Zopiclon	2,5 150 32 7,5	Diazepam Lithiumcarbonat Zopiclon	7,5 32 7,5
68	Doxepin	175	Doxepin	175	Doxepin	125
69	Lorazepam Nimodipin	2 300	Nimodipin	400	Buspiron Nimodipin	15 400
70	Flourexin Lorazepam	40 3	Flourexin Lithiumcarbonat Lorazepam	20 8 3	Flourexin Lithiumcarbonat Lorazepam	20 24 3
71	Amitriptylin Lithiumcarbonat Zopiclon	225 4 7,5	Amitriptylin Haloperidol Lithiumcarbonat Lorazepam	200 15 8 2,5	Amitriptylin Haloperidol Lithiumcarbonat	200 10 16
72	Lorazepam Sertralin	3 50	Lorazepam Sertralin	2 50	Doxepin	150
73	Carbamazepin Lorazepam Tranylcypromin	600 1 10	Carbamazepin Maprotilin	600 100	Carbamazepin Lorazepam Maprotilin Zopiclon	600 3 100 7,5
74	Carbamazepin Desipramin	400 25	Carbamazepin Reboxetin Zopiclon	400 8 7,5	Carbamazepin Chloralhydrat Reboxetin	400 500 8

Pat.	Messpunkt 1 Tagesdosis	mg/d mmol/d	Messpunkt 2 Tagesdosis	mg/d mmol/d	Messpunkt 3 Tagesdosis	mg/d mmol/d
75			Carbamazepin	1200	Carbamazepin	1200
76	Flupirtin Lorazepam Sulpirid Zopiclon	200 1 200 7,5	Carbamazepin Flupirtin Lorazepam Sulpirid Zopiclon	600 200 2,5 300 7,5	Carbamazepin Flupirtin Lorazepam Sulpirid Tetrazepam Zopiclon	600 300 1,5 300 150 7,5
77	Carbamazepin Doxepin Tetrazepam	600 125 25	Amitriptylin Carbamazepin	100 800	Amitriptylin Carbamazepin Chlorprothixen	125 400 60
78	Amitriptylin Lorazepam Olanzapin	75 4 10	Amitriptylin Lorazepam Olanzapin	75 4 10	Amitriptylin Lithiumcarbonat Lorazepam Olanzapin	125 4 2 7,5
79	Amitriptylin Lorazepam	25 1	Amitriptylin Lorazepam	150 1	Amitriptylin Lorazepam	150 1
80	Biperiden Haloperidol Lorazepam Pipamperon Zopiclon	4 10 1 40 7,5	Biperiden Haloperidol Lorazepam	8 20 3	Amitriptylin Biperiden Lorazepam Olanzapin	75 8 2 10
81	Tetrazepam	40	Olanzapin Tetrazepam	30 60	Olanzapin Tetrazepam	40 30
82	Carbamazepin Chlorprothixen Haloperidol Lorazepam	600 80 10 4	Carbamazepin Clozapin Lorazepam	200 400 2	Clozapin Flupenthixol	100 3
83	Reboxetin	8	Reboxetin	4	Reboxetin	4
84	Flourexin Lorazepam Trimipramin Zopiclon	40 2,5 75 7,5	Flourexin Lorazepam Propranolol Trimipramin Zopiclon	40 2 25 75 3,75	Lorazepam Propranolol Sertralin Trimipramin Zopiclon	1,5 62,5 100 100 3,75
85	Lithiumcarbonat Tetrazepam Zopiclon	48,8 40 7,5	Clozapin Lithiumcarbonat Tetrazepam Zopiclon	100 36,6 20 7,5	Clozapin Lithiumcarbonat Zopiclon	200 36,6 7,5
86	Lorazepam Zopiclon	3 7,5	Lorazepam Zopiclon	2,5 7,5	Lorazepam Zopiclon	1,5 7,5
87	Clozapin Flupenthixol Fluvoxamin Lorazepam	100 7 50 1	Clozapin Flupenthixol Fluvoxamin	87,5 7 50	Clozapin Flupenthixol Fluvoxamin	87,5 7 50
88	Amitriptylin Citalopram Zopiclon	25 20 7,5	Citalopram Lorazepam Zopiclon	40 2 7,5	Citalopram Lorazepam Zolpidem	40 2,5 10
89	Carbamazepin Lorazepam Maprotilin Zopiclon	400 3,5 225 7,5	Carbamazepin Lorazepam Maprotilin	400 3,5 225	Carbamazepin Lorazepam Maprotilin	400 4 225
90	Citalopram Lorazepam Zopiclon	20 2 7,5	Citalopram Lorazepam Zopiclon	20 2 7,5	Citalopram Lorazepam Zopiclon	20 2 7,5

Pat.	Messpunkt 1 Tagesdosis	mg/d mmol/d	Messpunkt 2 Tagesdosis	mg/d mmol/d	Messpunkt 3 Tagesdosis	mg/d mmol/d
91	Lorazepam Olanzapin	3 20	Lorazepam Olanzapin	3 30	Lorazepam Olanzapin	3 30
92	Olanzapin Tetrazepam	15 40	Olanzapin Tetrazepam	20 20	Olanzapin Tetrazepam	25 20
93	Fluvoxamin Lorazepam Zopiclon	50 1,5 7,5	Amitriptylin Fluvoxamin Lithiumcarbonat Lorazepam Zopiclon	75 100 16 1,5 7,5	Fluvoxamin Lithiumcarbonat Lorazepam Zopiclon	150 32 1 3,75
94	Meprobamat Zopiclon	600 7,5				
95	Lithiumcarbonat Mirtazapin	12 30	Lithiumcarbonat Lorazepam Mirtazapin Zopiclon	24 2,25 30 3,75	Lithiumcarbonat Lorazepam Mirtazapin Zopiclon	24 1,25 30 3,75
96	Doxepin Lorazepam Sulpirid Zopiclon	75 3 300 7,5	Doxepin Lorazepam Zopiclon	110 3 7,5	Doxepin Lorazepam Reboxetin	80 1 4
97	Haloperidol Lorazepam	10 3,5	Lorazepam Nimodipin	1,5 200	Biperiden Lorazepam Nimodipin	2 2,5 300
98	Amisulprid Lorazepam Zopiclon	400 4 7,5	Amisulprid Lorazepam	600 3	Amisulprid Lorazepam	600 3
99	Amisulprid	200	Amisulprid	800	Amisulprid	600
100	Amitriptylin Lorazepam	100 4	Amitriptylin Lorazepam	175 4	Amitriptylin Lorazepam	175 2
101	Carbamazepin Lorazepam Zopiclon	800 2 7,5	Carbamazepin Fluphenazin Lorazepam Zopiclon	200 7 3 7,5	Fluphenazin Lorazepam Zopiclon	11 3 7,5
102	Citalopram Lorazepam Zopiclon	20 3 7,5	Citalopram Lorazepam	20 3	Citalopram Lorazepam Nitrazepam	30 1 5
103	Clozapin Tetrazepam Zuclopenthixol	7,5 20 50	Clozapin Lorazepam	500 3	Clozapin Lorazepam	500 2
104	Clozapin Lorazepam	300 1	Clozapin Lorazepam	400 1	Clozapin	400
105	Nefazodon	400	Amitriptylin Nefazodon Zolpidem	50 200 10	Amitriptylin Zolpidem	75 10
106	Carbamazepin Clopenthixol	1200 150	Carbamazepin Lorazepam	1200 3	Carbamazepin Lorazepam	1200 3
107	Nitrazepam Paroxetin	5 20	Nitrazepam Paroxetin Tilidin-Hydrochlorid	5 20 56	Nitrazepam Paroxetin Promethazin	5 20 25
108	Lorazepam Trimipramin Zopiclon	0,5 20 7,5	Citalopram Lorazepam Zopiclon	20 2,5 7,5	Citalopram Lorazepam Zopiclon	20 1,5 7,5

Pat.	Messpunkt 1 Tagesdosis	mg/d mmol/d	Messpunkt 2 Tagesdosis	mg/d mmol/d	Messpunkt 3 Tagesdosis	mg/d mmol/d
109	Carbamazepin Trimipramin Zopiclon	600 100 7,5	Carbamazepin Doxepin Zopiclon	600 75 7,5	Carbamazepin Doxepin Zopiclon	400 100 7,5
110	Lorazepam Paroxetin Zopiclon	3 10 15	Chloralhydrat Lorazepam Promethazin Zopiclon	500 4 25 7,5	Amitriptylinoxid Chloralhydrat Lorazepam Promethazin Zopiclon	120 500 1,5 75 7,5
111	Amitriptylin Clopenthixol Trimipramin	100 5 75	Amitriptylin Lorazepam	125 1,5	Amitriptylin Clopenthixol Lorazepam	125 5 1
112	Carbamazepin Levomepromazin	1600 300	Carbamazepin Clopenthixol Levomepromazin	1600 95 300	Carbamazepin Clopenthixol Levomepromazin	800 60 250
113	Chloralhydrat Reboxetin Risperidon Sertralin	1000 2 1 50	Alprazolam Mirtazapin	1,5 30	Alprazolam Lorazepam	1 1
114	Flourexin	20	Flourexin	20	Flourexin Lorazepam	20 1,5
115	Citalopram Levomepromazin Lithiumcarbonat Tetrazepam Zaleplon	40 275 24 80 10	Amisulprid Citalopram Levomepromazin Lithiumcarbonat Tetrazepam	500 40 200 24 80	Amisulprid Citalopram Levomepromazin Lithiumcarbonat Tetrazepam	700 20 200 24 80
116			Amitriptylin	100	Amitriptylin	125
117	Lorazepam Trimipramin Zopiclon	3 150 7,5	Lorazepam Trimipramin	0,75 150	Lorazepam Risperidon Sertralin	2,5 1 100
118	Lorazepam	1	Amisulprid Lorazepam Trimipramin	800 2 50	Amisulprid Lorazepam Trimipramin	800 0,5 100
119	Melperon Zopiclon	25 7,5	Lorazepam Melperon Sertralin Zopiclon	0,5 25 50 7,5	Sertralin Zopiclon	50 7,5
120	Clozapin Lorazepam	300 1,5	Clozapin Fluvoxamin Lorazepam	200 50 1,5	Clozapin Fluvoxamin Lorazepam	200 50 1
121	Amitriptylin Lorazepam	150 4	Amitriptylin Lorazepam	175 3,5	Amitriptylin Lorazepam	175 1
122	Trimipramin	100	Fluvoxamin Zopiclon	150 7,5	Fluvoxamin Zopiclon	300 7,5
123			Citalopram Lorazepam	30 2	Citalopram Lorazepam	30 1
124	Doxepin Gamma-Hydroxy-Buttersäure Lorazepam	150 242 3	Citalopram Doxepin Gamma-Hydroxy-Buttersäure Lorazepam	20 200 242 2	Gamma-Hydroxy-Buttersäure Lorazepam Reboxetin	242 4 4

Pat.	**Messpunkt 1** Tagesdosis	mg/d mmol/d	**Messpunkt 2** Tagesdosis	mg/d mmol/d	**Messpunkt 3** Tagesdosis	mg/d mmol/d
125	Trimipramin	25	Citalopram	20	Citalopram	20
126	Chlorprothixen Fluvoxamin Zolpidem	45 100 10	Chlorprothixen Zolpidem	90 10	Chlorprothixen Zolpidem	90 10
127	Clozapin	12,5	Amisulprid	300	Amisulprid	250
128	Clozapin Lorazepam Maprotilin	400 4 100	Clozapin Fluvoxamin Lorazepam	100 75 4	Clozapin Fluvoxamin Lorazepam	100 50 3,5
129	Amisulprid Lorazepam	600 4	Amisulprid Lorazepam	600 4	Amisulprid Lorazepam Zopiclon	400 2 7,5
130	Alprazolam Citalopram	0,75 30	Amitriptylin Citalopram Lorazepam	25 30 1,5	Amitriptylin Citalopram Lorazepam	100 30 1
131	Biperiden Levomepromazin Olanzapin	4 700 20	Amisulprid Levomepromazin Lorazepam	800 300 10	Amisulprid	800
132	Lorazepam Trazodon	3 50	Lorazepam Trazodon Zopiclon	4 300 7,5	Lorazepam Trazodon Zopiclon	3 500 7,5
133	Doxepin	225	Doxepin	150	Doxepin	100
134	Amitriptylin Biperiden Fluphenazindecanoat Zopiclon	175 4 0,6 7,5	Amitriptylin Biperiden Lorazepam	175 4 1,5	Amitriptylin Biperiden Fluphenazindecanoat Lorazepam	175 4 0,6 1,5
135	Lorazepam Sertralin	4 25	Lorazepam Sertralin	1,75 100	Lorazepam Sertralin	1 100
136	Carbamazepin	800	Carbamazepin	1200	Carbamazepin	1800
137	Citalopram Lithiumcarbonat Trimipramin Zopiclon	40 10,8 50 7,5	Amitriptylin Lithiumcarbonat Zopiclon	150 15 7,5	Amitriptylin Lithiumcarbonat Lorazepam Melperon Zopiclon	150 15 2,5 75 7,5
138	Clopenthixol	37,5	Amisulprid	600	Amisulprid	600
139	Maprotilin Zopiclon	112,5 7,5	Lorazepam Maprotilin Zopiclon	2 75 7,5	Lorazepam Maprotilin Zopiclon	2 75 5
140	Doxepin Lorazepam	75 1	Doxepin Lorazepam	200 4	Carbamazepin Doxepin Lorazepam	200 200 3,5
141	Carbamazepin Levomepromazin	800 125	Carbamazepin Levomepromazin	800 125	Carbamazepin Levomepromazin	800 125
142	Promethazin	100	Flourexin	20	Flourexin	20
143	Bromperidol	9	Bromperidol Zopiclon	9 7,5	Bromperidol Zopiclon	9 7,5
144	Lorazepam Olanzapin Zopiclon	1,5 10 7,5	Lorazepam Olanzapin	4 25	Lorazepam Olanzapin	4 25

Pat.	**Messpunkt 1** Tagesdosis	mg/d mmol/d	**Messpunkt 2** Tagesdosis	mg/d mmol/d	**Messpunkt 3** Tagesdosis	mg/d mmol/d
145	Citalopram Lorazepam	20 1	Citalopram Lithiumcarbonat Lorazepam Tetrazepam	20 16,2 1 20	Citalopram Lithiumcarbonat Lorazepam	20 16,2 1
146	Lorazepam Zopiclon	1 7,5	Lorazepam Reboxetin	2,5 8	Lorazepam Reboxetin	1 8
147	Clopenthixol	50	Biperiden Clopenthixol Zopiclon	4 5 7,5	Biperiden Zopiclon	2 7,5
148	Biperiden Lorazepam Paroxetin Zopiclon	2 1,5 20 7,5	Doxepin Lorazepam Tiaprid Zopiclon	150 1,5 300 7,5	Doxepin Tiaprid	150 200
149	Amitriptylinoxid Carbamazepin Risperidon	60 450 2	Amitriptylin Carbamazepin Risperidon	75 400 3,5	Amitriptylin Carbamazepin Risperidon	75 400 4
150	Olanzapin Quetiapin	5 100	Quetiapin Zopiclon	200 3,75	Quetiapin Zopiclon	225 3,75
151	Lorazepam Quetiapin Zopiclon	4 100 7,5	Lorazepam Promethazin Quetiapin	1,5 100 400	Lorazepam Quetiapin	1 700
152	Amisulprid Zopiclon	100 7,5	Amisulprid Zopiclon	400 7,5	Amisulprid Zopiclon	400 7,5
153	Carbamazepin Zopiclon	200 7,5	Carbamazepin Citalopram Zopiclon	600 40 7,5	Carbamazepin Citalopram Zopiclon	600 40 7,5
154	Lorazepam Sulpirid	4 1400	Lorazepam Sulpirid	1 1400	Lorazepam Sulpirid	1 1400
155	Carbamazepin Levomepromazin	600 250	Carbamazepin Levomepromazin	800 175	Carbamazepin Fluphenazin Levomepromazin	500 5 100
156	Carbamazepin Lorazepam Zopiclon	800 3 7,5	Carbamazepin Chlorprothixen Lorazepam Zopiclon	750 60 3 7,5	Carbamazepin Chlorprothixen Melperon	750 75 50
157	Lorazepam Venlafaxin Zopiclon	2 150 7,5	Lorazepam Reboxetin Zopiclon	4 8 7,5	Lorazepam Reboxetin	3 8
158	Carbamazepin Citalopram Lorazepam	600 20 2	Carbamazepin Citalopram Lorazepam Pipamperon	600 40 3 160	Carbamazepin Citalopram Lorazepam Pipamperon	600 40 3 160
159	Pimozid Zopiclon	2 7,5	Pimozid Zopiclon	4 7,5	Pimozid Zopiclon	4 7,5
160	Carbamazepin Haloperidol Lorazepam	200 35 1	Carbamazepin Lorazepam Risperidon	300 1 3	Carbamazepin Lorazepam Risperidon	300 1 3
161	Amitriptylin Lorazepam	100 4	Doxepin Lorazepam Zopiclon	175 3,5 7,5	Doxepin Lorazepam Zopiclon	200 3 7,5
162	Lorazepam	2	Amitriptylin Lorazepam	225 4	Amitriptylin Haloperidol Lorazepam	175 9 3

Pat.	Messpunkt 1 Tagesdosis	mg/d mmol/d	Messpunkt 2 Tagesdosis	mg/d mmol/d	Messpunkt 3 Tagesdosis	mg/d mmol/d
163	Amitriptylin Lorazepam	75 3	Amitriptylin Lorazepam	225 3	Amitriptylin Lorazepam	200 1,5
164	Amitriptylin Lorazepam	75 1,5	Amitriptylin Lorazepam Risperidon	75 1,5 2	Amitriptylin Lorazepam Risperidon	150 1,5 2
165	Lorazepam Olanzapin	3 5	Lorazepam Olanzapin	2,5 30	Flupenthixol Lorazepam Olanzapin	1,43 2,5 15
166	Lorazepam Zopiclon	2 7,5	Lorazepam Valproinsäure Zopiclon	3 1200 7,5	Lorazepam Valproinsäure	2 1200
167	Lorazepam Zopiclon	2 7,5	Lorazepam	1,5	Mirtazapin	30
168			Sertralin	50	Sertralin	50
169	Clozapin Fluvoxamin	150 25	Clozapin Fluvoxamin	150 25	Clozapin Fluvoxamin	150 25
170	Clozapin	400	Clozapin	600	Clozapin Lithiumcarbonat	200 54
171	Lorazepam Mirtazapin Sertralin Trimipramin	8 65 100 100	Chloralhydrat Lorazepam Melperon Mirtazapin Sertralin	500 8 150 45 50	Chloralhydrat Lorazepam Melperon Mirtazapin Sertralin	500 9 150 60 50
172	Lorazepam Paroxetin Zopiclon	3 20 7,5	Lorazepam Paroxetin	4 30	Lorazepam Paroxetin	3,5 40
173	Carbamazepin Pipamperon	1200 120	Carbamazepin Pipamperon Zopiclon	1200 120 7,5	Carbamazepin Pipamperon Zopiclon	1200 120 7,5
174	Citalopram Zopiclon	20 7,5	Citalopram	20	Citalopram	20
175	Citalopram Levomepromazin Lorazepam Risperidon Sulpirid Zolpidem	20 100 2,5 4 1200 7,5	Citalopram Lorazepam Risperidon Sulpirid Zolpidem	20 2 6 1400 7,5	Citalopram Lorazepam Risperidon Sulpirid Zolpidem	20 2 8 600 15
176	Biperiden Nimodipin	4 100	Nimodipin	150	Lithiumcarbonat Nimodipin	16,2 125
177	Lorazepam Sertralin Zopiclon	3 50 7,5	Lorazepam Sertralin	2 150	Lorazepam Sertralin Zopiclon	0,5 150 7,5
178	Lorazepam Olanzapin	2 5	Flupenthixol Lorazepam Olanzapin	6 2 20	Flupenthixol Lorazepam	6 2
179	Sertralin	100	Sertralin Zopiclon	100 7,5	Sertralin Zopiclon	100 7,5
180	Fluvoxamin Lorazepam Zopiclon	100 2 7,5	Fluvoxamin Lorazepam Zopiclon	150 3 15	Fluvoxamin Lorazepam Zopiclon	150 5 15
181	Amitriptylin Lorazepam Zopiclon	150 3 7,5	Amitriptylin Lorazepam	150 3	Amitriptylin Lithiumcarbonat Lorazepam	125 16 3

Pat.	Messpunkt 1 Tagesdosis	mg/d mmol/d	Messpunkt 2 Tagesdosis	mg/d mmol/d	Messpunkt 3 Tagesdosis	mg/d mmol/d
182	Zopiclon	7,5	Olanzapin	20	Olanzapin	20
183	Carbamazepin	150	Haloperidol Levomepromazin Lorazepam Valproinsäure	15 10 2 300	Haloperidol Lorazepam Valproinsäure	15 1,5 500
184	Carbamazepin Levomepromazin	600 125	Carbamazepin Haloperidol Levomepromazin	225 25 150	Carbamazepin Levomepromazin	225 150
185	Lorazepam Metformin Paroxetin	1,5 850 20	Lithiumcarbonat Lorazepam Metformin Paroxetin	4 1 850 20	Lithiumcarbonat Paroxetin	12 20
186	Amitriptylin Lorazepam	150 3	Amitriptylin Lorazepam	150 2	Amitriptylin Lorazepam	150 0,25
187	Lorazepam Zopiclon	3 7,5	Chlorprothixen Diazepam	60 15	Chlorprothixen Olanzapin	60 5
188	Lorazepam Nimodipin Zopiclon	3 100 7,5	Lorazepam Nimodipin	2 200	Lorazepam Nimodipin	1 225
189	Lithiumcarbonat Lorazepam Zopiclon	16 2 7,5	Carbamazepin Lithiumcarbonat Lorazepam Zopiclon	200 24 0,5 7,5	Carbamazepin Lithiumcarbonat Zopiclon	600 24 7,5
190	Haloperidol Lorazepam Mirtazapin	2 4 45	Haloperidol Lorazepam Mirtazapin	2 4 45	Haloperidol Lorazepam Mirtazapin	1 2 45
191	Citalopram	40	Citalopram	40	Carbidopa Citalopram	300 40
192	Lorazepam Olanzapin Zopiclon	3 10 7,5	Lorazepam Olanzapin Zopiclon	3 20 7,5	Lorazepam Olanzapin Zopiclon	3 40 7,5
193	Clozapin Flupenthixol Lorazepam Promethazin	150 9 3,5 300	Clozapin Lorazepam Promethazin	600 2 300	Clozapin Lorazepam Pirenzepin Promethazin	800 1 50 300
194	Lorazepam Risperidon	4 2	Lorazepam Risperidon Zopiclon	2 3 7,5	Lorazepam Risperidon Zopiclon	1,5 3 7,5
195	Clozapin	300	Clozapin	300	Clozapin	300
196	Citalopram Lorazepam	20 0,5	Citalopram Lorazepam	20 0,5	Citalopram Lorazepam	20 0,5
197	Amisulprid Lorazepam	400 4	Amisulprid Lorazepam	600 2	Amisulprid Lorazepam	600 1,5

Pat.	Messpunkt 1 Tagesdosis	mg/d mmol/d	Messpunkt 2 Tagesdosis	mg/d mmol/d	Messpunkt 3 Tagesdosis	mg/d mmol/d
198	Biperiden	4	Biperiden	4	Biperiden	4
	Lorazepam	4	Tetrazepam	20	Lorazepam	3
			Trimipramin	50	Tetrazepam	20
					Trimipramin	150
199	Tetrazepam	10	Venlafaxin	150	Venlafaxin	225
	Venlafaxin	150	Zolpidem	5	Zolpidem	10
200	Amitriptylin	50	Amitriptylin	150	Amitriptylin	150
	Carbamazepin	400	Carbamazepin	400	Carbamazepin	300
	Lorazepam	4	Lorazepam	4	Lorazepam	4
	Zopiclon	7,5	Olanzapin	10	Olanzapin	10
			Zopiclon	7,5		
201	Clozapin	500	Clozapin	300	Clozapin	250
	Flupenthixol	4	Flupenthixol	2	Flupenthixol	2
	Pirenzepin	150	Pirenzepin	150		
	Zopiclon	7,5	Zopiclon	7,5		
202	Amisulprid	800	Amisulprid	800	Amisulprid	400
	Clopenthixol	15	Clopenthixol	15	Fluphenazin	3,57
			Lorazepam	2	Lorazepam	2
203	Lorazepam	4	Citalopram	40	Amitriptylin	75
			Lorazepam	2	Citalopram	40
					Zopiclon	7,5
204	Citalopram	20	Citalopram	20	Chloralhydrat	500
					Citalopram	30
					Promethazin	25
					Zopiclon	7,5
205	Lorazepam	9	Lorazepam	6	Lorazepam	6
	Moclobemid	300	Moclobemid	300	Moclobemid	300
	Propranolol	50	Propranolol	50	Propranolol	50
	Risperidon	4	Risperidon	4	Risperidon	4
	Zopiclon	7,5	Zopiclon	7,5	Zopiclon	7,5
206	Citalopram	20	Citalopram	20	Citalopram	20
207	Flourexin	40	Flourexin	40	Flourexin	40
	Lorazepam	2	Lorazepam	2	Lorazepam	2
208	Lorazepam	3	Mirtazapin	30	Mirtazapin	30
209	Olanzapin	25	Lorazepam	1	Clozapin	25
			Olanzapin	30	Lorazepam	0,5
					Olanzapin	25
210	Lithiumcarbonat	4	Lithiumcarbonat	48	Lithiumcarbonat	56
			Pimozid	2	Pimozid	2
211			Sertralin	100	Sertralin	100
212	Lithiumcarbonat	16				
	Propranolol	25				

Pat.	Messpunkt 1 Tagesdosis	mg/d mmol/d	Messpunkt 2 Tagesdosis	mg/d mmol/d	Messpunkt 3 Tagesdosis	mg/d mmol/d
213	Clozapin	50				
	Lorazepam	4				
	Valproinsäure	1050				
214	Citalopram	40	Citalopram	40	Mirtazapin	15
	Mirtazapin	30	Mirtazapin	15	Venlafaxin	75
	Zopiclon	7,5	Venlafaxin	75	Zopiclon	7,5
215	Carbamazepin	100	Carbamazepin	400	Carbamazepin	400
	Chloralhydrat	500	Chloralhydrat	500	Chloralhydrat	500
	Citalopram	20	Citalopram	40	Citalopram	40
	Lorazepam	4	Haloperidol	2	Haloperidol	2
	Zopiclon	7,5	Lorazepam	4	Lorazepam	3,25
			Zopiclon	7,5	Zopiclon	7,5
216	Citalopram	20	Citalopram	20	Citalopram	20

NR	ALTER	SEX	TH	DG1	ANTIDP1	ANTIDP2	ANTIDP3	NEUROL11	NEUROL22	NEUROL33	TAVOR1	TAVOR2	TAVOR3	ANXIOL1	ANXIOL2	ANXIOL3	SEDAD1	SEDAD2	SEDAD3
1	43	2	1	01	0	0	0	250	400	400	00	00	00	02	02	02	00	02	02
2	39	2	2	01	0	0	0	800	1.200	800	03	03	02	02	02	02	00	00	00
3	53	2	2	02	2	2	2	200	200	150	00	00	00	02	02	02	02	00	00
4	55	1	1	03	0	0	0	00	00	00	00	00	00	00	00	00	00	02	02
5	30	2	1	02	2	2	2	00	250	250	03	03	00	02	02	00	00	00	00
6	46	1	2	01	0	0	0	750	950	1.000	00	03	01	00	02	01	00	00	00
7	38	1	1	01	0	0	0	1.200	1.200	1.200	00	00	00	00	00	00	00	00	00
8	43	2	2	02	2	2	2	00	00	00	03	03	03	02	02	02	00	00	00
9	36	2	1	01	0	0	0	150	300	300	03	00	00	02	00	00	00	00	00
10	42	2	2	02	2	2	2	00	00	00	00	00	00	02	02	02	00	00	00
11	51	1	1	02	2	2	2	00	00	00	00	00	02	00	00	02	00	00	00
12	38	2	1	02	2	2	2	00	00	00	03	03	03	02	02	02	00	00	00
13	36	2	1	01	0	0	0	800	1.000	1.000	01	02	02	01	02	02	00	00	00
14	50	2	2	02	2	2	2	00	00	00	04	03	03	03	02	02	00	00	00
15	62	1	2	02	2	2	2	00	00	00	03	03	03	02	02	02	00	00	00
16	31	1	2	02	2	2	2	00	00	00	03	03	03	02	02	02	00	00	00
17	45	1	1	03	0	0	0	00	00	00	00	00	00	00	00	00	03	00	00
18	60	2	1	01	0	0	0	500	800	1.200	00	00	00	00	00	00	00	00	00
19	52	2	1	02	2	2	2	00	00	00	03	03	03	02	02	02	00	00	00
20	56	2	1	02	2	0	0	00	00	00	00	00	00	02	02	02	00	00	00
21	54	2	1	02	2	2	2	00	00	00	03	03	03	02	02	02	00	00	00
22	52	2	1	01	0	0	0	100	100	100	00	00	00	00	00	00	00	02	02
23	29	1	1	01	0	0	0	800	800	800	03	03	03	02	02	02	00	00	00
24	34	1	1	01	0	0	0	1.800	1.600	1.600	04	04	04	03	03	03	00	00	00
25	35	2	2	02	0	0	0	320	00	00	03	00	00	02	00	00	00	00	00
26	58	2	2	02	2	2	2	00	00	00	02	01	01	02	01	01	00	00	00
27	29	1	1	01	2	2	2	200	00	00	00	00	00	00	00	00	00	00	00
28	45	2	2	01	0	0	0	300	1.000	200	03	03	00	02	02	00	00	00	00
29	41	2	2	01	0	0	0	250	250	250	00	00	00	00	00	00	00	00	00
30	44	2	2	02	1	1	1	00	00	00	00	00	00	02	02	02	00	00	00
31	47	1	1	03	0	0	0	00	00	00	00	00	00	00	00	00	02	02	02
32	33	2	2	01	0	0	0	500	400	400	03	03	03	02	02	02	00	00	00
33	44	2	1	02	2	2	2	100	100	100	03	03	03	02	02	02	00	00	00
34	43	2	1	03	0	0	0	00	00	00	00	00	00	00	00	00	02	02	02
35	35	2	1	02	0	0	0	200	200	200	03	00	03	02	00	02	00	00	00
36	37	1	2	03	0	0	0	00	200	300	00	00	00	02	00	00	00	00	00
37	35	2	2	01	0	0	0	800	1.000	800	00	00	00	00	00	00	02	02	00
38	40	1	1	01	0	0	0	150	300	350	00	00	00	00	00	00	02	00	00
39	47	1	1	02	2	2	2	00	00	00	00	00	00	00	00	00	00	00	00
40	30	1	2	01	0	0	0	600	1.000	1.000	00	00	00	00	00	00	03	03	03
41	55	2	1	02	0	0	0	00	00	00	00	01	00	00	01	00	00	00	00
42	33	2	1	02	0	1	2	00	00	00	00	03	02	02	02	02	00	00	00
43	49	2	1	02	2	2	2	00	00	00	00	00	00	00	00	00	00	00	00
NR	ALTER	SEX	TH	DG1	ANTIDP1	ANTIDP2	ANTIDP3	NEUROL11	NEUROL22	NEUROL33	TAVOR1	TAVOR2	TAVOR3	ANXIOL1	ANXIOL2	ANXIOL3	SEDAD1	SEDAD2	SEDAD3
44	27	2	2	01	2	2	2	00	00	00	00	00	00	00	00	00	02	02	02

NR	LTER	SEX	TH	DG1	ANTIDP1	ANTIDP2	ANTIDP3	NEUROL11	NEUROL22	NEUROL33	TAVOR1	TAVOR2	TAVOR3	ANXIOL1	ANXIOL2	ANXIOL3	SEDAD1	SEDAD2	SEDAD3
45	41	2	2	02	0	2	2	00	00	00	04	03	03	03	02	02	00	00	00
46	64	2	2	01	0	0	0	1.200	1.200	1.200	03	03	03	02	02	02	00	00	00
47	38	1	2	01	0	0	0	1.200	1.600	1.600	03	00	00	02	00	00	00	00	00
48	27	1	2	01	0	0	0	1.400	1.400	1.800	00	00	00	00	00	00	02	00	00
49	35	1	2	01	0	0	0	600	1.200	1.300	01	01	00	01	01	00	00	00	00
50	18	1	1	01	0	0	0	200	600	175	00	00	00	00	00	00	00	00	00
51	49	2	1	02	0	1	2	00	00	00	03	03	04	02	02	03	00	02	02
52	40	1	1	03	0	0	0	00	00	00	00	00	00	00	00	00	03	00	00
53	37	2	2	02	1	1	1	00	00	00	03	02	02	02	02	02	00	03	02
54	53	1	1	02	2	2	2	00	00	00	06	04	04	03	03	03	01	00	00
55	42	1	1	03	0	0	0	00	00	00	00	00	00	00	00	00	03	03	01
56	50	1	1	03	0	0	0	00	50	50	00	00	00	00	00	00	00	00	03
57	21	1	2	01	0	0	0	00	00	1.200	00	00	04	00	00	03	01	01	00
58	56	1	1	01	0	0	0	400	800	600	03	03	04	02	02	02	00	00	01
59	33	2	1	01	0	0	0	150	50	50	00	00	00	00	00	00	00	00	00
60	29	2	1	03	0	0	0	450	250	00	00	00	00	00	00	00	00	00	00
61	65	1	2	02	0	1	2	00	00	00	01	01	01	01	01	01	00	00	00
62	35	2	1	01	0	0	0	200	1.000	1.000	00	00	00	00	00	00	00	00	00
63	60	2	2	02	2	2	2	00	400	600	00	00	00	00	02	02	00	00	00
64	51	1	2	01	0	0	0	1.000	1.000	850	04	04	02	03	03	02	00	00	00
65	36	2	2	02	1	2	0	00	00	267	04	04	03	03	03	02	00	00	00
66	38	1	1	01	0	0	0	466	1.100	1.100	00	00	00	00	00	00	00	00	00
67	57	1	2	02	1	0	0	00	00	00	01	00	00	01	00	00	00	01	00
68	36	1	1	02	2	2	2	00	00	00	00	00	00	00	00	00	00	00	02
69	41	2	1	01	0	0	0	300	400	400	02	00	00	02	00	00	00	00	00
70	35	2	1	02	2	2	2	00	00	00	03	03	03	02	02	02	00	00	00
71	36	1	1	02	2	2	2	00	750	500	00	03	00	02	02	00	00	00	00
72	46	2	1	02	2	2	2	00	00	00	03	02	00	02	02	00	00	00	00
73	42	2	1	02	1	1	1	00	00	00	01	00	03	01	00	02	00	00	00
74	33	2	1	02	0	2	2	00	00	00	00	00	00	00	00	00	00	00	00
75	58	1	2	03	0	0	0	00	00	00	00	00	00	00	00	00	00	00	00
76	31	1	1	02	0	0	0	200	300	300	01	03	02	01	02	02	00	00	00
77	60	2	1	02	2	2	2	00	00	00	00	00	00	00	00	00	01	00	03
78	21	2	1	02	1	1	2	400	400	300	04	04	02	03	03	02	00	00	02
79	39	1	1	02	1	2	2	00	00	00	01	01	01	01	01	01	00	00	00
80	21	1	1	01	0	0	1	500	1.000	400	01	03	02	01	02	02	01	00	00
81	42	1	2	01	0	0	0	00	1.200	1.600	00	00	00	00	00	00	02	02	00
82	23	1	1	01	0	0	0	500	800	350	04	02	00	02	02	00	02	00	02
83	41	2	1	02	2	2	2	00	00	00	00	00	00	00	00	00	00	00	00
84	47	1	1	02	1	1	1	00	00	00	03	02	02	02	02	02	00	00	00
85	50	1	2	03	0	0	0	00	200	400	00	00	00	00	00	00	00	02	00
86	34	2	1	02	0	0	0	00	00	00	03	03	02	02	02	02	00	00	00
87	22	1	1	01	1	1	1	550	525	525	01	00	00	01	00	00	00	00	00
88	56	1	1	02	2	2	2	00	00	00	00	02	03	00	02	02	00	00	00
89	42	1	2	02	2	2	2	00	00	00	04	04	04	03	03	03	00	00	00

NR	ALTER	SEX	TH	DG1	ANTIDP1	ANTIDP2	ANTIDP3	NEUROL11	NEUROL22	NEUROL33	TAVOR1	TAVOR2	TAVOR3	ANXIOL1	ANXIOL2	ANXIOL3	SEDAD1	SEDAD2	SEDAD3
90	32	1	2	02	2	2	2	00	00	00	02	02	02	02	02	02	00	00	00
91	46	1	1	01	0	0	0	800	1.200	1.200	03	03	03	02	02	02	00	00	00
92	20	1	1	01	0	0	0	600	800	1.000	00	00	00	00	00	00	02	02	02
93	28	1	2	02	1	1	1	00	00	00	02	02	01	02	02	01	00	00	00
94	58	2	1	02	0	0	0	00	00	00	00	00	00	00	00	00	01	00	00
95	64	2	1	02	2	2	2	00	00	00	00	02	01	00	02	02	00	00	00
96	46	2	2	02	2	2	2	300	300	00	03	03	01	02	02	01	00	00	00
97	27	1	1	01	0	0	0	500	200	300	04	02	03	02	02	02	00	00	00
98	28	2	1	01	0	0	0	533	800	800	04	03	03	03	02	02	00	00	00
99	40	1	2	01	0	0	0	267	1.067	800	00	00	00	03	03	02	00	00	00
100	26	2	2	02	1	2	2	00	00	00	04	04	02	03	03	02	00	00	00
101	25	1	2	01	0	0	0	00	350	550	02	03	03	02	02	02	00	00	00
102	58	2	1	02	2	2	2	00	00	00	03	03	01	02	02	01	00	00	00
103	47	2	2	01	0	0	0	115	1.000	1.000	00	03	02	00	02	02	02	00	00
104	22	2	2	01	0	0	0	600	800	800	01	01	00	01	01	00	00	00	00
105	39	2	1	02	2	2	1	00	00	00	00	00	00	00	00	00	00	00	00
106	31	2	1	03	0	0	0	300	00	00	00	03	03	00	02	02	00	00	00
107	65	1	2	02	2	2	2	00	00	00	00	00	00	00	00	00	01	01	02
108	46	2	1	02	2	2	2	00	00	00	01	03	02	01	02	02	00	00	00
109	47	1	2	02	2	1	2	00	00	00	00	00	00	00	00	00	00	00	00
110	60	1	1	02	1	0	2	00	00	00	03	04	02	02	03	02	00	01	02
111	31	2	1	01	1	2	2	10	00	10	00	02	01	01	00	00	00	00	00
112	37	1	1	03	0	0	0	00	190	120	00	00	00	00	00	00	03	03	03
113	25	1	1	02	1	1	0	67	00	00	00	00	01	00	02	03	00	00	00
114	26	2	2	02	2	2	2	00	00	00	00	00	02	00	00	02	00	00	00
115	45	2	2	01	2	2	2	00	667	933	00	00	00	00	00	00	03	03	03
116	44	1	2	02	0	1	2	00	00	00	00	00	00	00	00	00	00	00	00
117	53	2	1	02	2	2	2	00	00	67	03	01	03	02	01	02	00	00	00
118	40	2	1	01	0	1	1	00	1.067	1.067	01	02	01	01	02	01	00	00	00
119	65	2	1	02	0	1	1	00	00	00	00	01	00	00	01	00	01	01	00
120	36	2	2	01	0	1	1	600	400	400	02	02	01	02	02	01	00	00	00
121	20	2	1	02	2	2	2	00	00	00	04	04	01	03	03	01	00	00	00
122	25	2	1	02	2	2	2	00	00	00	00	00	00	00	00	00	00	00	00
123	36	1	1	02	0	2	2	00	00	00	00	02	01	00	02	01	00	00	00
124	49	2	1	02	2	2	1	00	00	00	03	02	04	02	02	03	00	00	00
125	34	1	2	02	1	2	2	00	00	00	00	00	00	00	00	00	00	00	00
126	49	2	1	02	2	0	0	00	00	00	00	00	00	00	00	00	02	02	02
127	42	2	2	01	0	0	0	25	400	333	00	00	00	00	00	00	00	00	00
128	36	2	1	01	0	1	1	800	200	200	04	04	04	03	03	03	00	00	00
129	25	1	1	01	0	0	0	800	800	533	04	04	02	03	03	02	00	00	00
130	55	2	1	02	2	2	2	00	00	00	00	02	01	02	02	01	00	00	00
131	18	1	2	01	0	0	0	800	1.067	1.067	00	10	00	00	01	00	03	03	00
132	43	2	2	02	1	2	2	00	00	00	03	04	03	02	03	02	00	00	00
133	63	2	2	02	2	2	1	00	00	00	00	00	00	00	00	00	00	00	00
134	51	1	2	01	2	2	2	30	00	30	00	02	02	00	02	02	00	00	00

NR	ALTER	SEX	TH	DG1	ANTIDP1	ANTIDP2	ANTIDP3	NEUROL11	NEUROL22	NEUROL33	TAVOR1	TAVOR2	TAVOR3	ANXIOL1	ANXIOL2	ANXIOL3	SEDAD1	SEDAD2	SEDAD3
135	63	2	2	02	1	2	2	00	00	00	04	02	01	03	02	01	00	00	00
136	58	2	1	03	0	0	0	00	00	00	00	00	00	00	00	00	00	00	00
137	63	2	1	02	2	2	2	00	00	00	00	00	03	00	00	02	00	00	00
138	28	1	2	01	0	0	0	75	800	800	00	00	00	00	00	00	00	00	00
139	44	2	2	02	2	1	1	00	00	00	00	02	02	00	02	02	00	00	00
140	25	2	2	02	1	2	2	00	00	00	01	04	04	01	03	03	00	00	00
141	35	1	2	03	0	0	0	00	00	00	00	00	00	00	00	00	03	03	03
142	32	1	1	02	0	2	2	00	00	00	00	00	00	00	00	00	02	00	00
143	61	2	1	01	0	0	0	450	450	450	00	00	00	00	00	00	00	00	00
144	27	1	1	01	0	0	0	400	1.000	1.000	02	04	04	02	03	03	00	00	00
145	36	1	2	02	2	2	2	00	00	00	01	01	01	01	01	01	00	00	00
146	44	2	2	02	0	2	2	00	00	00	01	03	01	01	02	01	00	00	00
147	24	1	1	01	0	0	0	100	10	00	00	00	00	00	00	00	00	00	00
148	63	2	1	02	2	2	2	00	00	00	02	02	00	02	02	00	00	00	00
149	38	2	1	02	1	1	1	133	233	267	00	00	00	00	00	00	00	00	00
150	30	2	2	01	0	0	0	286	571	643	00	00	00	00	00	00	00	00	00
151	23	2	1	01	0	0	0	286	1.143	2.000	04	02	01	03	02	01	00	00	00
152	24	2	2	01	0	0	0	133	533	533	00	00	00	00	00	00	00	00	00
153	44	2	2	02	0	2	2	00	00	00	00	00	00	00	00	00	00	00	00
154	26	1	2	02	0	0	0	1.400	1.400	1.400	04	01	01	03	01	01	00	00	00
155	37	2	2	03	0	0	0	00	00	250	00	00	00	00	00	00	03	03	02
156	41	1	1	02	0	0	0	00	00	00	03	03	00	02	02	00	00	02	02
157	53	2	2	02	2	2	2	00	00	00	02	04	03	02	03	02	00	00	00
158	42	2	2	02	2	2	2	00	00	00	02	03	03	02	02	02	00	00	00
159	31	1	2	01	0	0	0	100	200	200	00	00	00	00	00	00	00	00	00
160	34	2	1	01	0	0	0	1.750	200	200	01	01	01	01	01	01	00	00	00
161	59	2	2	02	1	2	2	00	00	00	04	04	03	03	03	02	00	00	00
162	43	1	2	02	0	2	2	00	00	450	02	04	03	02	03	02	00	00	00
163	40	1	1	02	1	2	2	00	00	00	03	03	02	00	00	00	00	00	00
164	57	2	2	02	1	1	2	00	133	133	02	02	02	02	02	02	00	00	,00
165	36	2	1	01	0	0	0	200	1.200	1.315	03	03	03	02	02	02	00	00	00
166	48	2	1	03	0	0	0	00	00	00	02	03	02	02	02	02	00	00	00
167	43	1	1	02	0	0	2	00	00	00	02	02	00	02	02	00	00	00	00
168	45	2	2	02	0	2	2	00	00	00	00	00	00	00	00	00	00	00	00
169	20	1	2	01	0	0	0	300	300	300	00	00	00	00	00	00	00	00	00
170	32	1	1	03	0	0	0	800	1.200	400	00	00	00	00	00	00	00	00	00
171	21	1	2	02	2	2	2	00	00	00	08	08	09	03	03	03	00	03	03
172	30	2	1	02	2	2	2	00	00	00	03	04	04	02	03	03	00	00	00
173	49	1	1	03	0	0	0	00	00	00	00	00	00	00	00	00	02	02	02
174	29	1	1	02	2	2	2	00	00	00	00	00	00	00	00	00	00	00	00
175	39	2	1	01	2	2	2	1.467	1.800	1.133	03	02	02	02	02	02	02	00	00
176	32	2	2	03	0	0	0	100	150	125	00	00	00	02	02	01	00	00	00
177	54	1	2	02	1	2	2	00	00	00	03	02	01	00	00	00	00	00	00
178	35	2	2	01	0	0	0	200	1.100	300	02	02	02	02	02	02	00	00	00
179	21	2	2	02	2	2	2	00	00	00	00	00	00	00	00	00	00	00	00

NR	ALTER	SEX	TH	DG1	ANTIDP1	ANTIDP2	ANTIDP3	NEUROL11	NEUROL22	NEUROL33	TAVOR1	TAVOR2	TAVOR3	ANXIOL1	ANXIOL2	ANXIOL3	SEDAD1	SEDAD2	SEDAD3
180	63	1	1	02	2	2	2	00	00	00	02	03	05	02	02	03	00	00	00
181	54	2	2	02	2	2	2	00	00	00	03	03	03	02	02	02	00	00	00
182	44	2	1	01	0	0	0	00	800	800	00	00	00	00	00	00	00	00	00
183	57	2	1	03	0	0	0	00	750	750	00	02	02	00	00	02	00	01	00
184	57	1	2	03	0	0	0	00	1.250	00	00	00	00	00	00	00	03	03	03
185	60	1	1	02	2	2	2	00	00	00	02	01	00	02	01	00	00	00	00
186	40	1	2	02	2	2	2	00	00	00	03	02	00	02	02	02	00	00	00
187	21	1	1	01	0	0	0	00	00	200	03	00	00	02	00	00	00	02	02
188	35	1	2	01	0	0	0	100	200	225	03	02	01	02	02	01	00	00	00
189	48	1	1	02	0	0	0	00	00	00	02	01	00	02	01	00	00	00	00
190	63	1	2	02	2	2	2	100	100	50	04	04	02	03	03	02	00	00	00
191	55	1	2	02	2	2	2	00	00	00	00	00	00	00	00	00	00	00	00
192	32	1	1	01	0	0	0	400	800	1.600	03	03	03	02	02	02	00	00	00
193	40	1	2	01	0	0	0	300	1.200	1.600	04	02	01	03	02	01	03	03	03
194	45	2	2	01	0	0	0	134	200	200	04	02	02	03	02	02	00	00	00
195	23	2	2	03	0	0	0	600	600	600	00	00	00	00	00	00	00	00	00
196	36	2	1	02	2	2	2	00	00	00	01	01	01	01	01	01	00	00	00
197	19	1	1	01	0	0	0	533	800	800	04	02	02	03	02	02	00	00	00
198	41	2	1	02	0	1	2	00	00	00	04	00	03	03	00	02	00	02	02
199	56	2	1	02	2	2	2	00	00	00	00	00	00	00	00	00	01	00	00
200	54	2	1	01	1	2	2	00	400	400	04	04	04	00	00	00	03	03	03
201	49	1	1	03	0	0	0	1.000	600	500	00	00	00	00	00	00	00	00	00
202	50	2	2	01	0	0	0	1.096	1.096	712	00	02	02	00	02	02	00	00	00
203	50	1	2	02	0	2	2	00	00	00	04	02	00	03	02	00	00	00	00
204	55	2	1	02	2	2	2	00	00	00	00	00	00	00	00	00	00	00	01
205	48	2	1	01	2	2	2	267	267	267	09	06	06	03	03	03	00	00	00
206	25	2	2	02	2	2	2	00	00	00	00	00	00	00	00	00	00	00	00
207	43	2	1	02	2	2	2	00	00	00	02	02	02	02	02	02	00	00	00
208	37	2	1	02	0	2	2	00	00	00	03	00	00	00	00	00	00	00	00
209	32	2	1	01	0	0	0	1.000	1.200	1.050	00	01	01	00	01	01	00	00	00
210	52	1	2	03	0	0	0	00	100	100	00	00	00	00	00	00	00	00	00
211	40	1	1	02	0	2	2	00	00	00	00	00	00	00	00	00	00	00	00
212	64	1	2	02	0	0	0	00	00	00	00	00	00	00	00	00	00	00	00
213	37	1	2	03	0	0	0	100	00	00	04	00	00	03	00	00	00	00	00
214	56	2	2	02	2	2	2	00	00	00	00	00	00	00	00	00	00	00	00
215	60	2	2	01	2	2	2	00	100	100	04	04	03	03	03	03	00	00	00
216	37	1	1	02	2	2	2	00	00	00	00	00	00	00	00	00	00	00	00

Sex 1= Männl., 2=weibl.
TH 1=Verum, 2= selbst
DG1 1= Schizoph., 2= Depr., 3= Manie
ANTIDP (Wirkdosen)
Anxiol (Wirkdosen) 1=niedrig, 2=mittel, 3=hoch
Seda (Wirkdosen) 1=niedrig, 2=mittel, 3=hoch

Neurol (umgerechnet auf CPZ)															
Tavor (mg-Mengen)															

A 2 „Konzentration" in klinisch-qualitativer Hinsicht

Konzentrationsstörungen nach qualitativer Berechnung

Zusätzlich zur quantitativen Konzentrationsbestimmung haben wir das Gesamtergebnis eines Patienten entweder mit 0 oder 1 beurteilt, ungestörter (0) oder gestörter (1) Aufmerksamkeit entsprechend. Kriterium für 0 war eine alters-, bildungs- und geschlechtsadaptierte Gesamtleistung *GZ-F* >10 und < 90 (Prozentränge). Kriterium für (1) war eine Gesamtleistung ≤10. (2) war für Ausreißer nach oben >90 reserviert, wurde jedoch nicht benötigt.

Konzentrationsstörungen
Alle Patienten

Konzentrationsstörungen	VG	KG	Gesamt
nein	89 74,2 %	61 63,5 %	150 69,4 %
ja	31 25,8 %	35 36,5 %	66 30,6 %
Gesamt	120 100,0 %	96 100,0 %	216 100,0 %

χ^2-Test (2-seitig); p= 0.103

Konzentrationsstörungen
Patienten nach Diagnosegruppen

Diagnose	Konzentr.störungen	VG	KG	Gesamt
Schizophrenie	nein	30 73,2 %	20 57,1 %	50 65,8 %
	ja	11 26,8 %	15 42,9 %	26 34,2 %
	Gesamt	41 100,0 %	35 100,0 %	76 100,0 %
Depression	nein	46 73,0 %	33 64,7 %	79 69,3 %
	ja	17 27,0 %	18 35,3 %	35 30,7 %
	Gesamt	63 100,0 %	51 100,0 %	114 100,0 %
Manie	nein	13 81,3 %	8 80,0 %	21 80,8 %
	ja	3 18,8 %	2 20,0 %	5 19,2 %
	Gesamt	16 100,0 %	10 100,0 %	26 100,0 %

χ^2-Test (2-seitig); p= 0.155 (Schizophrenie)
p= 0.415 (Depression)
p= 1.000 (Manie)

MIX
Papier aus verantwortungsvollen Quellen
Paper from responsible sources
FSC® C105338

If you have any concerns about our products,
you can contact us on
ProductSafety@springernature.com

In case Publisher is established outside the EU,
the EU authorized representative is:
Springer Nature Customer Service Center GmbH
Europaplatz 3, 69115 Heidelberg, Germany

Printed by Libri Plureos GmbH
in Hamburg, Germany